KNAUR
MENSSANA

Dr. med. Carsten Lekutat

DIE 1-MINUTEN-STRATEGIE

WIE SIE MIT MICRO-PREPS GESÜNDER WERDEN UND IHR LEBEN VERLÄNGERN

KNAUR
MENSSANA

Die in diesem Buch vorgestellten Übungen wurden vom Autor und vom Verlag sorgfältig geprüft und haben sich in der Praxis bewährt. Da jeder Mensch für sich besonders ist, können wir allerdings Ergebnisse nicht garantieren. Der Verlag und der Autor schließen jegliche Haftung für Gesundheits- und Personenschäden aus.

Besuchen Sie uns im Internet:
www.mens-sana.de

Aus Verantwortung für die Umwelt hat sich die Verlagsgruppe Droemer Knaur zu einer nachhaltigen Buchproduktion verpflichtet. Der bewusste Umgang mit unseren Ressourcen, der Schutz unseres Klimas und der Natur gehören zu unseren obersten Unternehmenszielen. Gemeinsam mit unseren Partnern und Lieferanten setzen wir uns für eine klimaneutrale Buchproduktion ein, die den Erwerb von Klimazertifikaten zur Kompensation des CO_2-Ausstoßes einschließt. Weitere Informationen finden Sie unter: www.klimaneutralerverlag.de

FSC
www.fsc.org
MIX
Papier | Fördert gute Waldnutzung
FSC® C043106

Originalausgabe 2022
Knaur MensSana

Ein Imprint der Verlagsgruppe
Droemer Knaur GmbH & Co. KG, München

Redaktion: Anke Schenker
Covergestaltung: ZERO Werbeagentur, München
Coverabbildung: Thomas Duffé
Alle Fotos von Carsten Lekutat: Thomas Duffé
Illustrationen S. 102, 103, 140, 141, 161, 174, 183 und
Portrait Carsten Lekutat: dieKLEINERT.de/Natascha Römer
Alle übrigen Abbildungen: Shutterstock.com
Satz: Adobe InDesign im Verlag
Druck und Bindung: GCC GmbH & Co. KG, Calbe
ISBN 978-3-426-65911-3

2 4 5 3 1

Inhalt

»Es ist besser,
eine Minute etwas **für**
unsere Gesundheit zu tun,
als es *zwei Minuten*
nicht **zu tun.«**

DR. MED. CARSTEN LEKUTAT

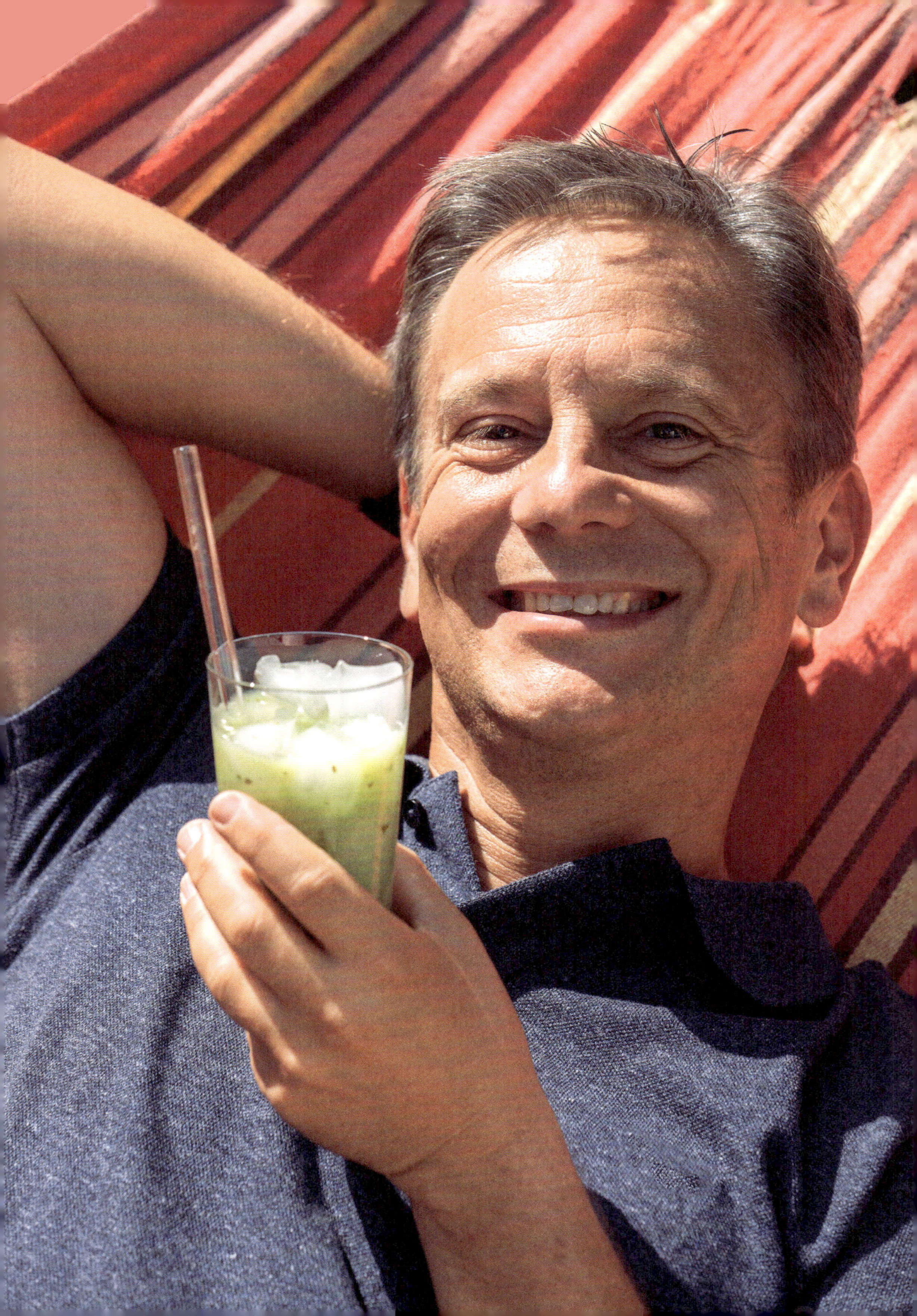

WARUM PARTYS NICHT SO MEIN DING SIND

Ich werde nicht mehr so häufig auf Partys eingeladen … und ich habe lange mit mir gerungen, ob ich das Buch mit genau diesem Satz beginnen soll. Schließlich wirke ich nicht sonderlich sympathisch, wenn selbst meine Freunde mich nicht auf ihre Feiern einladen. Und wenn ich nicht sympathisch bin, wieso sollten Sie, liebe Leserinnen und Leser, mein Buch lesen? Keiner mag ein Buch von einem Autor, der nicht zumindest so sympathisch ist, dass man ihn auch zu sich nach Hause einladen würde. Aber lassen Sie mich etwas ausholen, warum ich ein Party-Problem habe.

Ich bin Arzt und ich versuche selbst, wann immer es geht, möglichst gesund zu leben. Das ist erst einmal sicherlich sehr löblich und kein größeres Problem. Aber, und hier beginnt das Problem, ich beglücke gerne meine Mitmenschen mit meinen Ideen für ein gesundes Leben. Und in Situationen mit ausgelassener Partystimmung kommt das, lassen Sie es mich mal so ausdrücken, anscheinend nicht immer gut an.

Nehmen wir folgendes Beispiel: Ich persönlich möchte nicht nur alt werden, sondern sogar 97,5 Jahre. Dieses Ziel habe ich mir gesetzt, damit ich mein Gehirn nicht mit einer so schwammigen »Ich werde 100 Jahre alt«-Motivation verwirre. Nein, Ziele müssen attraktiv, klar kommuniziert und messbar sein. Und ja, es ist für mich attraktiv, möglichst lange auf diesem Planeten zu verweilen – vor allem, wenn ich das bei bester Gesundheit erreichen kann. Und messbar ist es auch. Ich kenne schließlich das Datum, an dem ich geboren wurde. Also kann ich zumindest grob abschätzen, wie alt ich gerade bin. Und um die geforderte Klarheit zu schaffen: Es sind 97,5 Jahre. Keine generischen 100. Klare Zahl, klares Ziel, klare Aufgabe.

Auf der anderen Seite: Wenn ich so auf die gerade von mir geschriebenen Sätze blicke, bekomme ich einen leisen Eindruck davon, weshalb ich vielleicht nicht ganz so gerne auf Partys eingeladen werde. Normalerweise verhält man sich auf solchen Feiern nämlich so:

Ich: »Hey, Leute, ich will 100 Jahre alt werden.«

Peter: »Yeah. Lasst uns darauf anstoßen!«

Susanne: »Prost! Älter werden wir alle. 100, wir kommen!«

Gemeinsames Singen: »100 Jahre und kein bisschen weise … Prost!«

Bei mir im realen Party-Leben läuft es aber eher so:

Ich: »Wisst ihr, ich habe mir Gedanken darüber gemacht, wie ich 97,5 Jahre alt werden könnte.«

Peter: »Oh. Okay … willst du ein Bierchen?«

Ich: »Nein, genau darum geht es ja unter anderem. Auch wenn Bier recht viele Mineralstoffe enthält, ist die Menge an Kohlenhydraten nicht wirklich optimal. Und Studien konnten zeigen, dass auch eine kleine Menge Alkohol pro Tag die Gehirnleistung … Peter? Susanne?« Aber Peter und Susanne sind bereits am Nachbartisch mit anderen Gästen in ein Gespräch verwickelt.

Ich kann einfach nicht aus meiner

Haut: Ich will mich und mein Leben optimieren – und das meiner Mitmenschen gleich mit. Deswegen bin ich schließlich Arzt geworden. Doch je älter ich werde, desto mehr dämmert in mir die Erkenntnis, dass bei den Menschen nicht immer und nicht zu jedem Zeitpunkt der Wunsch besteht, optimiert zu werden, sich immer korrekt zu verhalten. Heute zu entbehren, um sich für eine unsichere Zukunft vielleicht einen kleinen Vorteil verschafft zu haben.

Mein Taekwondo-Lehrer sagt immer, wenn ich im Anschluss an ein anstrengendes Training nach Luft ringend auf dem Hallenboden liege: »Das hast du gut gemacht. Du hast dir eine Belohnung verdient: zehn weitere Liegestütze!« Ich fluche dann zwar, aber irgendwie gefällt es mir, denn ich weiß, dass meine Anstrengung belohnt werden wird. Irgendwann einmal. In der Zukunft. Hoffe ich.

Aber wie gesagt, je älter ich werde, umso mehr erahne ich, dass viele Menschen vielleicht nicht durch weitere zehn Liegestütze als »Belohnung« motivierbar sind. Und vielleicht bin ja ich der Verrückte und nicht die anderen.

Ich bin Facharzt für Allgemeinmedizin geworden und habe mich für die Schwerpunkte Sportmedizin und Präventivmedizin entschieden. In meinem Praxisalltag geht es also vor allem um Gesundheitsvorsorge, Lifestyle-Medizin, Aktivität und Bewegung. So blicke ich zum Beispiel jeden Tag auf die Ergebnisse von Laboruntersuchungen meiner Patienten, schaue auf den Cholesterinspiegel, runzle die Stirn und ziehe die Augenbrauen nach oben. Alle seriösen medizinischen Studien haben bislang gezeigt, dass es erstrebenswert ist, einen niedrigen Cholesterinspiegel zu haben. Insbesondere was das »schlechte« LDL-Cholesterin angeht. Ein zu hoher Blutspiegel an LDL-Cholesterin erhöht unser Risiko, eine Gefäßerkrankung zu erleiden. Und da unsere Blutgefäße unseren gesamten Körper durchziehen, führen Gefäßerkrankungen zu vielfältigen Störungen. Ein Herzinfarkt oder ein Schlaganfall gehören sicherlich zu den dramatischsten Folgen der Arterienverkalkung, die unter anderem als Folge eines zu hohen Cholesterinspiegels auftreten kann. Ich persönlich hatte zum Beispiel einen LDL-Wert von 90 mg/dl. Eigentlich ein schöner Wert, der sicherlich damit zusammenhängt, dass ich mich vegan ernähre.

Alter	**Normwerte LDL-Cholesterin**
Kinder (1–3 Jahre)	< 90 mg/dl
Kinder (4–7 Jahre)	< 100 mg/dl
Kinder/Jugendliche (9–19 Jahre)	< 110 mg/dl
Erwachsene mit mittlerem kardiovaskulären Risiko	< 100 mg/dl
Erwachsene mit hohem kardiovaskulären Risiko	< 70 mg/dl
Erwachsene mit sehr hohem kardiovaskulären Risiko	< 55 mg/dl

(Quelle: https://www.praktischarzt.de/untersuchungen/blutuntersuchung/cholesterinwerte/ldl-cholesterin/ [abgerufen am 17. August 2022])

Als ich meinen LDL-Wert einem Freund zeigte, der selber Kardiologe ist, runzelte er die Stirn, zog seine Augenbrauen nach oben und meinte: »Nimm mal einen Cholesterinsenker. Du gewinnst dadurch eine gesunde Lebensdekade.« Wow, zehn Jahre länger gesund sein! Das war für mich eine große Motivation. Und so entschied ich mich dafür, ein sogenanntes »Statin« einzunehmen, um meinen – mit einem LDL-Wert von unter 100mg/dl eigentlich normalen – Cholesterinspiegel noch weiter zu senken.

Diese Geschichte ist es eigentlich nicht wert, erzählt zu werden, aber sie zeigt sehr eindrucksvoll, wie es zu der Entstehung dieses Buches gekommen ist. Denn beseelt von der Aussage meines Kardiologen-Freundes (»Du gewinnst eine gesunde Lebensdekade«) ging ich natürlich davon aus, dass alle meine Patienten ebenso leicht motivierbar sein sollten.

Weit gefehlt! Menschen mit einem viel höheren Cholesterinwert, als ich ihn hatte, wollten einfach keine Pillen von mir haben. Und da war es völlig egal, ob ich mit der Aussicht auf zehn Jahre schöneres Leben warb. Die Schwelle, eine Pille zu schlucken, war einfach zu hoch, die Sorge vor Nebenwirkungen oder Risiken durch das Medikament wurden als größer wahrgenommen als die Gefahr des erhöhten Cholesterinspiegels. Und selbst ich als nicht zu Partys Eingeladener kann das sogar verstehen. Tabletten haben etwas Beängstigendes an sich und wirken auf viele Menschen bedrohlicher als ein Stück Milchschokolade – dabei ist es häufiger genau andersherum (ich weiß, weil ich solche Aussagen immer wieder mache, findet gerade irgendwo auf der Welt eine weitere Party ohne mich statt).

Auch wenn ich die Ablehnung von Medikamenten nachvollziehen kann, so habe ich doch meine Probleme damit, die Ablehnung von Lebensstilveränderungen zu verstehen. Wenn ich doch weiß, dass Bewegung meinem Rücken guttut, warum bewege ich mich dann nicht mehr, sondern hoffe auf Ibuprofen und Massagen? Wenn ich am Rande einer Zuckerkrankheit stehe und mein Hausarzt mir mit der Einnahme von Medikamenten gegen Diabetes droht, warum reduziere ich dann nicht mein Gewicht, gehe nach den Mahlzeiten spazieren und mache Muskelaufbau und Ausdauertraining?

Gut, es gibt für mich persönlich einen Unterschied zwischen »nachvollziehen können«, »verstehen können« und »gutheißen«. Ich kann durchaus nachvollziehen, dass der sonntägliche Nachmittag auf der heimischen Couch angenehm ist. Ich kann es sogar verstehen. Aber ich kann es nicht gutheißen. Denn eins ist klar: Unser Lebensstil, also die Art und Weise, wie wir unser Leben gestalten, hat immense Auswirkungen auf unsere Gesundheit und auf unsere Langlebigkeit. Viele der uns in der westlichen Welt bedrohenden Krankheiten haben ihre Ursache in unserem Verhalten und unseren täglichen Entscheidungen. Wir haben es schlicht und einfach zu großen Teilen selbst in der Hand, wie erfolgreich wir altern. Dennoch ist der Grillabend in der Regel häufiger besucht als die Brokkoli-Feier.

»Du musst die Menschen auch mal Mensch sein lassen«, sagt meine Frau regelmäßig zu mir, während sie sich für die Party schick macht, zu der sie eingeladen ist – und ich explizit nicht –, während ich überlege, welche chemischen Zusatzstoffe in dem Lippenstift sein könnten, den sie sich gerade auf die Lippen schmiert und damit sicherlich zu großen Teilen über die Mundhöhle auch in ihren Körper aufnehmen wird.

Da ich, und das wissen Sie nun nach diesen einleitenden Worten, ein Mensch bin, der sich gerne selbst optimiert, versuche ich natürlich nicht nur meine körperliche Gesundheit, sondern auch mein Verhalten zu optimieren. Daher habe ich mich auf die Suche nach der Dosis »Gesundes Verhalten« gemacht, die ich meinen Patienten und meinen Mitmenschen gerade noch so zumuten kann. Die minimal noch wirksame Dosis also. Ich stellte mir zum Beispiel die einfache Frage, ob ein Spaziergang, den ich um den Block mache, besser ist als der Zehn-Kilometer-Lauf, den ich *nicht* mache.

Auch wenn ein hochintensives Intervalltraining unseren Körper optimal fordert und unglaubliche gesundheitliche Wirkungen entfacht – es nützt uns gar nichts, wenn wir es nicht machen, da die Dosis zu hoch gewählt wurde und uns die Schwelle nicht überschreiten lässt, um damit überhaupt erst einmal anzufangen. Die wenigsten von uns werden von einem Tag auf den anderen zum Veganer, aber ein bisschen weniger Fleisch schafft fast jeder – und gesundheitlich ist damit schon vieles erreicht.

Wissen Sie, wo der größte gesundheitliche Erfolg auf Sie wartet? Wenn Sie von der Couch aufstehen und spazieren gehen oder wenn Sie Ihr wöchentliches Lauftraining von 20 km auf 40 km steigern? Es ist die Couch beziehungsweise das Verlassen der Couch, bei dem die wirklichen Veränderungen auftreten. Hier werden die wahren Helden gemacht und hier entscheidet sich, wer seine Chance auf ein langes Leben nutzen wird. Aber leider ist das Verlassen der Couch ungleich schwerer als die Verdopplung der wöchentlichen Laufkilometer. Aber genau für diesen Einstieg, für das initiale Überwinden der Schwelle, lohnt es sich für mich als Arzt zu kämpfen.

Wie bei der optimalen Therapie in der heilenden Medizin geht es in der Präventionsmedizin immer auch um die richtige Dosis. Ein Chirurg würde nicht das ganze Bein amputieren, nur weil der Nagel des großen Zehs eingewachsen ist. Und als Präventivmediziner macht es keinen Sinn, einen kompletten Verzicht auf Alkohol einzufordern, auch wenn bekannt ist, dass bereits geringe Mengen an Alkohol unserem Körper schaden (Quelle: Millwood, I.Y et al. Chen, Z. [2019]. Conventional and genetic evidence on alcohol and vascular disease aetiology: a prospective study of 500 000 men and women in China. The Lancet, 393(10183),

1831–1842. https://doi.org/10.1016/S0140-6736(18)31772-0 [abgerufen am 3. August 2022]). Auf der Suche nach der optimalen Dosis eines Medikaments muss ich als Arzt immer abwägen zwischen den erhofften Wirkungen und den befürchteten Nebenwirkungen. Ich kann ein auch noch so gutes Medikament zur Behandlung eines Bluthochdrucks so dosieren, dass ich den Patienten damit um die Ecke bringe. Gebe ich zu wenig, bleibt die Wirkung aus, gebe ich zu viel, vergifte ich meinen Patienten im unglücklichen Fall. Gebe ich eine Wirkstoffmenge, die meinen Patienten zwar nicht umbringt, aber einiges an Nebenwirkungen beschert, wird der Patient die Pille vielleicht nicht einnehmen. Und wenn ich Glück habe, sagt er mir das. Wenn ich Pech habe, wird er es verschweigen und ich als Arzt wundere mich nur, warum die Pille nicht wirkt. Und dann gebe ich vielleicht eine weitere Pille, die nicht eingenommen wird, oder erhöhe die Dosis, die dann im Müll oder im Klo verschwindet.

Und genau so ist es auch mit der Dosis bei den Lifestyle-Optimierungen. Ich kann in der Sprechstunde stundenlang über die heilsamen Wirkungen von Brokkoli, Sport und Meditation reden – es bringt nur alles nichts, wenn meine Ratschläge im Müll oder im Klo landen. Zumindest im übertragenen Sinne. Wenn ich als Arzt wirklich möchte, dass meine Medizin – auch die aus Worten – nicht bitter, sondern wirksam ist, dann habe ich dafür gefälligst Sorge zu tragen, dass sie auch eingenommen wird. Und das ist eine gar nicht mal so leichte Aufgabe, denn es bedeutet auf der anderen Seite auch, dass die von mir angedachte Therapie niemals optimal sein wird. Und das muss ich aushalten. Denn diese Therapie besteht, im Gegenteil zum Optimum, aus einer Aneinanderreihung von nicht optimalen Kompromissen.

Ich als Arzt akzeptiere einen gewissen Fleischkonsum, in dem Wissen, dass auch geringe Mengen an Fleisch das Darmkrebsrisiko meiner Patienten steigern werden. Aber ich akzeptiere es, weil es »der Deal« ist, den ich eingehen muss, um überhaupt über verminderten Fleischkonsum reden zu dürfen. Anders ausgedrückt: Fordere ich 100 % ein, werde ich 0 % erzielen können – fordere ich hingegen nur 20 %, dann ist das Ziel eher in Reichweite. So sind wir Menschen, und so bin auch ich. Auch wenn ich auf Partys gerne über die 100 % doziere, gibt es natürlich auch in meinem eigenen Leben diese Kompromisse zwischen Optimieren und Genießen, zwischen dem Erstrebenswerten und dem Machbaren – aber das verschweige ich auf der Party gerne, sofern ich doch einmal eingeladen werde.

Auf der Suche nach der besten kommunizierbaren und motivierbaren Dosis bin ich allerdings auf erstaunliche wissenschaftliche Untersuchungen gestoßen. Denn es gibt einige Bereiche von Lifestyle-Verhalten, bei denen ich selbst die wirksame Dosis schlicht falsch eingeschätzt habe. Die notwendige Dosis liegt häufig viel dichter am Wunsch meiner Patienten als an meiner eigenen Vorstellung. Besonders beeindruckt haben mich zum Beispiel die neuesten Ergebnisse einiger Wissenschaftler zum Thema »Muskeltraining«. Ich selber laufe leider relativ untermuskulär durchs Leben. Mein Oberarm ist in etwa so dick wie bei trainierten Menschen das Handgelenk. Ich rede mich natürlich mit »Ich bin halt Langstreckenläufer« heraus, weiß aber tief in mir drin, dass ein paar mehr Muskeln schon besser für mich wären. Ich würde nicht nur besser aussehen, ich hätte auch eine aufrechtere Haltung und vor allem wäre es gut für meinen Stoffwechsel und meine Langlebigkeit. Ich sehe hier bei mir einiges an Optimierungspotenzial.

Umso mehr freute ich mich über wissenschaftliche Erkenntnisse, die darauf hindeuteten, dass ich gar nicht stundenlang in ein Fitnessstudio gehen muss, um meine Kraft zu trainieren. Es muss weder ein Fitnessstudio noch stundenlang sein. Es muss nicht einmal minutenlang sein. Es reichen wenige Sekunden aus, wenn man nur die richtige Art von Übung durchführt. Genauer gesagt sind es genau drei Sekunden.

Ja, Sie haben richtig gelesen: drei Sekunden! Mehr dazu aber später.

Diese Erkenntnis hat mich einerseits überrascht, andererseits aber eine ganze Kaskade von Überlegungen angestoßen: Wenn es Übungen gibt, mit denen ich innerhalb einer absurd kurzen Zeit genau das bewirken kann, wofür man eigentlich viel länger bräuchte, gibt es solche »Übungen« vielleicht auch in anderen Bereichen der Lebensstil-Medizin? Gibt es diese Abkürzungen? Oder reicht für unsere Gesundheit und Langlebigkeit vielleicht ein Potpourri von nur 80 % an wirksamen Methoden aus, weil die restlichen 20 % zusätzlich einerseits überproportional anstrengend oder – im schlimmeren Fall – die Durchführungsschwelle so hoch wäre, dass wir nicht einmal beginnen würden?

Ich hasse Krafttraining.
Es tut mir weh und macht keinen Spaß.
Ich soll es dreimal pro Woche für jeweils 45 Minuten machen? No way! Das mache ich nicht. Ich mache es also gar nicht.
Ich soll es für drei Sekunden machen?
Okay. Das schaffe selbst ich.

Habe ich damit den gleichen Erfolg wie mit einem dreimaligen 45-Minuten-Training? Selbstverständlich nicht. Habe ich überhaupt einen Erfolg? Auf jeden Fall! Und zwar mehr, als man bislang glaubte.

Ich bin in meiner Sprechstunde dazu übergegangen, neben der optimalen Dosis auch die minimal wirksame Dosis zu finden und diese möglichst noch weiter zu optimieren. Aus diesem Gedanken heraus ist dieses Buch entstanden. Stellen Sie sich die 1-Minuten-Strategie wie ein Buffet auf einer Party vor. Ein Buffet voller Appetithäppchen. Sie dürfen von allem naschen. Wenn Sie sich durchgefressen haben, werden Sie gesättigt sein und viele Nährstoffe aufgenommen haben. Und wenn Ihnen etwas besonders gut geschmeckt hat, dann bestellen Sie doch das nächste Mal ein ganzes Hauptgericht davon. Aber heute, auf der

Party, genießen Sie einfach die Vielfalt des Buffets und all das Neue, aber auch das Altbekannte, was es hier zu entdecken gibt.

Das »Buffet« habe ich in eine Challenge verpackt. Die 1-Minuten-Challenge, zu der ich Sie hiermit einlade. Über einen Monat werden wir gemeinsam gesunde Lifestyle-Verhaltensweisen entdecken, die jede für sich jeweils nur eine Minute Ihres Tages beanspruchen wird. Aber diese eine Minute kann vieles bewirken. Ich wage sogar zu behaupten, dass diese eine Minute in der Lage ist, Ihr Leben zu verändern. Natürlich, und das muss an dieser Stelle bereits ganz klar gesagt werden, wird die einmalige Durchführung einer 1-Minuten-Maßnahme keine dauerhaften Auswirkungen auf Ihre Gesundheit und Langlebigkeit haben. Das wäre Zauberei, unseriös zu behaupten und gehört eher in einen Shoppingkanal als in dieses Buch. Aber ich bin fest davon überzeugt, dass die Gesamtheit der 1-Minuten-Maßnahmen dieser Challenge und der Grundgedanke dahinter phänomenal wirken wird. Sie wirken nämlich auf verschiedenen Ebenen und schaffen den Boden für einen insgesamt gesünderen Lifestyle.

Damit es für uns leichter ist, über die 1-Minuten-Maßnahmen der Challenge zu reden, habe ich ihnen einen Namen gegeben: »Micro-Preps« – in Anlehnung an die »Movement-Preps«, die wir in einem späteren Kapitel noch genauer kennenlernen werden. Das Wort »Preps« kommt übrigens vom englischen Wort *preparations* – also »Vorbereitungen«.

Zur Erklärung und Verdeutlichung: Bei den Movement-Preps handelt es sich um die moderne Form des Aufwärmens vor einem sportlichen Training. Während man sich früher vor dem Sport vor allem ausgiebig gedehnt hat, verwendet man heute lieber ein sogenanntes »funktionelles Aufwärmen« mit Bewegungsmustern aus den jeweiligen Sportarten, die jedoch vorsichtig, langsam und kontrolliert durchgeführt werden. Es sind sozusagen vorbereitende Bewegungen, die die spätere Aktivität schon einmal vorab simulieren.

Bei den Micro-Preps bereiten wir auch etwas vor, nämlich einen gesunden Lifestyle. Wir machen das ebenfalls vorsichtig, langsam und kontrolliert mit den 1-minütigen Maßnahmen, die klein und einfach genug sind, um wirklich durchgeführt zu werden. Es gibt nun einfach keine Ausreden mehr. So ist zum Beispiel ein Micro-Prep mehr als der gutgemeinte – und sicherlich richtige – Rat, nicht über seine Sättigung hinaus zu essen. Ein Micro-Prep gibt uns ein Werkzeug an die Hand, mit dem wir diesen Bestandteil eines gesunden Lifestyles in unser Leben nicht nur einführen, sondern – wenn es gut läuft – sogar beibehalten können. Vorsichtig, langsam und kontrolliert in einem leicht verdaulichen Appetizer-Häppchen von nur einer Minute Dauer. Wie dieser spezielle Micro-Prep funktioniert, erfahren Sie übrigens später in diesem Buch und Sie werden ihn innerhalb der Challenge an einem Freitag ausprobieren können.

Im Laufe der Challenge werden Sie

eine Vielzahl von Micro-Preps kennenlernen. Nicht alle werden Sie mögen. Einige werden Sie überraschen, andere werden Sie langweilen. Viele Maßnahmen werden Sie schon kennen und sowieso schon regelmäßig durchführen. Einige von Ihnen werden vielleicht sagen: »Das habe ich schon tausendmal in einer Illustrierten gelesen – das ist nichts Neues«. Aber täuschen Sie sich nicht. Natürlich wissen Sie zum Beispiel bereits, dass Gemüse wichtig für Ihre Ernährung ist. Darum geht es aber bei den Micro-Preps nicht. Denn was nützt uns unser Wissen über Antioxidantien, sekundäre Pflanzenstoffe, Polyphenole und lösliche Ballaststoffe, wenn wir trotzdem nicht genügend Gemüse in unseren Alltag einbringen? Wenn wir im Laufe unseres beschäftigten Lebens doch wieder in unsere alten Gewohnheiten fallen. Wenn uns unser Gehirn immer wieder Auswege aufzeigt, warum wir gerade heute doch zur Pasta greifen und den Blumenkohl links liegen lassen sollten.

Micro-Preps bereiten uns auf das vor, was danach folgen wird. Sie sind nicht *the real deal*, sie sind die Vorbereitung. Und so wie die Movement-Preps unseren Körper geschmeidig und betriebsbereit für das eigentliche Sportprogramm machen, so machen die Micro-Preps unsere Verhaltensmuster bereit für unseren neuen, gesunden Lifestyle.

In der vierwöchigen Challenge werden wir neue Nervenbahnen in unserem wichtigsten Verhaltensorgan bilden, unserem Gehirn. Wir werden an unserem Selbstbild feilen, wir werden uns selber vorspielen, dass wir auf uns und auf unseren Körper achtgeben. Dass wir uns selber wichtig sind. Und das an jedem Tag unseres Lebens, egal, was sonst gerade ansteht. Wir nehmen uns eine ganze Minute Zeit – nur für uns selbst. Wir blenden die Welt aus, unsere Freunde, unsere Feinde, unseren Job und alles andere um uns herum, und sind eine Minute lang einfach nur egoistisch. Beim Micro-Prep geht es nur um Sie! Und dieses Verhalten wird Spuren in Ihnen hinterlassen. Die neuen Bahnen in Ihrem Gehirn werden Ihr Verhalten auch nach dem Ende der Challenge beeinflussen. Auch wenn Sie einzelne Micro-Preps vielleicht wieder vergessen und nie wieder durchführen, so werden zumindest deren Schatten weiter in Ihnen wirken.

Und vielleicht werden Sie ja sogar einige der Micro-Preps als festen Bestandteil in Ihrem Leben halten wollen. Weil sie Spaß machen. Oder Ihnen guttun. Oder weil Sie gar nicht mehr anders können, als diesen einen Micro-Prep ständig zu wiederholen. Vielleicht wird sich der eine oder andere Micro-Prep auch aus seinem 1-Minuten-Gehege befreien und zu einer längeren Aktivität anwachsen und somit wirklich zu einem festen Bestandteil Ihres Lebens werden.

Bei mir im Haus ist vor einigen Jahren einmal der Heizkessel ausgefallen. Es war Winter und das fühlte sich zunächst wie eine große Katastrophe an. Natürlich besorgte ich mir sofort einen kleinen Radiator, der zumindest unser Schlafzimmer heizen sollte. Aber die

Raumtemperatur stellte sich gar nicht als das größte Problem heraus, sondern die Wassertemperatur. Ich wollte natürlich gerne weiter duschen, hatte aber kein warmes Wasser mehr. Ungelenke Versuche mit gekochtem Wasser führten eher zu kleinen Verbrühungen, sodass ich mich entschloss, mich mit einer Katzenwäsche zu begnügen und einfach ganz schnell unter die kalte Dusche zu hüpfen. Was soll ich sagen, ich war überrascht, wie wenig schlimm es war, kalt zu duschen. Im Gegenteil, es fühlte sich irgendwie heldenhaft und gesund an. Ich kam auf den Trick, laut zu singen, sobald ich unter den kalten Strahl tauchte. Das erleichterte mir die Prozedur, sodass ich schließlich sogar Gefallen daran fand.

Inzwischen geht der Heizkessel natürlich wieder, aber die kalte Dusche ist noch immer Bestandteil meiner morgendlichen Routine. Ich habe unzählige Studien zum Thema »kalt duschen« gelesen und bin nun auch medizinisch überzeugt, dass zumindest wechselwarme Güsse und Duschen zu einem gesunden Lebensstil dazugehören. Zwar drehen sich meine Freunde auf der Party von mir weg, wenn ich davon erzähle, aber ich bin mir sicher: Der ausgefallene Heizkessel hat mir im Nachhinein einige Erkältungen erspart und ein besseres Immunsystem beschert. Die schnelle Katzenwäsche unter der kalten Dusche war sozusagen der erste Micro-Prep, den ich bei mir selbst durchgeführt habe. Und nun ist er erwachsen geworden und ein fester Bestandteil meines Lebens.

Andere Sachen hingegen habe ich ausprobiert und wieder verworfen. Ich kann mich zum Beispiel nicht für Ingwer-Shots begeistern. Es dauert nicht einmal eine Minute, so einen Shot runterzuschlucken, aber ich mag es einfach nicht. Es schmeckt mir nicht, ich bekomme davon Magenschmerzen und das Gefühl, an einem Toilettenstein gelutscht zu haben. Dieses Verhalten wird also nicht Teil meines persönlichen Lifestyles werden.

Und genau so bunt sollten Sie die Challenge, das Buffet, die Kostproben der Micro-Preps verstehen. Testen Sie sie und bewerten Sie sie. Und dann nehmen Sie mit, was Sie gebrauchen können, und lassen zurück, was nicht zu Ihnen passt. Aber egal, wie viele Micro-Preps Sie zurücklassen werden, Ihr Gehirn wird sich dennoch verändern. Neue Bahnen werden geschaffen und diese werden Ihr Verhalten in der Zukunft unbewusst positiv beeinflussen. So funktioniert Lernen aus Erfahrung. Als Kinder haben wir das noch unbewusst und ungeplant jeden Tag gemacht. In der Erwachsenenwelt vergessen wir das nur allzu häufig. Wie oft probieren wir in unserem Alltag wirklich noch neue Dinge aus? Wie häufig gehen wir in ein neues Restaurant oder testen eine andere Wegstrecke zur Arbeit? Wie oft lernen wir eine neue Sprache, testen eine neue Sportart, lernen neue Menschen kennen, bereisen andere Länder?

Umspülen wir uns also gemeinsam in der 1-Minuten-Challenge mit neuen Erfahrungen und modernisieren wir unser Gehirn ein wenig. Unser Verhalten wird sich ändern und unser Körper wird folgen

Micro-Preps
sind kleine, freudvolle,
alltagstaugliche Einheiten,
die *dauerhaft*
einen *gesünderen Lebensstil*
bewirken.

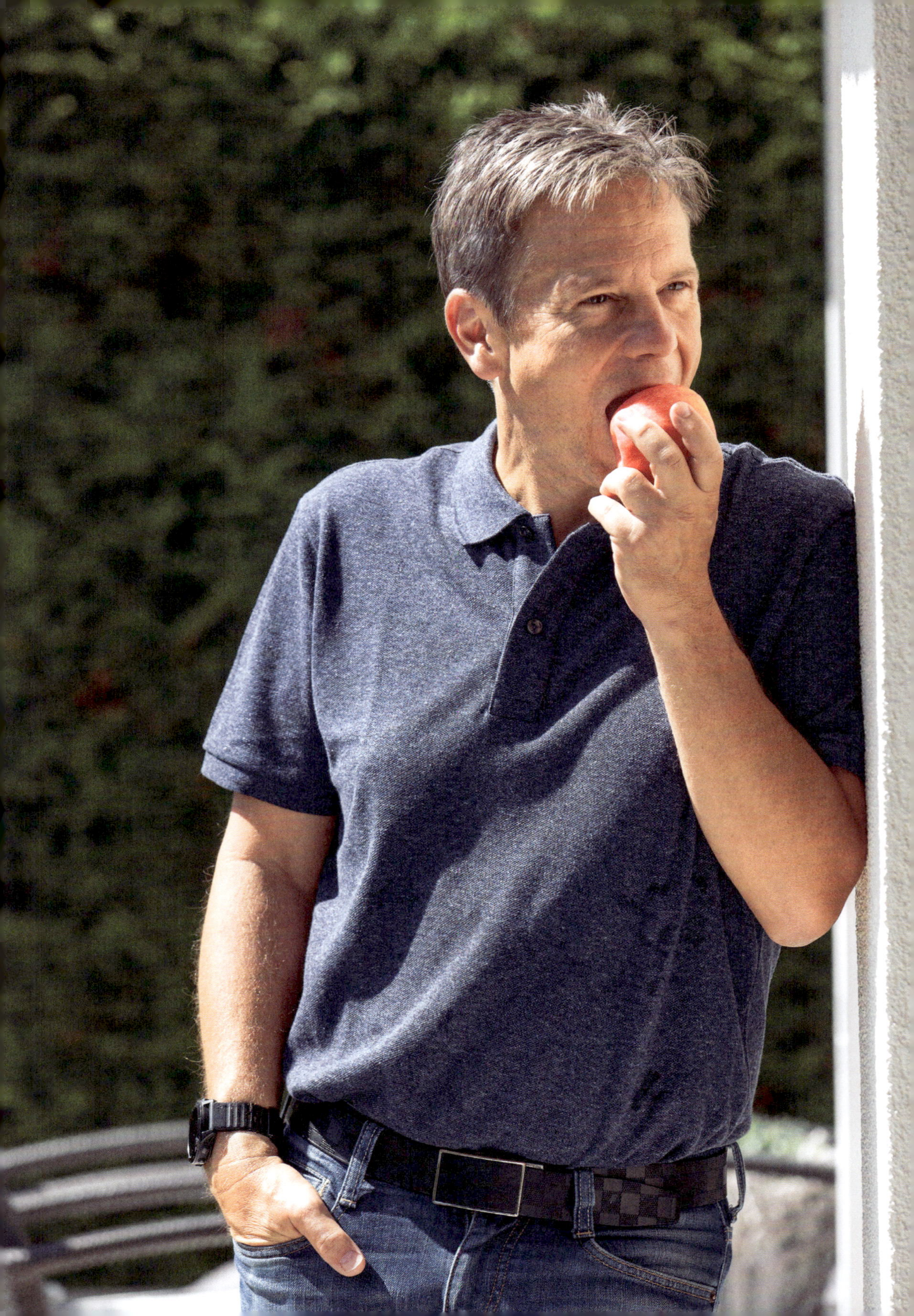

DIE MICRO-PREP-CHALLENGE

Eines Morgens kam eine meiner Patientinnen völlig aufgelöst in meine Sprechstunde. Sie beklagte sich bei mir, dass sie gerne abnehmen würde, aber bisher kein Gramm an Gewicht verloren hatte, obwohl sie angefangen hatte zu joggen.

»Wie lange laufen Sie denn?«, fragte ich meine Patientin.

»So ungefähr eine halbe Stunde.«

Das war gar nicht mal schlecht für den Anfang. Joggen ist eine wirklich anstrengende Sportart und für einen nur wenig trainierten Menschen ist eine halbe Stunde Dauerlauf wirklich eine gute Leistung.

»Und wie oft in der Woche?«, wollte ich wissen.

»Nun ja«, sagte meine Patientin. »Ein Mal. Ich war erst ein Mal laufen. Ich habe aber NICHTS abgenommen!«

Was wie eine für dieses Buch konstruierte Geschichte klingen mag, ist wirklich genau so passiert. Ich kann meiner Patientin nicht einmal einen Vorwurf machen, dass sie wirklich tief in ihrer Seele glaubte, man könne mit einer einzigen Joggingrunde sein Körpergewicht dauerhaft reduzieren. Schließlich hatte sie alles gegeben. Sie hatte sich aufgerafft, die Schuhe angezogen, die ersten Schritte gemacht, sich eine halbe Stunde lang gequält ... wo bleibt die Belohnung dafür?

Unsere menschliche Psyche erwartet sofortige Resultate. Mit langfristigen Planungen und Strategien haben wir so unsere Probleme. Wir sind eher gemacht für »Mensch ärgere Dich nicht« als für eine Partie Schach. Unser Gehirn funktioniert sehr gut nach dem Motto »Wenn du das machst, dann passiert das«. Hier können wir schnelle und häufig auch treffsichere Entscheidungen fällen. Das langfristige strategische Denken hinkt hinterher. Meine Patientin war hoch motiviert, ihr Gewichtsproblem anzugehen. Nur nutzte ihr diese Motivation leider wenig, denn mit der Motivation ist das so eine Sache. Motivation kommt und Motivation geht – wir können uns leider ganz und gar nicht auf sie verlassen. Motivation als Steuerelement unseres Verhaltens folgt in der Regel einem Wellenverlauf, und wenn sie nachlässt, lassen auch wir nach.

Bei meiner Patientin ließ die Motivation verständlicherweise sehr schnell nach. Im Anschluss an die erste Laufrunde war sie bereits demotiviert, da das von ihr erhoffte Ziel ausblieb und eine negative Feedback-Schleife begann:

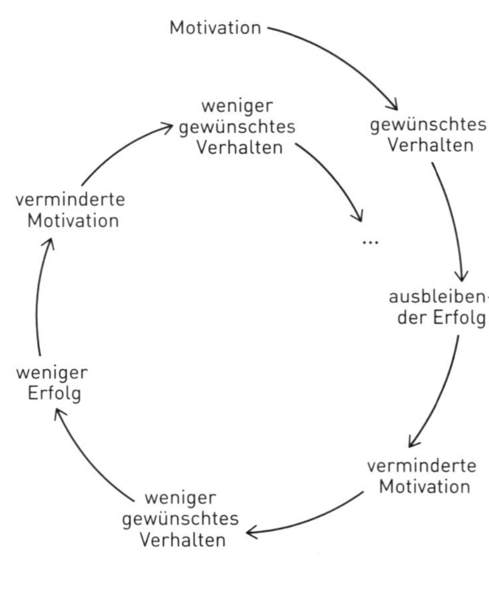

Das ist die Art und Weise, wie Träume enden. Und das ist wirklich sehr schade. Denn das ursprüngliche Verhalten meiner Patientin war durchaus dazu geeignet, sie ihrem Ziel näher zu bringen. Sie hätte es nur durchhalten müssen.

Wie sollte ich als Sportarzt meine Patientin nun dazu bringen, weiter an ihrem Ziel zu arbeiten und der Laufrunde eine zweite Chance zu geben? Und eine dritte. Und eine vierte. Und eine einhundertzwanzigste. Eine Möglichkeit bestünde in der sachlichen Aufklärung über die Fakten. Eine Stunde Jogging verbrennt im Falle meiner Patientin ungefähr 500 kcal. Ein Kilogramm Fettgewebe speichert ungefähr 7000 kcal. Wenn meine Patientin also vierzehn Stunden lang joggt und aufgrund der sportlichen Belastung nicht häufiger zum Kühlschrank geht, wird sie ein Kilogramm abnehmen. Das Problem mit Fakten ist nur, wir können sie herrlich einfach ignorieren, wenn sie uns nicht in den Kram passen. Und wem passen schon vierzehn Stunden joggen in den Kram? Der Aufwand, vierzehn Stunden schweißtreibend zu rennen, steht in keinem gefühlten Verhältnis zum Erfolg, nur ein einziges, winziges Kilogramm abzunehmen. Also erfindet unser Gehirn »alternative Wahrheiten«, wie das neuerdings und absurderweise genannt wird.

»Ich bin aber wirklich schnell gerannt.«

»Mein Stoffwechsel funktioniert anders.«

»Mein Übergewicht liegt sowieso an den Drüsen.«

»Da muss ein Rechenfehler vorliegen.«

»Ich habe schnell zugenommen, also werde ich auch schnell wieder abnehmen.«

»Ich esse einfach auch etwas weniger, dann verliere ich schneller Gewicht. Kann ja nicht so schwer sein.«

Oder vielleicht am häufigsten: »Joggen ist sowieso nichts für mich.«

Die griechische Fabel »Der Fuchs und die Trauben« erzählt von einem Fuchs, der gerne süße Trauben essen wollte, diese allerdings nicht erreichen konnte. Seine Lösung des Problems bestand darin, die Trauben als zu sauer zu empfinden.

> ***»Der Fuchs biss die Zähne zusammen, rümpfte die Nase und meinte hochmütig: ›Sie sind mir noch nicht reif genug, ich mag keine sauren Trauben.‹ Mit erhobenem Haupt stolzierte er in den Wald zurück.«***
>
> (Quelle: https://de.wikipedia.org/wiki/Der_Fuchs_und_die_Trauben [abgerufen am 17. August 2022])

Nachdem der Fuchs also seine Niederlage erkannte, rationalisierte er die Situation. Dieses Verhalten entlastet unsere Seele und hilft uns, mit dem schlechten Gefühl der Niederlage besser umgehen zu können.

Ihr Mann hat eine Geliebte und will sich scheiden lassen?

»Er war von Anfang an eh nichts für Sie.«

Ihr Vater ist gestorben?

»Er war sehr krank, gut, dass er erlöst wurde.«

Das Schulzeugnis war schlecht?

»Sie will sowieso nicht studieren.«

Eine halbe Stunde Jogging reicht nicht aus, um schlank zu werden?

»Joggen ist nichts für mich und sowieso schlecht für die Knie.«

Rationalisierungen sind in unserem Leben alltäglich und helfen uns dabei, konfliktbehaftete Situationen besser zu ertragen. Sie helfen uns allerdings nicht dabei, uns unseren ausgelobten Zielen zu nähern. Das Ignorieren oder auch das Umdeuten von Fakten ist also ein in unserem Gehirn eingebautes Programm, um mit bestimmten Lebenssiuationen besser umgehen zu können. Es schützt uns vor psychischen Verletzungen und hilft uns dabei, unsere Integrität zu bewahren. Daher hilft uns der kognitive Ansatz einer Aufklärung durch Faktendarstellung häufig nicht weiter, weil der Saure-Trauben-Effekt dazwischengrätscht – ein häufiges Problem in meiner präventivmedizinischen Sprechstunde. Denn in der Vorsorgemedizin geht es häufiger um eine Veränderung des Lebensstils als um eine medikamentöse Intervention. Aber während die Einnahme einer Pille noch relativ einfach bewerkstelligt werden kann, ist eine Änderung von eingefleischten Verhaltensweisen häufig nahezu unmöglich. Bei den ersten Rückschlägen schwindet die Motivation, und vielfältige psychologische *Coping*-Mechanismen – einer davon der beschriebene Saure-Trauben-Effekt – helfen uns jetzt, eine Erklärung zu finden, warum es wieder einmal nicht funktioniert hat.

Um dieses Phänomen zu vermeiden, reicht die pure Motivation, unseren Lebensstil zu verändern, meistens nicht aus. Wir brauchen etwas anderes als nur MOTIVATION. Wir brauchen EINE STRATEGIE. Micro-Preps bieten uns genau diese Strategie. Ich gehe einmal davon aus, dass Sie ausreichende Motivation mitbringen, sonst hätten Sie dieses Buch schließlich gar nicht in die Hand genommen und zumindest nicht bis hierhin gelesen. Sie wollen in Ihrem Leben etwas ändern und etwas für Ihre Gesundheit und Ihre Fitness tun. Und ganz ehrlich: Die Chancen dafür stehen gar nicht schlecht. Denn so banal das Wort »Lebensstilveränderungen« auch klingt – sie sind eine mächtige Waffe gegen viele Erkrankungen und unabdingbar für ein längeres gesundes Leben.

Idealerweise beginnt man mit einem gesunden Verhalten bereits, bevor Erkrankungen überhaupt aufgetreten sind. In der Medizin nennen wir das »Primärprävention«. Hier können wir die größten Erfolge erzielen. Menschen, die immer einen niedrigen Cholesterinspiegel haben, niemals rauchen, Sport treiben, regelmäßig für Stressabbau sorgen, sozial eingebunden sind, Übergewicht vermeiden und sich um eine gute Bildung sorgen, werden weniger häufig krank und zumindest statistisch länger leben. Aber wenn wir (noch) nicht krank sind, spüren wir nicht den Schmerz, der uns antreiben kann, unser Leben gesünder zu gestalten. Das macht eine Primärprävention so schwierig. Viele von uns brauchen einfach einen initialen Tritt in die richtige Richtung. Und dieser Tritt muss nicht einmal die Krankheit am eigenen Leib sein – auch die Krankheit eines Freundes oder eines Angehörigen kann eine große Motivation mitbringen, über das eigene Verhalten nachzudenken.

Doch wie bereits gesagt: Motivation ist toll, aber nicht alles. Und je weiter weg der empfundene Auslöser der Motivation ist, desto schneller wird sie verblassen. Die Entfernung des Auslösers bezieht sich hierbei sowohl auf die Zeit als auch auf die körperliche Entfernung. So wird der eigene Herzinfarkt vor fünf Jahren in der Regel bezüglich der Dringlichkeit des eigenen Handelns anders empfunden als der Infarkt vor drei Monaten. Und der Lungenkrebs beim Rockmusiker, über den wir aus der Zeitung erfahren, anders als der Tumor der eigenen Mutter.

Neben der »Primärprävention«, also dem vorsorglichen Handeln, bevor eine Krankheit aufgetreten ist, gibt es allerdings auch noch die »Sekundärprävention« und sogar die »Tertiärprävention«. Diese Vorsorgemethoden kommen zum Tragen, wenn das Kind bereits, zumindest teilweise, in den Brunnen gefallen ist. Wenn der Cholesterinspiegel zu hoch ist, wenn Verkalkungen an den Herzkranzgefäßen aufgetreten ist, wenn er Herzinfarkt bereits stattgefunden hat. Aber auch dann noch lassen sich viele Folgeschäden durch richtiges Verhalten vermeiden und einige Krankheiten sogar zurückdrängen.

Ich empfinde Micro-Preps als hervorragende Möglichkeiten, genau diese Ziele zu erreichen. Denn sie haben viele Vorteile gegenüber den üblichen Verhaltensratschlägen, die man in einer Arztpraxis bekommt. Micro-Preps sind kleine, freudvolle, alltagstaugliche Einheiten gesunden Verhaltens. Sie sind so niederschwellig, dass jeder von uns sie einfach durchführen kann, ohne dass es viel kosten würde. Und mit »kosten« meine ich nicht Geld, Wertpapiere oder Immobilien, sondern die »Kosten der Anstrengung«.

Auch als Arzt ist mir klar, dass wir alle nur ein begrenztes Energieangebot pro Tag zur Verfügung haben. Und diese uns verfügbare Energie müssen wir rational aufteilen. Wir haben alle viel zu tun und viel um die Ohren: Arbeit, Haushalt, Hobbys, langfristige Ziele, Freunde, Verwandte, soziale Verpflichtungen und vieles mehr. Und viel dieses alltäglichen Energiebedarfs fühlt sich dringlicher an als gesundes Verhalten. Ich spüre sofort eine Konsequenz, wenn ich die Aufgabe nicht erfülle, die mein Chef mir aufgetragen hat. Ich spüre aber erst in einigen Jahren die Konsequenz, wenn ich heute auf die Gleichgewichtsübung verzichte.

Und selbst in der Rückschau auf unser Leben sind wir nur selten in der Lage, unseren heutigen Zustand mit unserem früheren Verhalten in Beziehung zu setzen. Ich persönlich kenne nur wenig ältere Patienten, die sich den Oberschenkelhals gebrochen hatten und dann selbstkritisch sagten: »Hätte ich im mittleren Lebensalter mal öfter einen

Einbeinstand geübt.« Ich höre eher: »Die Teppichkante war schuld.« Sehr verständlich, aber der geübte Einbeinstand in der Vergangenheit hätte der Teppichkante im Hier und Jetzt vielleicht den Schrecken nehmen können.

Wir brauchen diese kleinen, freudvollen, alltagstauglichen Einheiten gesunden Verhaltens, die Micro-Preps, um unsere ebenfalls gesunden psychologischen Abwehrmaßnahmen auszutricksen, die uns allzu oft daran hindern, unseren Lebensstil zu ändern. Wir müssen uns sozusagen selbst liebevoll beschummeln, uns vormachen, dass es gar keine große Sache ist, das mit der Lebensstilveränderung.

Wenn meine Töchter früher ihr Kinderzimmer nicht aufräumen wollten, spielten wir immer ein Spiel: Alle Puppen mussten ins Bett (in den Schrank), die Kleidung auf dem Boden musste an das Monster verfüttert werden (die Waschmaschine) und alle Bundstifte wurden nach Farben sortiert. Kleine, freudvolle, alltagstaugliche Einheiten des Aufräumens eines Kinderzimmers. Und warum sollten wir Erwachsene anders funktionieren als Kinder? Klar, wir haben gelernt, »uns durchzuprügeln«, sind disziplinierter und verstehen besser, worum es eigentlich geht. Aber stimmt das wirklich? Sind wir nicht doch in unserer Seele eigentlich noch das Kind, das das Zimmer gar nicht aufräumen WILL?

Also füttern wir gemeinsam das Monster und bringen wir unsere Puppen ins Bett, starten wir mit den Micro-Preps. Lassen Sie uns gemeinsam eine Challenge starten. So macht man das nämlich heute, haben meine beiden Töchter mich aufgeklärt. Die beiden sind nämlich inzwischen Teenager, haben immer noch unaufgeräumte Zimmer und glauben nicht mehr an das Waschmaschinenmonster. Aber sie kennen Motivationstechniken für Heranwachsende, und ganz vorne steht hier die »Challenge«.

Eigentlich ist eine Challenge auch eine Art von Spiel, ein Wettkampf, den man mit sich selber durchführt. Aber diese Art zu denken gefällt mir ausgesprochen gut, da eine Challenge nicht nur motivierend ist, sondern sogar eine Strategie beinhaltet. Und beides brauchen wir bei unserer Aufgabe der Lebensstilverbesserung.

Starten wir also unsere 1-Minuten-Challenge, die wir im schlechtesten Fall einen Monat lang durchführen werden. Im besten Fall jedoch werden wir ein Leben lang den ein oder anderen Micro-Prep zu unserem Begleiter machen. Mir ist auch klar, dass es den Teppichkanten-Stolperer im Alter nicht verhindern wird, weil Sie am Donnerstag in drei Wochen für eine Minute auf einem Bein stehen. Aber darum geht es nicht. All die kleinen Veränderungen und Anregungen, die Sie in den nächsten vier Wochen in Ihren Alltag einführen werden, hinterlassen Spuren in Ihnen. Und allein die Beschäftigung mit Ihrer Gesundheit, die Aufmerksamkeitslenkung auf gesundes Verhalten, sei es auch nur für eine einzige Minute, wird Sie definitiv verändern.

Sie nehmen das Ruder in die Hand, lassen sich nicht einfach treiben, stellen sich selbst für eine Minute in den Mittelpunkt Ihres Lebens und tun sich etwas Gutes. Auch wenn Sie innerhalb der kommenden vier Wochen insgesamt nicht einmal eine halbe Stunde dafür benötigen – genau genommen sind es 28 Minuten –, wird sich Ihr Leben verändern.

Viele der Micro-Preps werden nicht zu Ihnen passen. Einige werden Sie schon kennen und wieder andere vielleicht sogar schon regelmäßig durchführen. Ich bin mir aber sicher, dass Sie die ein oder andere Anregung aus den Micro-Preps mitnehmen werden. Doch ich habe eine Bitte: Geben Sie jedem Micro-Prep eine Chance, auch wenn er Ihnen zunächst lächerlich oder unwirksam erscheinen mag. Und verändern Sie möglichst nicht die Reihenfolge. Die Abfolge der Micro-Preps ist bewusst so gewählt, damit sie eine möglichst optimale Wirkung haben. So folgt zum Beispiel auf eine Phase der Anspannung eine Phase der Entspannung. Micro-Preps der Bewegung und der Ernährung wechseln einander ab. Und innerhalb der einzelnen Bereiche steigern sich über die Wochen die Intensitäten. Schalten Sie sozusagen auf Autopilot und lassen Sie den Zauber wirken.

Natürlich darf an dieser Stelle ein warnendes Wort nicht fehlen: Einige Bewegungs-Micro-Preps sind anstrengend und könnten zu Überlastungen führen. Und einige Ernährungs-Micro-Preps sind bei bestimmten Stoffwechselerkrankungen, wie zum Beispiel einer Zuckerkrankheit, nicht geeignet. Sprechen Sie daher im Zweifel vorher mit Ihrem Hausarzt darüber, ob die jeweilige Challenge für Sie infrage kommt.

So, jetzt soll es aber losgehen. Unsere Challenge läuft über vier Wochen und sieben Tage die Woche. Wir werden jeweils für eine Minute eine Übung durchführen oder ein neues Verhalten in unseren Alltag einbringen. Die jeweiligen Wochentage berücksichtigen dabei unterschiedliche Säulen unserer Gesundheit. Die drei Verhaltenssäulen, auf denen unsere Gesundheit basiert, sind:

Ernährung

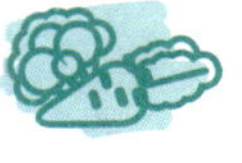

Bewegung

Stressabbau

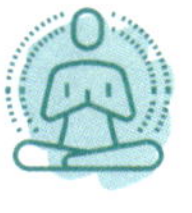

Der angespannte Zustand ist genauso wichtig wie der entspannte Zustand, deswegen möchte ich mit dem Wort »Stressabbau« das Wort »Entspannung«

umgehen. Denn eigentlich geht es nicht um das gechillte In-der-Ecke-Liegen, sondern um die genau richtige Spannung zur richtigen Zeit. Die drei Gesundheits-Säulen verteilen wir auf unterschiedliche Tage in der Woche und geben ihnen eine Gewichtung.

Der **Montag**, der **Donnerstag** und der **Samstag** stehen im Zeichen der **Bewegung**. Zwischen den einzelnen Tagen ist ausreichend Abstand, sodass es nicht zu einer Überlastung kommen kann. Denn gerade bei Bewegung ist es wichtig, dass der eigentliche gesundheitliche Effekt nicht während des Trainings auftritt, sondern in den Pausen dazwischen. Und darauf legen wir großen Wert. Bewegung ist aber mehr als nur der Dauerlauf um den Block, denn körperliche Fitness besteht aus einer Vielzahl von Eigenschaften. Einen Bodybuilder, der muskelbepackt beim Treppensteigen außer Atem kommt, würden wir nicht als fit bezeichnen, genauso wenig wie seinen marathonlaufenden Freund, der unter der Last zweier Einkaufstüten zusammenbricht. Daher unterteilen wir unsere Bewegungs-Micro-Preps in allgemeine Bewegung, Kraft, Dehnung und Koordination.

Um unsere **Ernährung** kümmern wir uns ebenfalls an drei Tagen in der Woche: **Dienstag**, **Mittwoch** und **Freitag**. Wir werden dabei nicht nur die Nährstoffe und Kalorien in unserer Nahrung beachten, sondern uns besonders um unser Mikrobiom, also die Darmbakterien, kümmern. Dadurch erzielen wir Wirkungen, die weit über die klassische Ernährung und Verdauung hinausgehen. Und wie auch bei den Micro-Preps zur Bewegung sorgen wir bei der Ernährung für einen Ausgleich von Aktivität und Ruhe und werden Entlastungstage und moderne Fastenstrategien einführen.

Der **Sonntag** steht schließlich im Zeichen der **Achtsamkeit**, und hier sorgen Sie für das richtige Maß an Anspannung und Entspannung.

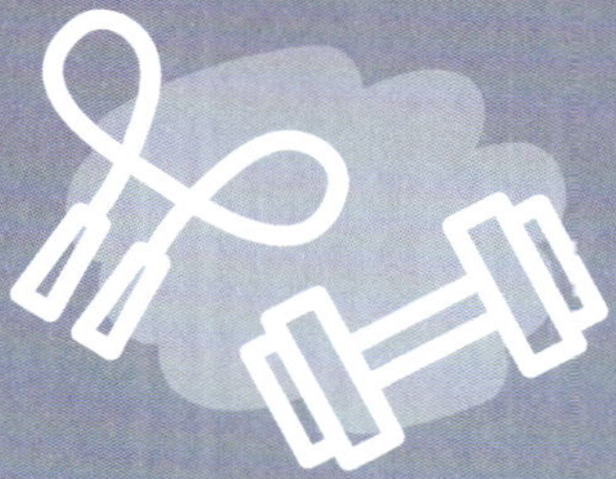

Bewegung:
Montag, Donnerstag und Samstag

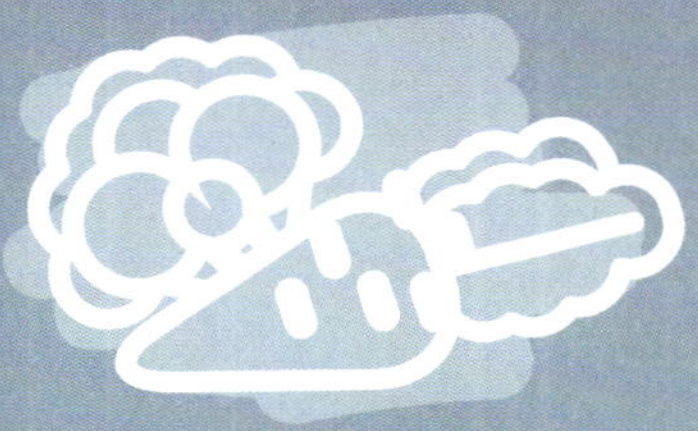

Ernährung:
Dienstag, Mittwoch, Freitag

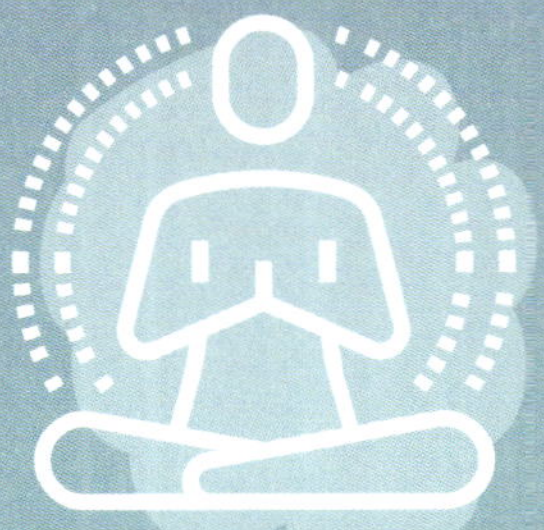

Stressreduktion:
Sonntag

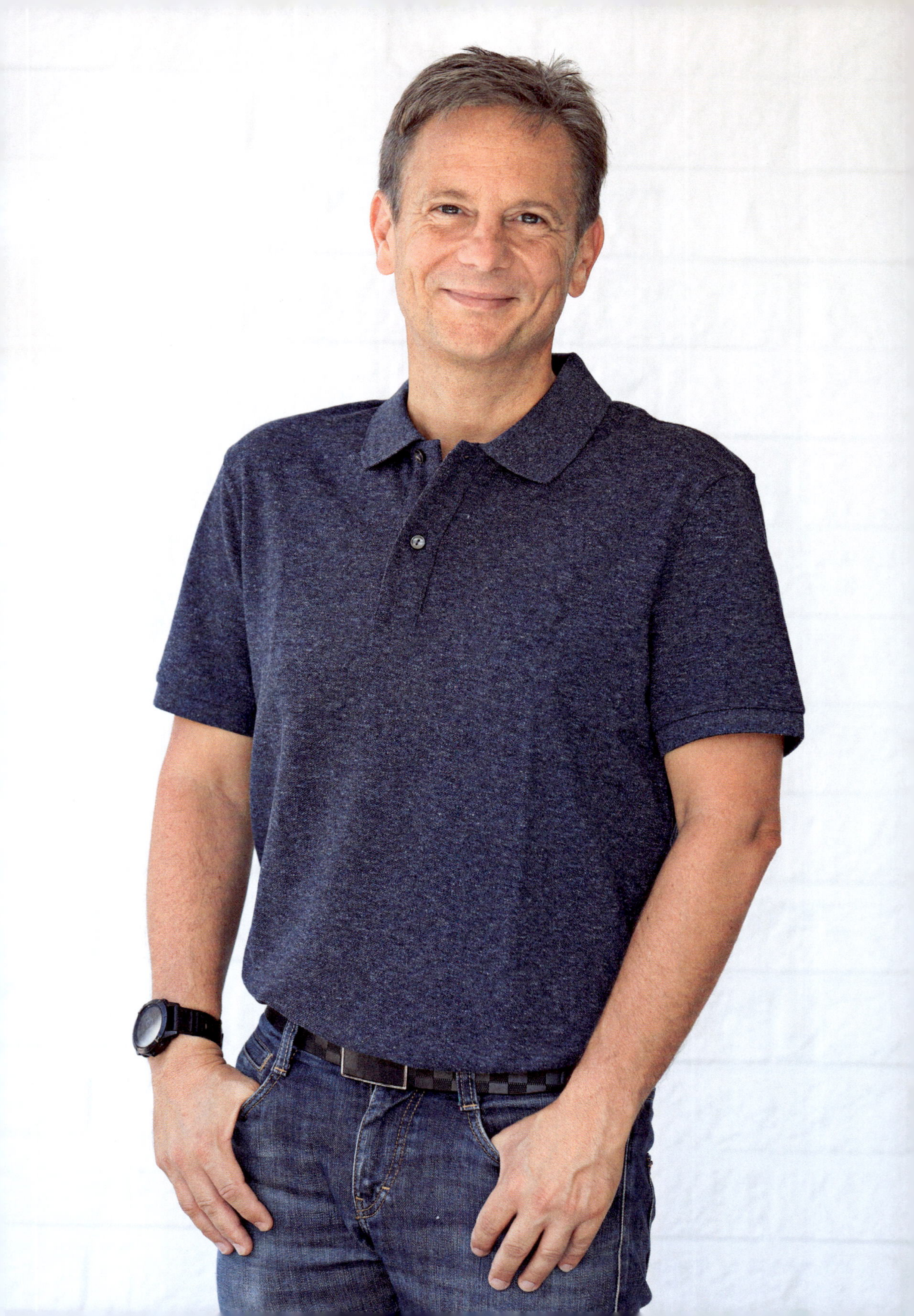

DAS 4-WOCHEN-PROGRAMM IM ÜBERBLICK

	1. Woche	2. Woche	3. Woche	4. Woche
Montag	Grüße aus der Eiszeit	Der richtige Dreh für die Gesundheit	Rocky für alle	Gesund rülpsen
Dienstag	Die Kraft alter Kartoffeln	Kimchi und andere Superfoods	Bier als Zaubertrank zur Gesund-heit	Chicorée im Joghurt
Mittwoch	Mit Pferde-stärke zu mehr Fitness	Abendstund hat leeren Mund	Powersäfte für ein langes Leben	Heute geht's um nichts
Donnerstag	Alltags-Power-Ranger	Wenn's schiefläuft	Die Flamingo-Strategie	Drei-Sekunden-Kraft
Freitag	Die 1-Minu-ten-Pause	Geröstete Gesundheit	It's so easy being green	Gesundheit im Glas
Samstag	Seiten-wechsel	Wackeln Sie sich fit	Warum Sport, wenn Aufwärmen ausreicht?	Der Sonnen-gruß
Sonntag	Stille im Gehirn	Lass Blumen unter den Füßen wachsen	Schlafen wie ein Manager	Blitzent-spannung

WOCHE 1

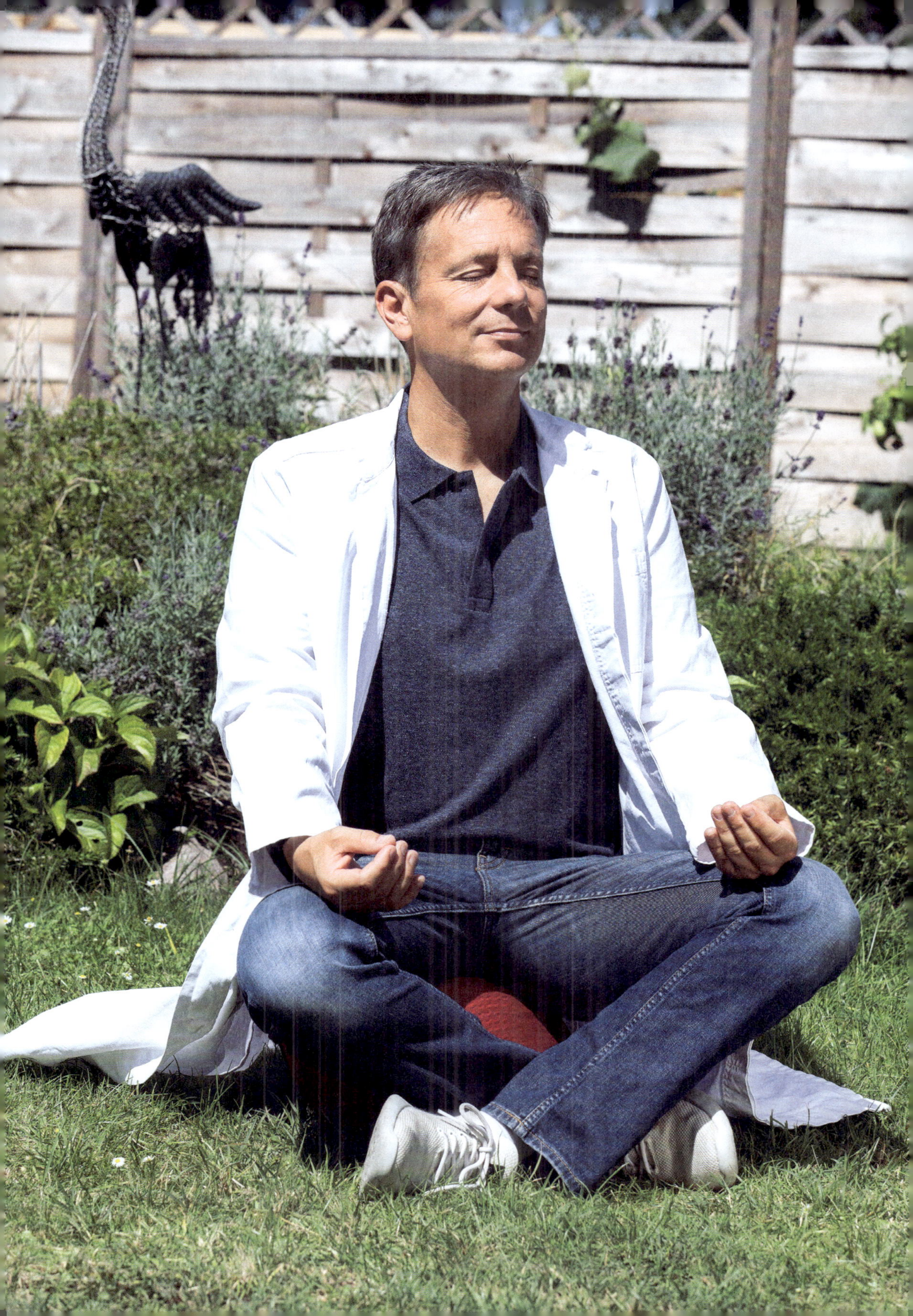

MONTAG: BEWEGUNG

Bewegt geht es los

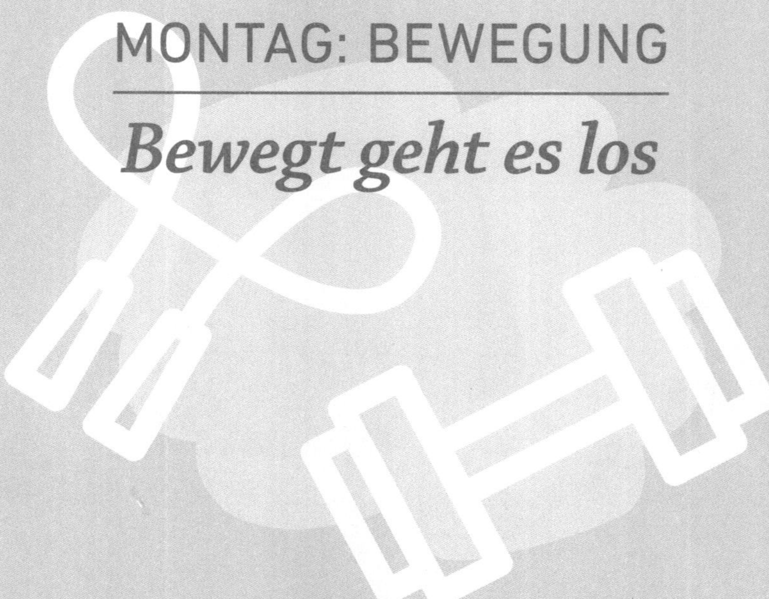

Wir starten am Montag in unsere 1-Minuten-Woche mit ganz viel Spaß an Bewegung. Wer jetzt am liebsten das Buch wieder zuschlägt und zurück in die Buchhandlung bringt, sei vorgewarnt: Hier geht es nicht um endloses Training, Schweißperlen auf der Stirn und Muskelkater am folgenden Dienstag. Es geht vielmehr um Freude an der Beweglichkeit unseres Körpers und der dadurch entstehenden Fitness und Gesundheit.

In meiner Sprechstunde sage ich meinen Patienten immer: Gäbe es eine Pille, die all die Wirkungen von körperlicher Bewegung auf unseren Körper einfach hervorrufen könnte, wir würden sie alle bereitwillig nehmen. Aber leider gibt es genau dieses Medikament weder zum Schlucken noch zum Spritzen noch als Zäpfchen. Wir müssen in den sauren Apfel beißen und unsere Gesundheit und Fitness selber in die Hand nehmen. Wir können aber eigentlich nur dabei gewinnen. Natürlich ist Bewegung anstrengender, als zum Beispiel auf dem Sofa zu liegen, Chips zu knabbern und die neueste Folge unserer Lieblingsserie auf Netflix zu schauen. Auch für das Sofa und den Streaming-Service gibt es Momente in unserem Leben, aber nicht die eine Minute an unserem Montag.

Führen wir uns einmal vor Augen, was wir durch regelmäßige Bewegung alles gewinnen können und warum wir teilweise nur eine einzige Minute dafür aufwenden müssen. Zunächst einmal macht uns Bewegung wirklich glücklich. Vielleicht sind es die rhythmischen Bewegungen, die unser Gehirn dazu stimulieren, Glückshormone auszuwerfen. In der Tat gibt es Untersuchungen, die darauf hinweisen, dass eine wechselseitige Stimulation der linken und der rechten Hirnhälfte für Glücksgefühle zum Beispiel beim Dauerlauf verantwortlich sein könnten. Vielleicht kommt das allseits beschworene *Runner's High* sogar von den rhythmischen Beinbewegungen und nicht von den ausgestoßenen Endorphinen, die neben anderen Botenstoffen vielfältige biochemische Prozesse in unserem Körper auslösen, die wiederum für unser Wohlbefinden sorgen.

Egal, wie das Glücksgefühl erzeugt wird, Bewegung wirkt nachhaltig antidepressiv und erzeugt Glücksgefühle, die lange über die durchgeführte Bewegung hinaus andauern. Aber nicht nur unsere Psyche wird durch regelmäßige Bewegung verbessert, es gibt auch ganz klare Auswirkungen auf unseren anatomischen Körper. So führt regelmäßige Bewegung zum Beispiel dazu, dass unser Herz-Kreislauf-System so richtig in Schwung kommt. Vor allem bei Ausdauersport ist das bekannt. Die Durchblutung wird angeregt, der Herzmuskel mit Sauerstoff umspült, die Gefäße trainiert. Darüber hinaus führt der Trainingsreiz dazu, dass der Sauerstoffbedarf der einzelnen Zellen im Laufe der Zeit absinkt, da der Stoffwechsel innerhalb der Zelle verbessert wird. Dadurch kann das Herz-Kreislauf-System mit weniger Anstrengung seiner Aufgabe nachkommen. Wir merken die verbesserte Leistung der einzelnen Körperzellen unter anderem daran, dass im Laufe der Zeit der Pulsschlag in Ruhesituationen abnimmt. Wir laufen sozusagen nicht mehr ständig auf Hochtouren.

Und wenn wir schon bei physiologischen Messgrößen sind, die uns in der Praxis zeigen können, welche hervorragenden Wirkungen Sport und Bewegung auf unseren Körper haben, so können wir ganz einfach auf unsere Blutfettwerte schauen. Die Werte für Triglyceride oder Cholesterin sinken ab, wenn wir uns regelmäßig bewegen. Das wiederum verhindert schädliche Ablagerungen in unseren Gefäßen und vermeidet über die Jahre hinweg Durchblutungsstörungen wie Herzinfarkte und Schlaganfälle.

Übrigens werden nicht nur die Fettsäuren und das Cholesterin im Blut vermindert, sondern auch das Fett auf unseren Hüften. Gerade unsere Muskeln sind verantwortlich dafür, wie viel wir im Laufe eines Tages essen können, ohne zuzunehmen. Eine einfache Faustregel: Je mehr Muskulatur wir haben, umso mehr Energie verbraucht diese Muskulatur und umso mehr können wir auch essen, ohne an Gewicht zuzunehmen. Eine Hauptrolle spielen dabei die sogenannten Mitochondrien in den Muskelzellen, die wie kleine Kraftwerke Energie verbrennen. Und genau diese Zellteile nehmen durch Training zu. Im Endeffekt heißt das für uns: 1 Minute Training führt zu einer vermehrten Verbrennung – auch im Ruhezustand nach dem Training.

Aber die kräftige Muskulatur ist nicht nur wichtig für unseren Stoffwechsel

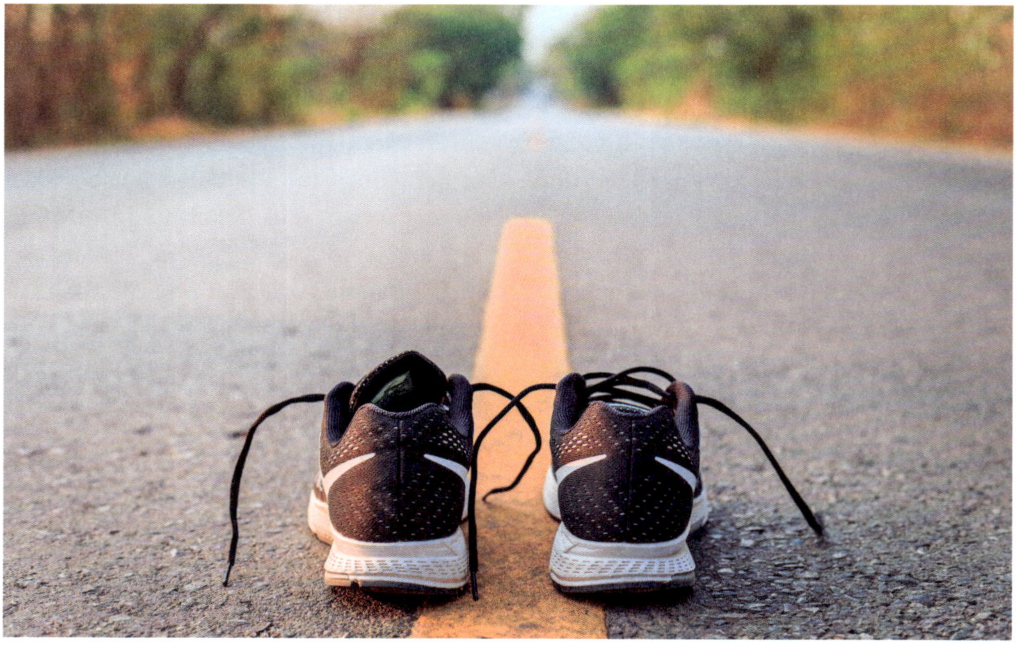

und für die Verbrennung von Energie, sondern insgesamt für die Statik und die Haltung unseres Körpers und auch für die Belastungskraft von Gelenken und Knochen. Regelmäßige Bewegung beugt einer Osteoporose vor und führt zu kräftigen Knochen. Gerade wenn wir älter werden, können Stürze im Alltag für uns lebensgefährlich sein. Zum einen haben wir mit zunehmendem Alter eine verminderte Koordination und werden einfach unsicherer auf unseren Beinen. Zum anderen kann es sein, dass die Knochen brüchiger werden und ein Sturz daher schneller zu einem Knochenbruch führt. Gerade bei alten Menschen kann solch ein Knochenbruch den Unterschied machen zwischen Selbstständigkeit und Abhängigkeit oder sogar zwischen Leben und Tod. Regelmäßiges Training baut die Muskulatur auf, die den Knochen wie ein Mantel schützt, es stärkt die Knochen selbst und führt zu einer verbesserten Koordination. Wir können uns einfach leichter auf unseren Beinen halten, fallen weniger häufig hin, und wenn wir fallen, stürzen wir nicht so gefährlich.

Aber auch in jüngeren Jahren können wir regelmäßige Bewegung als wahren Jungbrunnen verstehen. Untersuchungen haben ergeben, dass Sport und Bewegung nicht nur gut für Körper und Seele sind, sondern auch unseren Geist verbessern können. Wer sich regelmäßig bewegt, erhöht seine geistige Leistungsfähigkeit. Studien haben gezeigt, dass wir uns besser konzentrieren und komplexere Aufgaben noch leichter lösen könnten, wenn wir uns regelmäßig bewegen würden. Und wenn Sie immer noch nicht genügend Argumente für regelmäßigen Sport haben: Bewegung verbessert auch die Wirkung unseres Immunsystems. Körperliche Aktivität steigert die Aktivität der körpereigenen Abwehrzellen. Und das ist nicht nur wichtig bei der Bekämpfung von Viren und Bakterien, sondern auch bei der Vermeidung von Tumorzellen und Krebserkrankungen. Und in der Tat verringert regelmäßig durchgeführte Bewegung die Wahrscheinlichkeit, an Krebs zu erkranken.

Gute Gründe also, unsere Woche mit Sport und Bewegung zu beginnen. Wichtig ist mir, dass wir das mit Freude tun, denn ob wir ein gesundes Verhalten in unser Leben einführen und dann auch im Leben beibehalten oder nicht, liegt maßgeblich daran, ob wir dabei Spaß empfinden. Wir nutzen daher vor allem kindliche Freude an Bewegung, indem wir uns an Spiele aus der Kindheit erinnern. In der vierten Woche können wir das Ganze dann zu einem richtig ausgewachsenen Muskel-Gelenk-Knochen-Herz-Kreislauf-Training steigern. Los geht es aber mit ganz wenig Sport und ganz wenig Bewegung, aber trotzdem mit einer Wirkung auf den Körper, als würden wir so richtig trainieren – meinem persönlichen Geheimtipp.

Freuen Sie sich mit mir auf den Montag!

MONTAG: BEWEGUNG

GRÜSSE AUS DER EISZEIT

Wir beginnen die Woche mit einem Herz-Kreislauf-Training der anderen Art. Wer geglaubt hat, er müsse nun die Joggingschuhe schnüren, liegt falsch. Naturkundlich wissen wir schon lange: Wer die Kälte nicht scheut, scheut auch nicht die anderen Stressfaktoren des Lebens. Kalte oder wechselwarme Duschen sind ein wahrer Booster für unseren gesamten Körper. Der Kältereiz steigert nachweislich unser Immunsystem, sodass Infektionen weniger häufig auftreten. Und über das Immuntraining hinaus tut eine kalte Dusche auch unserem Herz-Kreislauf-System gut. Sport, ohne Sport zu machen – was wollen wir eigentlich mehr?

- ***Stärkung des Immunsystems***
- ***antidepressive Wirkung***
- ***schmerzlindernde Wirkung***
- ***Verbesserung von Bluthochdruck***
- ***Steigerung der Fettverbrennung***
- ***Verminderung von Atemwegsinfekten***
- ***besserer Schlaf***

Hintergrund und Einführung

Schon Pfarrer Kneipp wusste, dass verschiedene Temperaturreize auf den Körper vielfältige gesundheitliche Wirkungen haben. Die abwechselnden kalten und warmen Reize von Wasser führen zum Beispiel zu einer Verengung und einer Weitung unserer Blutgefäße. Man kann sich das wie ein Muskeltraining im Fitnessstudio vorstellen, nur dass wir nicht unsere Skelettmuskulatur trainieren, sondern die kleinsten Muskelfasern unserer Gefäße. Ein Kältereiz spannt die Gefäßmuskulatur an, der Wärmereiz entspannt sie wieder. Durch das wechselseitige Anspannen und Entspannen kommt es zu dem gewünschten Trainingseffekt.

Aber nicht nur unsere Gefäßmuskulatur profitiert von den Wechselduschen – unser Immunsystem erfährt einen wahren Booster. Forscher konnten aufzeigen, dass Menschen, die an einer Atemwegsentzündung wie einer chronischen Bronchitis litten, nach regelmäßigen Wechselduschen deutlich weniger häufig Atemwegsinfekte hatten. Das Blut enthielt mehr Abwehrzellen, die für die Krankheitsabwehr verantwortlich sind.

Die Sportler unter uns wird es freuen: Wechselduschen helfen auch gegen Muskelkater. Gerade wenn wir die wechselwarmen Duschen direkt nach dem Sport durchführen, kann der unangenehme Muskelschmerz vermindert werden. Doch auch unser Herz-Kreislauf-System profitiert von den Kältereizen: Wechselduschen können nachweislich den Blutdruck senken. Dennoch sollten Sie auf jeden Fall, wenn Sie an einer Bluthochdruckerkrankung leiden, zunächst Ihren Arzt um Rat fragen, denn kalte Duschen sind auch anstrengend und können einen, zumindest am Anfang, stark überfordern.

Aber auch wenn diese Reize anstrengend sind, macht Wechselduschen uns auch glücklich. Je größer die Temperaturunterschiede sind, umso intensiver werden Glücksgefühle wahrgenommen. Daher macht es Sinn, den Tag mit wechselwarmen Duschen zu starten. Wenn morgens allerdings keine Zeit zum Duschen vorhanden ist (o. k., wir brauchen nur eine Minute), kann auch am Abend die Wechseldusche helfen: Wissenschaftler haben herausgefunden, dass die Temperaturreize des Wassers für einen besseren Schlaf hilfreich sind. Und wenn Sie mit einigen überschüssigen Pfunden zu kämpfen haben, sind kalte Duschgänge ebenfalls etwas für Sie. Sie aktivieren das braune Fettgewebe im Körper, vergleichbar mit der körpereigenen Heizung. Hierfür wird vermehrt Energie verbraucht und unschöne Fettpolster werden abgebaut. Wissenschaftler haben dafür sogar eine schlaue Bezeichnung: Thermogener Lebensstil.

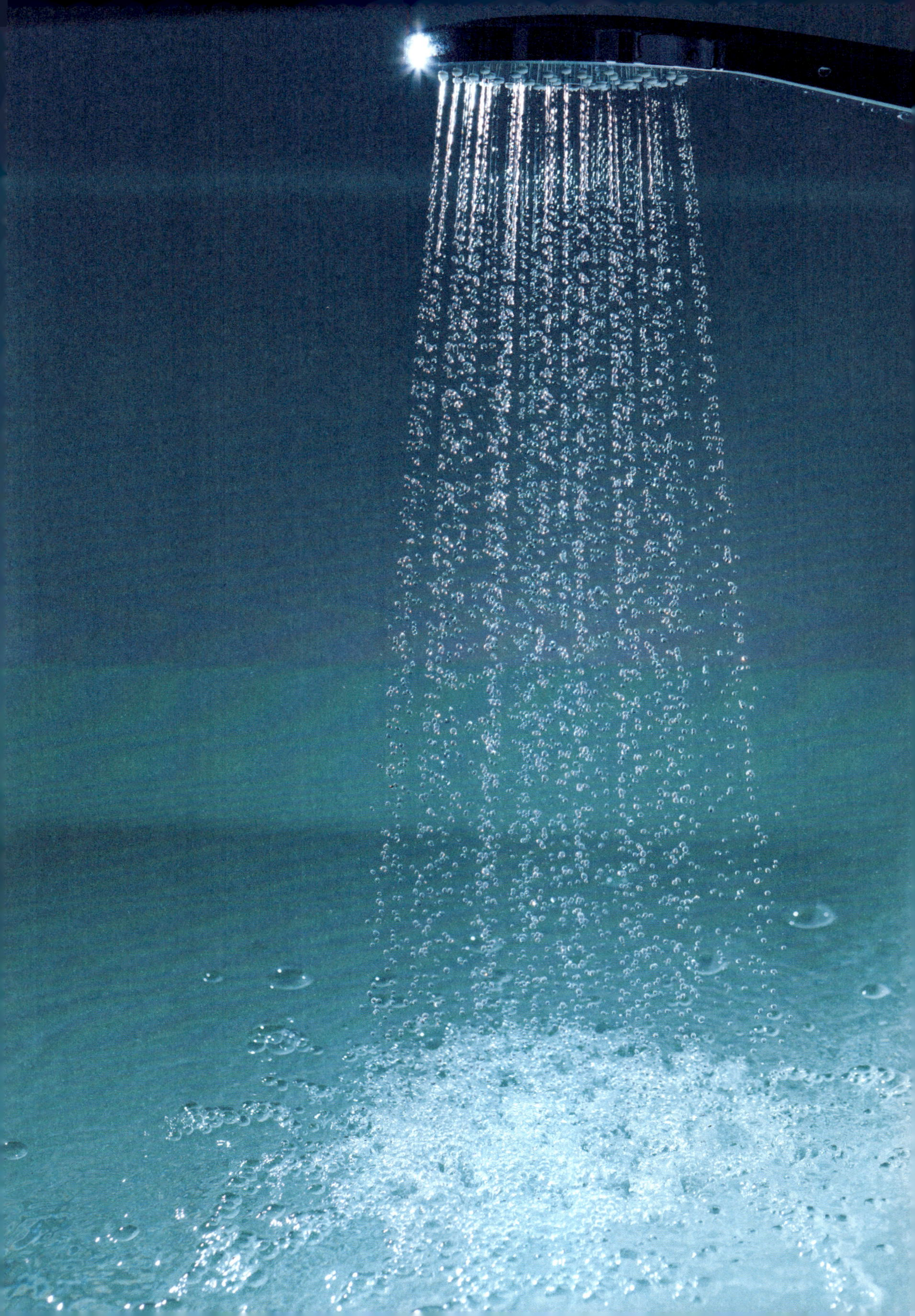

Durchführung und Anleitung

Am besten beginnen wir mit einer angenehm warmen Dusche.
Der schwierigste Teil besteht nun darin, den Wasserstrahl auf kalt zu stellen. Und hierfür müssen wir unseren inneren Schweinehund überwinden.
Am besten treten wir zunächst aus dem warmen Strahl heraus und stellen das Wasser etwas kühler ein. Wer sich nicht traut, sofort in das kühle Nass zu steigen, sollte mit den Füßen beginnen. Von hier aus können wir uns langsam über die Unterschenkel in Richtung Knie und vielleicht sogar zu den Oberschenkeln vorarbeiten. Letztendlich beginnen wir mit dem Kältereiz immer an der vom Herzen entferntesten Stelle. Wenn wir das kalte Wasser an den unteren Beinen ertragen, können auch die Arme langsam in die Übung mit einbezogen werden. Auch hier beginnen wir wieder an den Händen und arbeiten uns Richtung Schultern vor.
Mir hilft es in der Tat, wenn ich bei den zunächst als unangenehm empfundenen Kältereizen laute Geräusche mache. Am liebsten singe ich unter der Dusche laut ein Motivationslied. Auch wenn das die anderen Familienmitglieder nervt, hilft es mir dennoch, die Kälte besser zu ertragen. Bei der Wechseldusche geht es darum, dass wir die Temperatur immer wieder wechseln. Also können wir nach einigen Sekunden voller Kälte das Wasser wieder wärmer stellen. Aber bitte nicht zu lange, sondern auf zur zweiten Runde: nun etwas kühler als beim ersten Durchgang – und das Ganze von vorne beginnen.

Tipps und Tricks und wie geht es weiter?

- Singen Sie laut, um sich selber Mut zu machen und das unangenehme Gefühl der Kälte zu vertreiben.
- Kalt ist nicht gleich kalt. Auch lauwarmes Wasser kann eine gesundheitliche Wirkung haben. Muten Sie sich am Anfang nicht zu viel zu.
- Beginnen Sie immer an der vom Herzen am weitesten entfernten Stelle und arbeiten Sie sich langsam Richtung Herz vor.
- Wenn Sie Freude an den Wechselduschen haben, bauen Sie diesen Tipp doch dauerhaft in Ihr Leben ein.

DIENSTAG: ERNÄHRUNG

Was unser Mikrobiom mit unserer Gesundheit zu tun hat

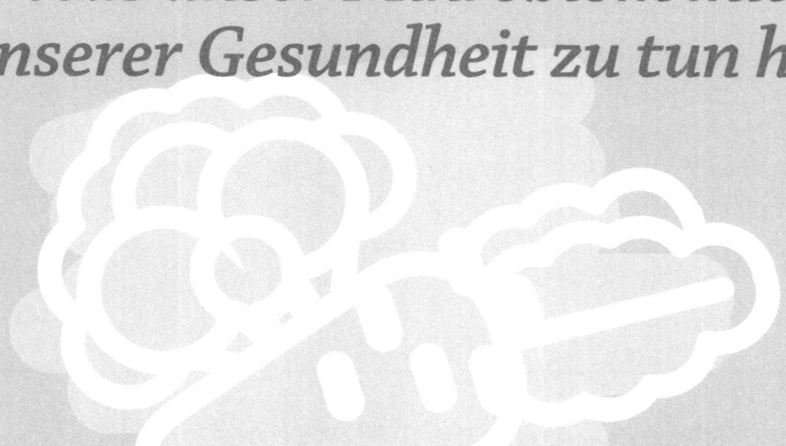

Wenn ich mir Menschen anschaue, die im Garten graben und pflanzen, bemerke ich häufig ein glückliches Lächeln in ihrem Gesicht. Ich habe das bislang auf den dichten Kontakt zur Natur und die durchweg positive Grundstimmung beim Einpflanzen von Setzlingen empfunden. Bewegung an der frischen Luft, die Sonne auf der Haut und das Gefühl, dem Leben ein wenig in die Karten zu schauen, sollten eigentlich ausreichen, um genügend Glückshormone zu produzieren.

Nun gibt es aber neuere wissenschaftliche Untersuchungen, die über diesen psychologischen und Bewegungsaspekt hinaus erstaunliche Erkenntnisse der gesundheitlichen Wirkung von Gartenarbeit gefunden haben: Die Arbeit im Garten hat nämlich einen direkten Einfluss auf die Bakterien in unserem Darm. Und dabei müssen wir nicht einmal Erde in den Mund nehmen und herunterschlucken. Dass die Darmbakterien, unser sogenanntes Mikrobiom, eine wesentliche Rolle für unser Leben und unsere Gesundheit spielen, wird in den letzten Jahren in der medizinischen Wissenschaft immer deutlicher. Unser Körper ist nahezu überall von Bakterien besiedelt: Die Mundhöhle, unser Darm, die weibliche Scheide, die Haut, aber auch die Lunge haben ihr eigenes Mikrobiom. Untersuchungen haben sogar gezeigt, dass Tumorzellen bei Krebspatienten ihr eigenes Mikrobiom auf ihrer Oberfläche mitbringen – mit erstaunlichen Auswirkungen auf das Ansprechen verschiedener Therapiearten.

Dass wir unsere Darmbakterien mit den Lebensmitteln, die wir essen, beeinflussen können, ist wahrscheinlich jedem von uns bewusst. Sowohl durch die Zufuhr gesunder Bakterien (sogenannter Probiotika, zum Beispiel in Joghurt) als auch durch die Aufnahme von Nährstoffen, die genau diese Bakterien füttern (sogenannte Präbiotika, vor allem in pflanzlichen Lebensmitteln), können wir die Zusammensetzung unseres Mikrobioms teilweise beeinflussen.

Nun scheint es aber so zu sein, dass auch der Kontakt über die Haut mit Bakterien aus unserer Umgebung einen wesentlichen Einfluss auf die Zusammensetzung unserer Darmbakterien hat. Eigentlich kein Wunder, denn auch die Erde hat ein Mikrobiom. Ein Löffel landwirtschaftlicher Erde enthält ungefähr 30 000 Arten von Mikroben, und ein ausgeglichenes Bodenmikrobiom wirkt sich direkt auf die Gesundheit der dort wachsenden Pflanzen aus. Diese werden vor Schädlingen oder Trockenheit geschützt, Krankheitserreger werden vertrieben und Giftstoffe abgebaut. Aber auch für unser Klima haben die Mikroorganismen im Mutterboden eine ganz entscheidende Bedeutung, helfen sie doch dabei, den atmosphärischen Kohlenstoff in Schach zu halten.

Das Bodenmikrobiom hat sich evolutionär wahrscheinlich parallel zum Darmmikrobiom beim Menschen entwickelt. Immerhin enthält das Bodenmikrobiom ungefähr die gleiche Anzahl aktiver Mikroorganismen wie das Mikrobiom im menschlichen Darm. Allerdings nimmt die Unterschiedlichkeit der Darmbakterien, die sogenannte Diversität, in letzter Zeit dramatisch ab. Wahrscheinlich hat das mit unserer westlichen Lebensweise zu tun, mit veränderten Lifestyle-Faktoren, der veränderten Ernährung sowie der häufigen Verwendung von Antibiotika. Eine der größten Gefahren für unseren Planeten ist die Abnahme der Biodiversität verschiedener Lebensarten, vielleicht ist auch die Abnahme der Diversität des Darmmikrobioms eine ähnlich große Gefahr für uns.

Forscher haben herausgefunden, dass wir unser eigenes Mikrobiom verändern können, wenn wir Kontakt mit Mutterboden haben. Wir tragen so zu einer Zunahme der Diversität unserer Darmbakterien bei, was vielfältige positive Folgen auf unsere Gesundheit haben kann. Vereinfacht lässt sich sagen: Je vielfältiger die Bakterien in unserem Darm sind, desto besser können diese ihre gesundheitliche Wirkung entfalten. Unterstützung bei unserem Stoffwechsel, Produktion von Nährstoffen und Vitaminen, Regulation des Körpergewichts und Kräftigung der Immunantwort sind nur einige davon.

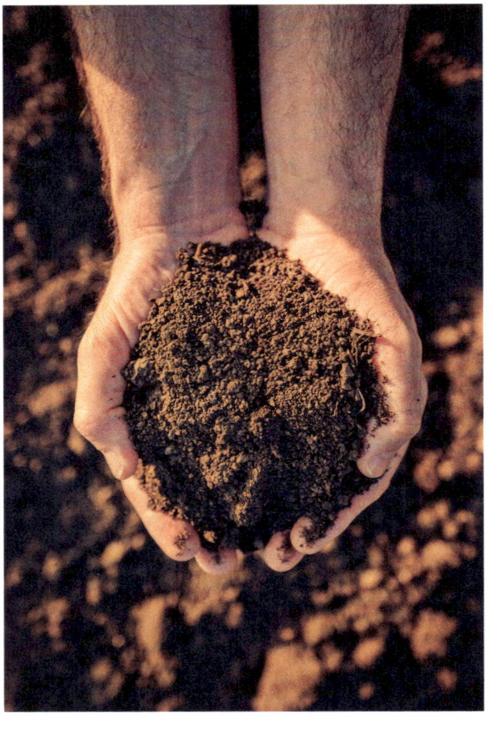

Der heutige Dienstag steht ganz im Zeichen unseres Darmmikrobioms. Sie werden heute aber weder die Hände noch den Kopf in den Sand, besser gesagt die Erde stecken müssen, um Ihrem Körper etwas Gutes zu tun. Zunächst möchte ich noch einmal anmerken, dass man die Wichtigkeit unseres Mikrobioms kaum unterschätzen kann. Ohne unsere Darmbakterien könnten wir nicht überleben und Störungen unserer Darmflora machen uns krank. Von der Verwertung von Nahrungsbestandteilen, der Verhinderung der Ausbreitung krank machender Erreger, der Regulation unseres Immunsystems, der Unterstützung unserer Darmbewegungen, der Vitaminproduktion, der Appetitregulation bis hin zu Einflüssen auf unsere Blutgerinnung – unser Mikrobiom scheint allgegenwärtig zu sein. Wenn man sich vor Augen führt, dass in unserem Darm bis zu 100 Billionen Mikroorganismen beheimatet sind und diese fast 100-mal so viele Gene haben als wir selbst, wird einem das Ausmaß dieser inneren Welt – nein, dieses inneren Universums – vielleicht etwas deutlicher.

Der Mensch und seine Bakterien gehen eine großartige Symbiose ein. Sie helfen sich gegenseitig. So bietet unsere Nahrung den Mikroorganismen Nährstoffe und Energie. Wir sind sozusagen die Umwelt, in der sie leben. Im Gegenzug übernimmt unser Darmmikrobiom bestimmte Aufgaben. So bauen Darmbakterien zum Beispiel Kohlenhydrate ab, die wir allein nicht verdauen könnten, da uns die notwendigen Enzyme fehlen. Nur 17 Enzyme besitzen wir Menschen, um Zucker zu spalten – die Darmbakterien bringen mehr als 200 Enzyme dafür mit. Aber nicht nur Kohlenhydrate oder andere Nahrungsbestandteile lassen sich nur mithilfe unseres Mikrobioms verdauen. Auch bei der Entsorgung von Umweltgiften spielen diese Bakterien, ohne die wir kaum überlebensfähig wären, eine wichtige Rolle.

Es macht also durchaus Sinn, sich ein wenig um seine kleinsten Mitbewohner zu kümmern. Denn wie bereits angedeutet ist nicht nur das Ökosystem unseres Planeten bedroht, sondern auch das Ökosystem in uns selbst. Und wie auch auf unserem Planeten betrifft es vor allem uns Menschen in den Industrienationen der westlichen Welt. Wir zerstören nicht nur Teile unserer »Um-Welt«, sondern auch Teile unserer »Innen-Welt«. Vermehrte Therapien mit Antibiotika machen den Bakterien in unserem Darm zu schaffen. Doch nicht nur die Antibiotika, die wir in der Humanmedizin zur Behandlung von Infektionserkrankungen verwenden, sondern auch die in der Tiermedizin eingesetzten Antibiotika bei der Viehzucht spielen hierbei eine wesentliche Rolle.

Aber auch Alltagsstress und einseitige Ernährungsformen setzen unserem Darmmikrobiom zu und vermindern die Anzahl der »guten Darmbakterien«. Und damit diese überhaupt erst einmal in unserem Körper aufgenommen werden und bei uns sesshaft werden können, brauchen wir den Umgang mit »Dreck«. Wie oben bereits erwähnt hilft unserem Darmmikrobiom der natürliche Kontakt mit Erde. Das Aufwachsen von Kindern »auf dem Land«, auf Bauernhöfen, Wald und Wiesen, aber auch schon das Spielen auf Spielplätzen sind Möglichkeiten des Kontaktes mit den Keimen unserer Welt und wichtig für unsere Gesundheit. Das »Leben in der Natur« verhindert, dass die Artenvielfalt in unserem Darm verarmt und wir infolgedessen krank werden.

Am heutigen Dienstag werden wir das Ökosystem in unserem Inneren stabilisieren und kräftigen. Wir werden das über eine Anpassung unserer Ernährung machen und damit auch schnelle Erfolge erzielen können. Die Micro-Preps am Dienstag gehen über die Empfehlungen »Esst mehr Joghurt« weit hinaus, doch natürlich ist es auch bei den heutigen Micro-Preps wichtig, dass diese Maßnahmen einfach sind und Spaß machen. Wir beginnen daher mit einer neuen Art, in der heimischen Küche Lebensmittel zuzubereiten.

DIENSTAG: ERNÄHRUNG

DIE KRAFT ALTER KARTOFFELN

Wenn kalter Kaffee eine Nachricht von gestern beschreibt, beschreiben kalte Kartoffeln vielleicht das Essen der Zukunft. Ein wesentlicher Ballaststoff, der unsere guten Darmbakterien füttert und damit das gesunde Mikrobiom kräftigt, ist die sogenannte »resistente Stärke«. Wie dieser Stoff in Lebensmitteln entsteht und wie wir ihn für unsere Gesundheit nutzen können, werden wir am heutigen Dienstag besprechen.

- ***Schutz vor Entzündungen***
- ***Verbesserung von rheumatischen Beschwerden***
- ***Verbesserung der Immunreaktionen im Körper***
- ***Hemmung von Tumorwachstum, zum Beispiel von Dickdarmkrebs***
- ***Verbesserung des Blutzuckerspiegels***
- ***Verbesserung der Blutfettwerte***

Hintergrund und Einführung

Die Stärke in unseren Lebensmitteln setzt sich aus zwei Zuckerketten zusammen, der Amylose und dem Amylopektin, die sich in der Art unterscheiden, wie die einzelnen Bausteine miteinander verknüpft sind. Bis vor Kurzem ging man davon aus, dass Stärke in unserem Körper komplett im Dünndarm abgebaut und zur Energiebereitstellung verwendet wird. Heute weiß man allerdings, dass zumindest ein kleiner Teil dieses Makronährstoffes unseren Dünndarm durchfließt, ohne vorher von den Enzymen unserer Bauchspeicheldrüse abgebaut worden zu sein. Dieser Teil wird als »resistente Stärke« bezeichnet. Interessanterweise dient dieser Anteil der Stärke einigen unserer Darmbakterien als Nährstoff. Dadurch spielt die resistente Stärke eine wichtige Rolle zur Gesundhaltung unseres Mikrobioms.

Letztendlich gibt es drei verschiedene Arten resistenter Stärke, also von dem Stärkeanteil her, der sich der Verdauung zumindest zum Teil widersetzt. Zum einen gibt es die Art von Stärke, die in Zellbestandteilen unserer Nahrung fest verpackt und so vor den Verdauungsenzymen unserer Bauchspeicheldrüse geschützt ist. Es handelt sich um Stärkemoleküle, die sich zum Beispiel in grob zerkleinerten Getreidekörnern oder in Hülsenfrüchten befinden. Die Stärke hat sozusagen eine Rüstung an.

Eine weitere Form ist Stärke, die aufgrund der Anordnung ihrer eigenen Moleküle schwer verdaulich ist. Diese Stärke finden wir zum Beispiel in grünen, noch unreifen Bananen oder in rohen Kartoffeln. Diese Form von Stärke kann von unserem Körper allerdings verdaut werden, wenn wir sie vorher erhitzen und dadurch die Molekülstruktur ändern.

Die dritte Art resistenter Stärke nennen die Wissenschaftler »retrogradierte Stärke«, die beim erneuten Abkühlen zuvor erhitzter stärkehaltiger Lebensmittel, wie zum Beispiel Nudeln, Reis oder Kartoffeln, entsteht – und die für den heutigen Dienstag eine herausragende Rolle spielt. Durch das Erhitzen und das nachträgliche Abkühlen bildet sich eine resistente Stärkeform, die für unsere Bauchspeicheldrüsenenzyme nicht mehr zugänglich ist.

Was passiert nun, wenn wir resistente Stärke essen? Zum einen wird diese Form der Stärke im Dünndarm nicht gleich zu Glukose, also freiem Zucker, aufgespalten, wodurch der Körper weniger Insulin ausschütten muss, als er es bei normaler Stärke tun würde. Und das ist gut so, denn Insulin hat nicht nur eine blutzuckersenkende Wirkung, sondern auch wachstumsfördernde Effekte. Es würde zum Beispiel dazu führen, dass wir schneller an Gewicht zunehmen – Insulin ist ein Masthormon. Der sanftere Anstieg des Insulinspiegels nach der Zufuhr von resistenter Stärke ist unserer Gesundheit also äußerst zuträglich. Wir sehen diesen Effekt zum Beispiel deutlich, wenn wir ein Stück Brot mit einem hohen Anteil an noch ganzen Getreidekörnern essen. Hierbei ist der Anstieg des Blutzuckers und des Insulins geringer als bei Brotsorten mit durchgemahlenem Mehl. Einer der Gründe, weshalb Vollkornprodukte gesünder sind.

Aber nicht nur auf unseren Blutzuckerspiegel, sondern auch auf die Blutfette wirkt sich die Aufnahme von resistenter Stärke aus – wissenschaftlich bewiesen wurde das im Tierversuch. Wahrscheinlich wird durch die resistente Stärke in den Lebensmitteln die Ausscheidung von Gallensäuren über den Stuhlgang erhöht und dadurch Leber- und Fettstoffwechsel positiv beeinflusst.

Durchführung und Anleitung

Zum einen macht es natürlich Sinn, Lebensmittel zu verzehren, die von Natur aus reich an resistenter Stärke sind. Hierzu zählen Hülsenfrüchte, wenig gemahlenes Getreide oder unreife Bananen. Aber auch Vollkornbrot und Mohrrüben sind reich an resistenter Stärke.

Für mich am faszinierendsten ist allerdings, dass wir resistente Stärke ganz leicht aus »normalen Lebensmitteln« herstellen können. Das gelingt, indem wir gekochte stärkehaltige Lebensmittel wieder abkühlen lassen und frühestens 12–24 Stunden später essen. Wir dürfen sogar die vormals abgekühlten Lebensmittel erneut erhitzen – die resistente Stärke wird dadurch nicht zerstört. Das führt zu dem paradoxen Ergebnis, dass gekochte Kartoffeln weniger resistente Stärke haben als Bratkartoffeln, die man aus den gekochten Kartoffeln einen Tag später herstellen kann. Aus Sicht der Darmbakterien sind also Bratkartoffeln gesünder als Salzkartoffeln.

Ich persönlich liebe Nudeln, esse diese aber nicht direkt nach dem Kochen, sondern lasse sie über einen Tag abkühlen. Am Folgetag, wenn ich sie dann verzehren möchte, ziehe ich sie mit einem Sieb für weniger als 1 Minute durch heißes Wasser. Hierdurch werden die Nudeln erneut erwärmt und sie schmecken meines Erachtens sogar besser, als hätte ich sie frisch gekocht. Die gleiche Strategie funktioniert übrigens mit Reis. Kartoffeln erhitze ich lieber im Ofen. Dafür benötige ich zwar mehr als eine Minute – daher fallen sie bei diesem Tipp durch das Raster eines Micro-Preps –, aber sie schmecken und wirken trotzdem.

Für mich als Arzt aber sicherlich die erstaunlichste und vielleicht auch wichtigste Wirkung ist die der resistenten Stärke auf unseren Dickdarm und unser Mikrobiom. Unsere Darmbakterien fermentieren nämlich diese Stärke, und hierdurch entstehen verschiedene kurzkettige Fettsäuren. Diese wiederum dienen als Energiequelle für Zellen unserer Dickdarmschleimhaut, und ein unkontrolliertes Zellwachstum, wie es zum Beispiel bei Tumoren vorkommt, wird gebremst. Neben der Wachstumshemmung einzelner Zellen haben die kurzkettigen Fettsäuren, die aufgrund der Zufuhr von resistenter Stärke schließlich durch unsere Darmbakterien gebildet werden, positive Einflüsse auf entzündliche Erkrankungen, wie beispielsweise die rheumatoide Arthritis. Studien haben zeigen können, dass eine ballaststoffreiche Ernährung Gelenksentzündungen verbessern kann.

Der Verdauungsprozess durch unsere Darmbakterien führt aber auch zu einer Veränderung der Aufnahme von Mineralstoffen. Zumindest im Tierversuch konnte gezeigt werden, dass sowohl Kalzium, Magnesium, Eisen als auch Zink und Kupfer vermehrt aufgenommen werden können, wenn die Versuchstiere mit resistenter Stärke gefüttert wurden.

Tipps und Tricks und wie geht es weiter?

- Sie müssen sich gar nicht so viele Gedanken machen, wenn es darum geht, eine Mahlzeit mit resistenter Stärke vorzubereiten. Wenn Sie sich heute frische Nudeln kochen, dann legen Sie doch einfach einen Teil davon für morgen zurück und wärmen diesen dann auf.
- Vollkornprodukte enthalten mehr resistente Stärke als Produkte, bei denen das Korn komplett vermahlen wurde.
- Pellkartoffeln, Kartoffelsalat und Bratkartoffeln – all das, was meine Oma so gerne aus den Resten des Vortags gekocht hat, wird heutzutage nun zu einem Superfood. Wir tun damit nicht nur unserer Gesundheit etwas Gutes, sondern verwerten auch Reste und leben dadurch nachhaltiger.
- Ein weiterer positiver Effekt des Vorkochens ist auch, dass wir die Speisen vom Vortag einfach mit zur Arbeit nehmen können.
- Während die resistente Stärke entsteht, sollten die Lebensmittel im Kühlschrank am besten in geschlossenen Behältern gelagert werden. Das Aufwärmen am Folgetag sollte auch ausreichend sorgfältig durchgeführt werden, um eventuelle Bakterien abzutöten. Hierbei sollten mindestens 70 °C im Inneren des Lebensmittels erreicht werden.

MITTWOCH: ERNÄHRUNG

Fasten ist mehr, als nichts zu essen

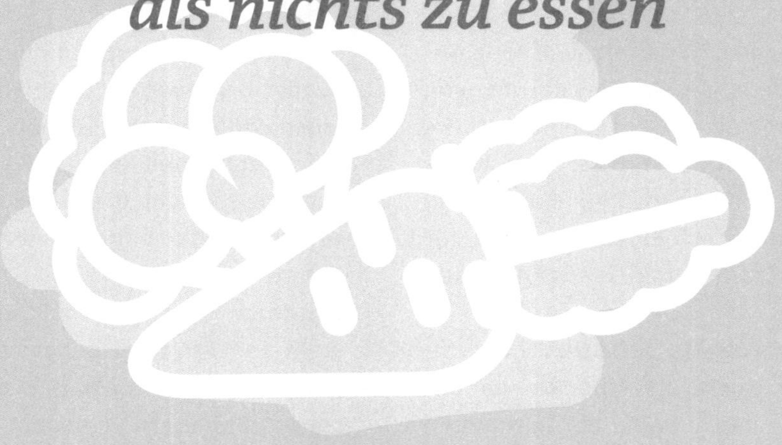

Wenn man einem Kind beschreiben möchte, was Fasten bedeutet, dann fällt einem vielleicht eine Erklärung wie »eine Zeit lang nichts essen« ein. Aber das geplante und medizinisch sinnvolle »Fasten« geht deutlich über das einfache »Nichts-Essen« hinaus. In den letzten Jahren haben Wissenschaftler immer wieder festgestellt, welche großen Effekte der geplante und systematische Verzicht von Nahrung auf unseren Körper haben kann. So ist eine Fastenkur zum einen eine hervorragende Methode zur *Salutogenese*, also zur Aufrechterhaltung eines gesunden Lebensstils. Zum anderen kann das Fasten aber auch als handfeste Therapie verschiedenster Erkrankungen genutzt werden. Und es sind nicht nur Krankheiten, die auf den ersten Blick etwas mit unserer Verdauung oder unserem Stoffwechsel zu tun haben, wie bei einem Diabetes oder bei erhöhten Blutfettwerten. Fasten kann zum Beispiel fantastische Auswirkungen auf chronische Entzündungen haben, wie sie zum Beispiel bei einigen Rheumaerkrankungen auftreten.

Zunächst einmal müssen wir festhalten, dass eine Fastenzeit nicht gegen unsere menschliche Natur, sondern ein normaler Vorgang ist. Selbstverständlich müssen wir uns regelmäßig Nahrung und Nährstoffe zuführen, um zu überleben. Aber zeitlich begrenzte Fastenperioden gab es schon immer in unserer Evolution – diese sind in unserem biologischen Programm sozusagen von Anfang an vorgesehen. In der Evolution haben die Lebewesen überlebt, die Strategien entwickelten, um mit Zeiten der Energieknappheit umzugehen. Und diese »Fastenresistenz« hatten schon einzellige Organismen, lange bevor der Mensch die Bühne der Evolution betrat. Auch in den Zellen der heutigen Menschen schlummert noch die Fähigkeit, sich der zeitweisen Energieknappheit anzupassen. Und im Rahmen dieser Anpassungsvorgänge wird eine Kaskade von Regulationsmechanismen gestartet, die heilende und vorsorgende Folgen haben.

Phasen von Nahrungsverzicht waren immer Bestandteil unserer Kultur. Im heutigen Alltag sind sie in der westlichen Welt allerdings nicht mehr sehr präsent. Wer von uns fastet schon noch vor der Osterzeit? Alles ist reichlich vorhanden und ohne Probleme zu erreichen. Wir müssen unsere Nahrung nicht selber sammeln oder gar jagen. Dennoch finden wir in den großen Weltreligionen immer wieder propagierte Zeiten des Nahrungsverzichts als Hinweis auf die Natürlichkeit von Fastenperioden.

Aber selbst wenn wir die kulturellen Aspekte des Fastens ausblenden, bleiben immer noch die medizinischen Wirkungen des gezielten Verzichts, denn das Fasten stößt im Individuum eine Vielzahl heilsamer Prozesse an. Es wirkt verjüngend und regenerierend. Das mag etwas seltsam klingen, denn der Verzicht auf Nahrungszufuhr ist zunächst anstrengend und wirkt wie ein kleiner Schock auf unser ganzes biologisches System. Und kann ein Schock etwas Gutes sein?

Das Prinzip, den Körper ein wenig aus dem Gleichgewicht zu bringen und dadurch Heilungsprozesse anzutreiben, finden wir allerdings in der Biologie immer wieder. Am deutlichsten sehen wir das beim Muskeltraining. Hier müssen wir die einzelnen Muskelfasern beschädigen, damit Heilungsprozesse im Muskel in Gang gesetzt werden. Durch den Schock der Muskelverletzung und die anschließende Heilungsreaktion wird nicht nur der ursprüngliche Zustand des Muskels wiederhergestellt, sondern darüber hinaus eine Verbesserung des Gewebes bewirkt. Eine Schädigung durch Sport ist nicht per se gesundheitsförderlich, wenn ich diese Schädigung allerdings kontrolliert im Rahmen eines Trainingsplans durchführe, so wird dadurch im Laufe der Zeit meine Gesundheit deutlich verbessert. Diesen grundlegenden Mechanismus nennt man *Hormesis* – die Grundregel, dass die Dosis das Gift ausmacht. Auf Deutsch: Auch wenn viel Stress uns schadet, ist ein wenig Stress gut, wenn man ihn gezielt einsetzt.

Wir kennen dieses Prinzip aus dem Alltag, zum Beispiel wenn wir in kaltes Wasser springen oder in der Sauna unsere Schweißdrüsen fordern. Eigentlich sind die dort auftretenden tiefen oder hohen Temperaturen für unseren Körper schädlich. Da wir uns ihnen aber nur kurz und kontrolliert aussetzen, stärken sie unsere Immunabwehr, unsere generellen Abwehrkräfte und unseren Kreislauf. Das Prinzip der gezielten und kontrollierten Schädigung – vielleicht sogar im Rahmen eines langfristigen Trainingsplans – können wir auch auf das Fasten übertragen. Auch hier belasten wir den Körper im Sinne einer Schockreaktion kurz (während des Fastens) und erwarten dann die Anpassungsvorgänge, nachdem der ursprüngliche Schock vorüber ist. Deshalb sollten sich auch Fastenphasen und Phasen der normalen Nahrungszufuhr abwechseln. Genauso wie das bei einem sportlichen Trainingsplan der Fall ist. Auch hier wechseln sich Belastungsphasen des Trainings mit Trainingspausen ab.

Wenn man früher bei Fastenkuren vor allem daran dachte, dass man sich in eine Kurklinik zurückzieht und im Bademantel auf einer Sonnenliege lediglich noch Früchtetee trinkt, können moderne Fastenformen auch in unserem normalen Alltag durchgeführt werden. Und diese haben die gleichen gesundheitlichen Wirkungen wie lange Fastenkuren im Bademantel. Wissenschaftlich ist inzwischen bekannt, dass sogar ein einziger Fastentag bereits sinnvoll ist. Und der lässt sich recht unproblematisch im Leben einbauen, zum Beispiel ein Entlastungstag einmal pro Woche. Oder man entscheidet sich, es noch seltener zu machen. Hierbei gilt wie fast immer: Es gibt nichts Gutes, außer man tut es. Und ein Fastentag pro Monat oder pro Quartal ist mehr als kein Fastentag pro Monat oder pro Quartal.

Bei dem in letzter Zeit sehr gehypten Intervallfasten werden nicht einmal ganze Tage zu Fastenzeiten erklärt, sondern lediglich der Zeitraum von 16 Stunden am Tag zu einer nahrungsfreien Zeit erkoren. Unter dem Motto »Zählen Sie nicht Kalorien, sondern Stunden« wurde Intervallfasten zum Allheilmittel für eine Gewichtsabnahme propagiert. Aber dafür ist Intervallfasten gar nicht gedacht. Es wirkt vielmehr über die biologischen Fastenwirkungen, die auch eine »große Fastenkur« auf unsere Zellen hat, regenerierend und heilend. Wichtig für das Verständnis, was Fasten für uns bedeutet, ist, dass es sich beim Fasten keinesfalls um eine Diät handelt. Und so werden viele Menschen, die für eine Gewichtsabnahme fasten, sehr enttäuscht sein. Beim Fasten geht es nämlich nicht in erster Linie um eine Anpassung der Kalorien, um Fettabbau oder Gewichtsverlust, sondern, wie gesagt, vor allem um die Regeneration von körperlichen Strukturen.

Wir wollen am Mittwoch die großartigen Auswirkungen des geplanten Nahrungsverzichts in unseren Tag einführen. Hierbei müssen wir aber keinesfalls immer die komplette Nahrung weglassen. Wir werden vielmehr Fastenprozesse ein wenig simulieren und alltagstaugliche Formen des Nahrungsverzichts oder der Nahrungsreduktion anwenden. Aber auch an diesem Mittwoch gilt natürlich: Wenn man weiterreichende Veränderungen des Lebensstils in seinen Alltag einführt, sollte man gegebenenfalls erst mit seinem Hausarzt darüber sprechen. Gerade Menschen, die chronisch krank sind und zum Beispiel an einer Zuckerkrankheit oder anderen Stoffwechselerkrankungen leiden, müssen auf jeden Fall vor dem Nahrungsverzicht ihren Arzt um Rat fragen. Das Gleiche gilt für Menschen mit Tumorerkrankungen, bekannten Essstörungen oder akuten Infektionserkrankungen.

Es ist zwar so, dass Menschen mit Stoffwechselstörungen, wie gerade einer Zuckerkrankheit, vom Fasten profitieren können. Das sollte aber unter ärztlicher Kontrolle stattfinden.

Und nun kann es losgehen an diesem Mittwoch. Wir beginnen recht sanft und behalten zunächst einmal drei Mahlzeiten bei. Allerdings entlasten wir unseren Stoffwechsel und beginnen mit einem Hafertag.

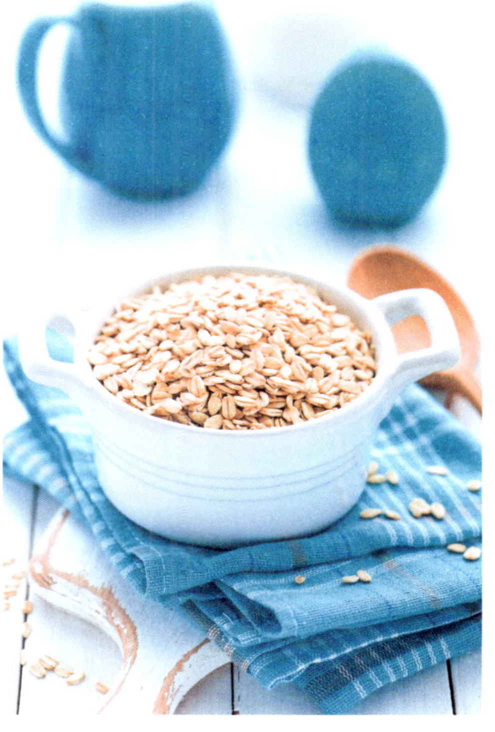

MITTWOCH: ERNÄHRUNG

MIT PFERDESTÄRKE ZU MEHR FITNESS

Ein Problem der westlichen Welt in der heutigen Zeit ist der allzeit köstlich gefüllte Kühlschrank, den wir ohne große Probleme selbstständig und ohne Harpune oder Armbrust öffnen können.
Wir müssen nicht jagen und auch nicht sammeln, sondern einfach nur die Tür öffnen. Eine großartige Errungenschaft, die wir am heutigen Mittwoch allerdings einmal hinter uns lassen sollten. Wir werden unseren Körper nämlich »entlasten« und führen einen Entlastungstag in unser Leben ein, den wir in nur 1 Minute vorbereiten. Mit Hafer.

- ***Verminderung von eingelagertem viszeralen Fettgewebe***
- ***Verbesserung der Blutfettwerte***
- ***Verbesserung der Blutzuckerwerte***
- ***Verminderung einer Insulinresistenz***
- ***Normalisierung des Blutdrucks***

Hintergrund und Einführung

Den heutigen Mittwoch nutzen wir, um den Stoffwechsel unseres Körpers ein wenig zu entlasten. Und in der Tat leisten wir normalerweise jeden Tag wahre Höchstarbeit bei der Verdauung. Die Nahrung muss nicht nur zerkleinert, in den Magen-Darm-Trakt aufgenommen und für die Verdauung vorbereitet werden, die Nährstoffe müssen auch durch unser Mikrobiom und unsere Schleimhaut in das Blutsystem transportiert werden – und von dort schließlich in jede einzelne Zelle.

Was zunächst einmal wie eine Routineaufgabe eines lebenden Körpers klingt, hat aber einige »Nebenwirkungen«. Man kann sich leicht vorstellen, dass auch unsere aufgenommene Nahrung zunächst einen Fremdkörper für unseren Körper darstellt, schließlich gehören all die Inhaltsstoffe von Nackensteak und Brokkoli nicht wirklich zu uns. Zumindest nicht im Moment des Herunterschluckens. Solche Fremdkörper werden vom Immunsystem zunächst einmal bekämpft. Dementsprechend finden an der Kontaktfläche von Brokkoli-Außenwelt und unserem Innersten vielfältige immunologische und entzündliche Reaktionen statt. Und diese Kontaktfläche, sozusagen die Grenzfläche zwischen innen und außen, ist unsere Darmschleimhaut. Natürlich möchte ich die Nahrungsaufnahme nicht mit einer Infektion gleichsetzen, dennoch ist auch die Verdauung eine Arbeitsleistung, von der wir uns von Zeit zu Zeit erholen sollten. Und dieses gelingt hervorragend mit einem Entlastungstag – ganz ohne Nackensteak und Brokkoli.

Traditionell kennen viele Menschen wahrscheinlich die sogenannten »Hafertage«. Man kann diese wie eine Erste-Hilfe-Methode verstehen, wenn man wieder einmal über die Stränge geschlagen hat – so zum Beispiel nach den Weihnachtsfeiertagen, nach Hochzeitsfeiern, Taufen oder einem langem Fernsehabend auf der heimischen Couch. Anders als bei einem eingelegten Fastentag, an dem wir überhaupt nichts essen, dürfen wir uns bei einem Hafertag natürlich bedienen: an Hafer. Wir werden am heutigen Mittwoch einen gemäßigten Hafertag einlegen, das bedeutet, die Mahlzeiten dürfen durchaus auch etwas anderes als Hafer enthalten und sind daher schmackhafter und abwechslungsreicher. So können Sie sich beispielsweise für ein süßes Frühstück und ein herzhaftes Mittagessen entscheiden – der Hafer spielt allerdings immer eine große Rolle, denn er hat wesentliche gesundheitliche Wirkungen, weswegen wir auch lieber einen Hafertag als einen Bananentag einlegen sollten.

Im Hafer sind viele Ballaststoffe enthalten, pflanzliches Eiweiß, sekundäre Pflanzenstoffe, komplexe Kohlenhydrate sowie Fettsäuren – und zwar die guten ungesättigten. Außerdem finden wir in Hafer einen Quellstoff, das sogenannte Beta-Glucan, das uns bei der Normalisierung unseres Blutdrucks hilft und den

Durchführung und Anleitung

Messen Sie ungefähr 240 g Haferflocken ab. Das ist Ihre Grundlage für die drei Mahlzeiten des Entlastungstages, die jeweils ungefähr 80 g Haferflocken enthalten.
Sie können aus dieser Haferflockenmenge nun süße oder herzhafte Speise-Varianten herstellen. Jede Mahlzeit wird mit ungefähr 400 ml Wasser oder Brühe zubereitet, die Sie entweder bereits am Morgen vorbereiten oder zur jeweiligen Mahlzeit frisch aufgießen.
Vermeiden Sie auf jeden Fall die Zugabe von Haushaltszucker. Zitronensaft, Kräuter, Beeren, Gemüse oder Nüsse sind allerdings erlaubt. Bei dem Gemüse sollten Sie bitte auf Mais verzichten, da dieser unseren Blutzucker unnötig in die Höhe treibt – und genau das wollen wir ja mithilfe des Hafers vermeiden. Nicht erlaubt sind hingegen Zwischenmahlzeiten oder andere Nahrungsmittel als die, die mit dem Hafer zusammen verzehrt werden.
Am Hafertag gibt es nur Hafermahlzeiten. Vermeiden Sie außerdem Softdrinks, Alkohol oder andere gesüßte Getränke. Verzichten Sie bitte ebenfalls auf Kuhmilch oder andere Milchprodukte wie Joghurt oder Quark – auch innerhalb einer Hafermahlzeit –, denn wir wollen an diesem Tag jegliche tierischen Eiweiße meiden. Und: Haferflocken schmecken vorzüglich, auch wenn wir sie lediglich mit Wasser zubereiten.

Idee für eine Hafermahlzeit am Morgen
400 ml Wasser aufkochen, die vorbereiteten 80 g Haferflocken hinzufügen, kurz quellen lassen und mit einer Handvoll Beeren verfeinern. 10 g gehobelte Mandeln unterrühren, mit etwas Zimt abschmecken.

Idee für eine Hafermahlzeit am Mittag
Die am Morgen vorbereiteten und gewogenen 80 g Haferflocken mit 400 ml fettfreier Gemüsebrühe kurz aufkochen und etwas quellen lassen. Mit ein wenig Knoblauch, geschnittenen Zwiebeln, Brokkoli und Champignons verfeinern.

Blutzuckerspiegel im Zaum halten kann. Das ist besonders wichtig, wenn wir kohlenhydratreiche Mahlzeiten essen. Verspeisen wir diese zusammen mit Hafer, dann steigt der Blutzuckerspiegel in unserem Körper nicht so stark an. Deswegen wird weniger Insulin aus unserer Bauchspeicheldrüse ausgeschüttet – und das wiederum verhindert die Fetteinlagerung in der Leber oder am Bauch, schont unsere Blutgefäße und verhindert übermäßiges Zellwachstum. Hafer tut aber auch unserem Magen-Darm-Trakt gut. Er füttert auf der einen Seite unsere gesunden Darmbakterien, auf der anderen Seite legt er sich selbst wie eine schützende Schleimschicht auf unsere Darmschleimhaut und vermindert das Andocken von Schadstoffen.

Tabelle: Inhaltsstoffe von Hafer

Vitamine	Menge	% DEG
Vitamin B_1 (Thiamin)	0,76 mg	63 %
Vitamin B_2 (Riboflavin)	0,14 mg	10 %
Vitamin B_6	0,12 mg	8 %
Folate	56 µg	19 %

Mineralstoffe	Menge	% DEG
Kalzium	54 mg	5 %
Eisen	4,72 mg	36 %
Magnesium	177 mg	54 %
Zink	3, 97 mg	47 %

(Quelle: https://diabetes-praxis-muenster.de/hafertage/ [abgerufen am 22. August 2022])

Also: Hafer it is. Damit dieser Micro-Prep auch in nur einer Minute durchgeführt werden kann, bereiten Sie den Haferanteil der Mahlzeiten bereits am Morgen für den ganzen Tag vor.

Tipps und Tricks und wie geht es weiter?

- Sollten Sie an einer Stoffwechselerkrankung wie zum Beispiel einem Diabetes leiden, sprechen Sie auf jeden Fall mit Ihrem Arzt, bevor Sie einen Hafertag einlegen.
- Versuchen Sie doch einmal, die Haferflocken bereits einen Tag früher mit Wasser oder Brühe aufquellen zu lassen. Hierdurch werden einige Bestandteile der Haferflocken aufgebrochen und die Aufnahme in den Körper verbessert. Mir persönlich schmecken Haferflocken sogar besser, wenn sie über Nacht gequollen sind.
- Würzen Sie Ihre Hafermahlzeit nicht mit Salz, sondern verwenden Sie stattdessen Kräuter, Zitronensaft und bei süßen Mahlzeiten gegebenenfalls Süßstoff, um ein gutes Geschmackserlebnis zu erhalten.
- Halten Sie zwischen den Mahlzeiten einen Abstand von mindestens vier Stunden ein und verzichten Sie auf Zwischenmahlzeiten. Schließlich ist ein Hafertag ein Tag der Entlastung, sodass wir uns auch die kleinen Fastenzeiten zwischen den Hafermahlzeiten zunutze machen.

DONNERSTAG: BEWEGUNG

Bewegung ist Leben

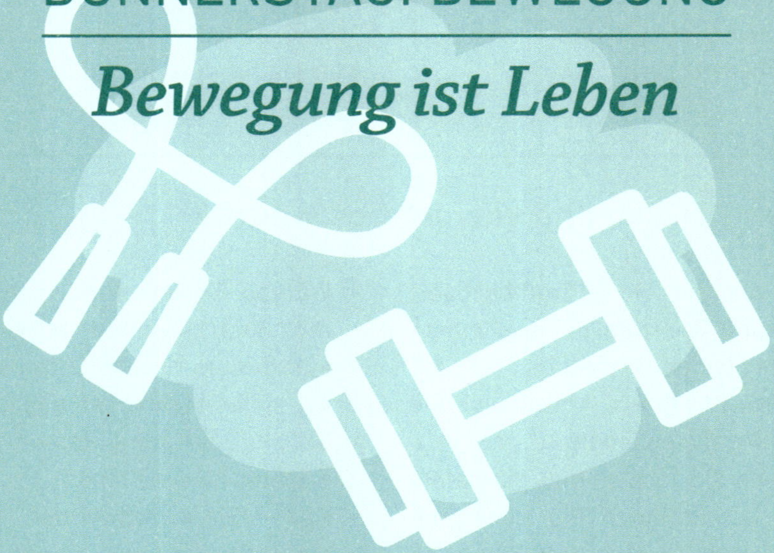

Als Hobby-Langstreckenläufer kokettiere ich gern damit, dass ich keine Muskeln habe und dass meine Oberarme so dick sind wie die Handgelenke von anderen Menschen. Und in der Tat ist eine große Muskelmasse für Läufer eher hinderlich, da man mit Muskeln eine Menge Gewicht durch die Gegend schleppen muss. Und das verbraucht Energie, genau die Energie, die man eigentlich gerne sparen würde, um noch schneller oder noch weiter zu rennen. Aber eigentlich verdient ein Läufer mit nur wenig großen Muskeln gar nicht das Prädikat »fit«, denn körperliche Fitness setzt sich aus verschiedenen Komponenten zusammen.

Zum einen benötigen wir **Ausdauerfitness,** und um diese steht es bei uns Läufern recht gut. Das Herz-Kreislauf-System ist gut in Form, der Sauerstofftransport funktioniert und der Stoffwechsel ist auf Leistung getrimmt.

Neben der Ausdauer gehört zu einer gesunden Fitness **Koordination.** Hier schwächeln viele Läufer bereits. Die immer wiederkehrenden Bewegungen des Laufens werden zwar beherrscht – wehe aber, es nähert sich ein Hindernis. Hier trennt sich dann die Spreu vom Weizen.

Darüber hinaus braucht es **körperliche Flexibilität** und **Beweglichkeit.** Es macht keinen Sinn, steif wie ein Stock durchs Leben zu rennen. Unter einem fitten Menschen verstehen wir jemanden, der sich auch biegen und beugen kann.

Zu guter Letzt spielt die **Muskelkraft** eine Rolle. Hierzu gehören zum einen die zur Verfügung stehende Kraft, aber auch die Muskelausdauer. Und um beides werden wir uns heute kümmern.

Während wir altern, verlieren wir einen großen Teil unserer Muskelmasse. Und das geht in jungen Jahren bereits los – ab einem Alter von ungefähr 30 Jahren verlieren wir fast 1%. Jedes Jahr! Und ab circa 50 Jahren geht der Muskel-Abbau-Turbo so richtig weiter: Bis zu 2% Verlust pro Jahr sind dann drin, und bis zum Erreichen des 80. Lebensjahres haben wir im Durchschnitt 40% unserer Muskelmasse verloren.

Die Folgen hinter diesen recht trockenen Zahlen sind dramatisch:

- Haltungsverlust
- Muskuläres Ungleichgewicht
- Rückenschmerzen
- Verschlechterung des Energiestoffwechsels
- Insulinresistenz mit der Entwicklung einer Zuckerkrankheit
- Bluthochdruck
- Knochenabbau bis zur Osteoporose
- Verschlechterung der kognitiven Leistung
- Vermehrtes Auftreten von Depressionen
- Vermehrtes Auftreten von Infektionen
- Vermehrte Sterblichkeit

Das ist Grund genug, sich am heutigen Donnerstag unserer Beweglichkeit und unserer Kraft zu widmen. Wir beginnen damit, ein paar Kräftigungsübungen in den Alltag einzuführen, und nähern uns am Ende einer wahren Power-Übung für starkes Muskelwachstum.

DONNERSTAG: BEWEGUNG

ALLTAGS-POWER-RANGER

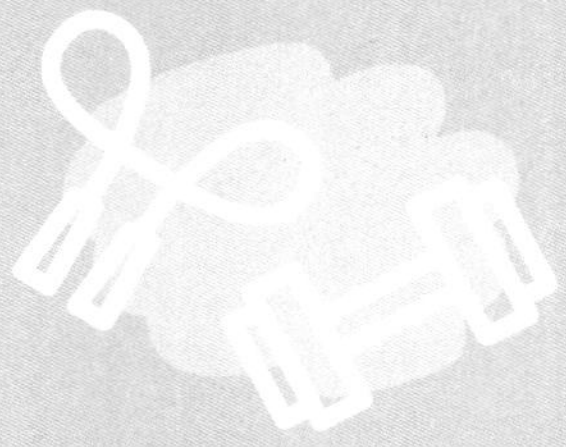

Wer sich noch an die spielerischen Übungen für Sport und Bewegung vom Montag erinnert, geht bestimmt selbstbewusst und voller Freude in diesen Donnerstag, der unter dem Motto »Kraft für ein gesundes Leben« stattfinden soll.
In der ersten Woche machen wir aus der gesamten Welt unser Fitnessstudio. Aber nur für 1 Minute.

- ***Stärkung der Muskelkraft durch Alltagsaktivitäten***
- ***Egal, ob trainiert oder untrainiert: einfach für alle Menschen durchzuführen***

Hintergrund und Einführung

Wie wichtig unsere Muskulatur für unsere Gesundheit ist, haben wir schon am Montag besprochen. Es ist kein Zufall, dass wir uns erst drei Tage später wieder diesem Thema widmen. Denn zu einem guten Training gehört auch die Trainingspause, die wir am Dienstag und am Mittwoch hatten.

Ein Muskel wächst, wenn wir ihn über seine ursprüngliche Leistungsfähigkeit hinaus belasten. Wie bereits beschrieben führt der eigentliche Trainingsreiz zu einer Schädigung der Muskelfasern, die dann vom Körper repariert werden, wobei die Reparatur nicht nur zur Wiederherstellung der ursprünglichen Form führt, sondern ein wenig darüber hinaus geht. Dadurch wird der Muskel in seiner Funktion sogar besser und etwas aufgewertet.

Einerseits ist es wichtig, dass der Trainingsreiz hoch genug gesetzt wird, um auch wirklich einen leichten Schaden im Gewebe hervorzurufen. Andererseits ist es auch notwendig, dem Körper anschließend genügend Heilungszeit zu gönnen. Daher verteilen wir das körperliche Training über die Woche und achten auf eine ausreichende Pause zwischen den einzelnen Trainingsreizen.

Am heutigen Donnerstag ist der Abstand zum Montag groß genug, sodass wir erneute Trainingsreize setzen können. Wir machen das aber nicht in

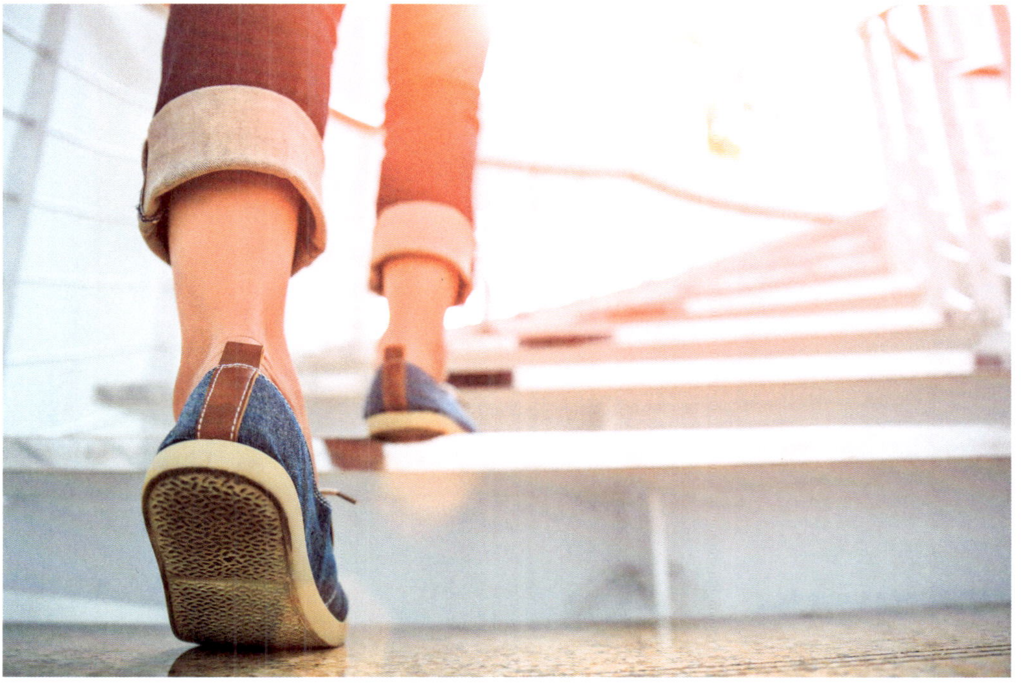

Durchführung und Anleitung

Suchen Sie sich Bewegungen, die Sie im Alltag immer wieder durchführen, und überlegen Sie, wie Sie aus diesen Tätigkeiten leichte Kraftübungen machen können.

Hier einige Anregungen:

- *Stehen Sie beim Haarekämmen oder beim Zähneputzen auf einem Bein, winkeln Sie das andere Bein vor sich an und halten es in der Luft. Alternativ strecken Sie es nach vorne, zur Seite oder nach hinten. Nach 30 Sekunden wechseln Sie das Bein.*
- *Wenn Sie auf dem Sofa liegen, strecken Sie beide Beine nach oben und halten sie in der Luft. Wenn Sie können, ziehen Sie die Beine in Richtung Bauch an und strecken sie wieder nach vorne. Für 1 Minute!*
- *Selbstverständlich nehmen Sie an einem Donnerstag die Treppe und nicht den Fahrstuhl. Aber vielleicht parken Sie Ihr Auto auch ein wenig weiter vom Ziel entfernt, als Sie es an einem Dienstag oder Mittwoch tun würden. Beim Weg zu Fuß können Sie dann auch immer wieder anhalten und eine leichte Kniebeuge durchführen. Die Kräftigung der Oberschenkelmuskulatur ist besonders lohnend, da es sich hierbei um große Muskelmassen handelt, die besonders viel Energie verbrauchen. Wichtig für unseren Stoffwechsel und unseren Energiehaushalt.*
- *Wenn wir Einkaufstaschen tragen, versuchen wir normalerweise, unsere Arme möglichst gestreckt zu halten, um die Last zumindest teilweise auf unsere Sehnen und Bänder zu verteilen. Machen wir am Donnerstag aus dem Tragen doch eine muskuläre Übung und beugen die Ellenbogen etwas mehr. Dadurch trainieren wir die Oberarmmuskulatur. Für Geübte: Halten Sie die Taschen beim Tragen nicht nur, sondern heben Sie sie an und senken sie ab – fast wie beim Hanteltraining im Fitnessstudio.*

Form von Übungen am Seil, mit einem Hula-Hoop-Reifen oder ähnlichen Geräten – nein, wir nutzen dafür normale Tätigkeiten aus unserem Alltag. Alle Bewegungen, die wir im Laufe des Tages machen, können als Kraftübungen umgestaltet werden – wir müssen sie für uns lediglich etwas schwerer gestalten. Und das ist gar nicht mal so einfach, denn in der Regel versuchen wir, uns unser Leben so einfach wie möglich zu machen und nicht so schwer wie möglich. Zunächst einmal muss also ein Umdenken erfolgen.

Hier ein einfaches Beispiel: Wenn ich mich auf einen Stuhl setze, bewege ich mich normalerweise langsam nach hinten und lasse mich die letzten Zentimeter in den Stuhl gleiten. Das ist unsere normale Alltagsbewegung. Wenn ich aus dieser Bewegung eine Kraftübung machen möchte, dann achte ich darauf, dass das Absenken auf den Stuhl langsam und mit Spannung in der Muskulatur erfolgt. Ich werde die letzten Zentimeter nicht einfach auf den Stuhl plumpsen, sondern mich bis zum Erreichen der Sitzfläche kontrolliert herunterlassen. Wenn ich die Übung noch kräftiger ausführen möchte, dann halte ich die Position kurz vor dem Hinsetzen etwas und schwebe, ohne Verwendung der Hände, ein wenig in der Luft. Hierbei achte ich auf Spannung in der Rumpf- und Beinmuskulatur.

Das 1-minütige Ziel am Donnerstag ist, so viele Alltagsbewegungen wie möglich zu finden, die ich mir selbst schwerer machen kann.

Ich weiß, diese Übungen fühlen sich zunächst etwas seltsam an, da sie gegen unsere eigentliche Intention gerichtet sind, uns unser eigenes Leben einfach zu machen. Aber vielleicht werden sie im Laufe der Zeit ja sogar etwas Gefallen daran finden können, sich selber die eine oder andere Hürde zu stellen und Sie zu meistern.

Und falls Sie die Hürde einmal nicht meistern, freuen Sie sich einfach über den Versuch und suchen sich die nächste Herausforderung. Sie sind der Alltags-Power-Range.

Tipps und Tricks und wie geht es weiter?

- Suchen Sie sich eigene Bewegungen, die Sie sich etwas schwerer machen können. Jeder Alltag ist anders, daher werden Sie auch andere Übungen haben als Ihre Freunde, Nachbarn oder Kollegen.
- Wenn Sie angesprochen werden, warum Sie Ihre Ruhephasen am Tag so aktiv gestalten, lächeln Sie zurück, denn Sie haben alles richtig gemacht.

FREITAG: ERNÄHRUNG

Essen, aber richtig

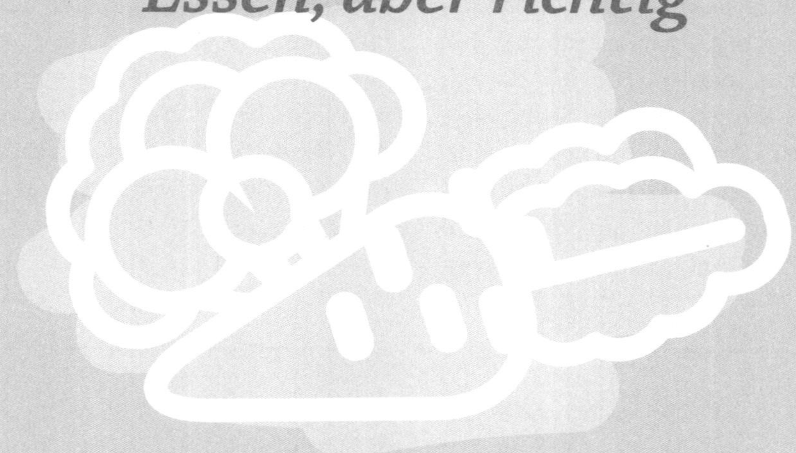

Unsere Ernährung hat viel mit Genuss zu tun. Diese Tatsache wird häufig übersehen, wenn sich Ernährungswissenschaftler streiten, wie viele sekundäre Pflanzenstoffe wir am Tag benötigen oder was die optimale Energiedichte unserer Nahrung ist. Aber die Nahrungsaufnahme hat mehr Funktionen als lediglich die Zufuhr von Nährstoffen.

Essen darf uns Freude machen, denn alle Veränderungen unserer Nahrungsgewohnheiten, die nicht freudvoll sind, werden wir auf Dauer nur schwer durchhalten können. Und viele Menschen möchten gerne ihre Ernährung ändern. In der westlichen Welt steht hier vor allem der Wunsch nach einer Gewichtsreduktion im Vordergrund. Doch alle Diäten, die mit dauerhaftem Verzicht einhergehen und die sozialen und psychologischen Faktoren unserer Ernährung außer Acht lassen, werden irgendwann scheitern. Vielleicht sind wir willensstark genug, einige Tage, Wochen oder Monate einen Verzicht durchzuhalten. Aber wer möchte schon sein ganzes Leben lang verzichten? Und was wäre dann unser Leben noch wert?

Am heutigen Freitag wollen wir uns um unsere Ernährung kümmern, und dabei soll die Freude am Essen und der Genuss im Vordergrund stehen. Aber Freude und Genuss in Bezug auf unser Essen ist ein zweischneidiges Schwert. Leider hat die Lebensmittelindustrie früh erkannt, dass uns vor allem drei Inhaltsstoffe der Nahrung viel Genuss bereiten: Zucker, Fett und Salz. Und diese drei Dinge stehen bei uns Ärzten nicht wirklich oben auf der Liste der gesunden Lebensmittel. Aber es kommt einem Kampf gegen Windmühlen gleich, durch ärztliche Ratschläge die Mengen dieser drei Nahrungsbestandteile vermindern zu wollen.

Jeder, der beispielsweise schon einmal versucht hat, seinen eigenen Salzkonsum zu verringern, weiß, wovon ich rede. Natürlich gibt es Tausende Tipps, dass man beim Kochen Salz gegen Kräuter austauschen soll. Alles schön und gut, aber der Wunsch nach Salz ist so tief in unserem Körper verwurzelt, dass auch das schmackhafteste Kraut das suchtartige Verlangen nach Salz nicht befriedigen kann.

Wie können wir also das Essen genießen – in allen physiologischen, psychologischen und sozialen Belangen – und uns trotzdem gesund ernähren? In den freitäglichen Micro-Preps kümmern wir uns genau darum. Wir werden schmackhafte Kleinstgerichte mit großartigen positiven Wirkungen auf unseren Körper einführen. Aber zunächst beginnen wir mit einer Strategie, die wir auch in einem Restaurant durchführen können, um uns aus der Abhängigkeit vom Koch zu emanzipieren. Wir tun nämlich etwas, womit das Restaurant nicht gerechnet hat: Wir hören einfach kurz auf zu essen.

Und das nicht am Ende der Mahlzeit, sondern – völlig verrückt – mittendrin, während wir noch dabei sind. Und ich verspreche Ihnen, der Genuss wird trotzdem nicht zu kurz kommen.

DIE 1-MINUTEN-PAUSE

Eine kurze Essenspause innerhalb einer Mahlzeit kann unsere Energieaufnahme drastisch senken. Sie führt zu vermindertem Völlegefühl, besserer Gewichtskontrolle und letztendlich zu mehr Energie im Laufe des Tages. Die 1-minütige Pause ist sehr einfach in unseren Alltag einzuführen und kann sogar Spaß machen.

- ***Verbesserte Gewichtskontrolle***
- ***Verminderung des Völlegefühls***
- ***Steigerung der Freude an Mahlzeiten***
- ***Besseres Körpergefühl***

Hintergrund und Einführung

Dass Essen für uns lebensnotwendig ist, würde wohl kein Mensch bestreiten. Allerdings sind auch Essenspausen für unsere Gesundheit absolut notwendig. Über das Intervallfasten, also über verlängerte Essenspausen im Laufe des Tages, wurde in den letzten Jahren viel gesprochen, und in der Tat haben Fastenperioden einen unglaublichen Gesundheitseffekt auf unseren Körper. In diesem Tipp möchte ich allerdings nicht über das Fasten sprechen, sondern über die 1-minütige Pause innerhalb einer Mahlzeit.

Wer kennt folgende Alltagssituation nicht: Wir essen unsere Mahlzeit, bis der Teller leer ist? Aber wer entscheidet eigentlich, wie viel auf dem Teller landet und welche Menge Nahrung gut und genug für uns ist? Allzu häufig sind wir das nämlich gar nicht selbst, sondern der gutmeinende Partner, die Eltern, der Koch im Restaurant. Die Folge ist, dass wir häufig über unsere Sättigungsgrenze hinaus essen. Und das mit allen Folgen für unseren Körper: Energieüberschuss und Anlagerung von Fettgewebe.

Eine wesentliche Steuerungszentrale für unseren Hunger liegt in unserem Gehirn, genauer gesagt im Hypothalamus. Diese Struktur ist eine zentrale Regulationsstelle, in der alle wesentlichen Informationen der Nahrungsaufnahmesteuerung zusammenlaufen. Denn es ist bei Weitem nicht nur die Füllung des Magens, die uns satt oder hungrig macht, es sind auch Gerüche, der Geschmack oder einfach die Lust am Essen. Unser Sättigungsgefühl wird also durch verschiedene Faktoren hervorgerufen. Das Problem während einer Mahlzeit ist nun aber häufig, dass wir überhaupt keine Chance haben, unser Sättigungsgefühl wahrzunehmen. Wir essen buchstäblich einfach weiter, weil es so gut schmeckt, weil es Spaß macht, weil wir uns mit anderen Menschen angeregt unterhalten oder einfach, weil wir glauben, noch immer hungrig zu sein.

Das physiologisch auftretende Sättigungsgefühl – zusammengesetzt aus verschiedenen Faktoren wie der Energiedichte des Essens, der Festigkeit der Nahrung, der Magendehnung, der Menge verschiedener Hormone im Darm und im Blut – kann aufgrund unseres Verhaltens häufig gar nicht rechtzeitig wahrgenommen werden und unsere Mahlzeit dann stoppen, wenn sie eigentlich beendet werden sollte.

An diesem Punkt setzt die 1-minütige Essenspause an. Wir geben uns während des Essens einen kleinen Moment der achtsam-beobachtenden Pause.

Schieben Sie den Teller etwas von sich fern, betrachten Sie seinen Inhalt. Versuchen Sie, in sich reinzuspüren, ob Sie tatsächlich noch hungrig sind. Und genießen Sie einen Moment den Luxus der Pause.

Auch wenn wir das in unserem Alltag gerne vergessen: Auch ein Verzicht kann Spaß machen, vor allem, wenn wir ihn bewusst und freiwillig machen.

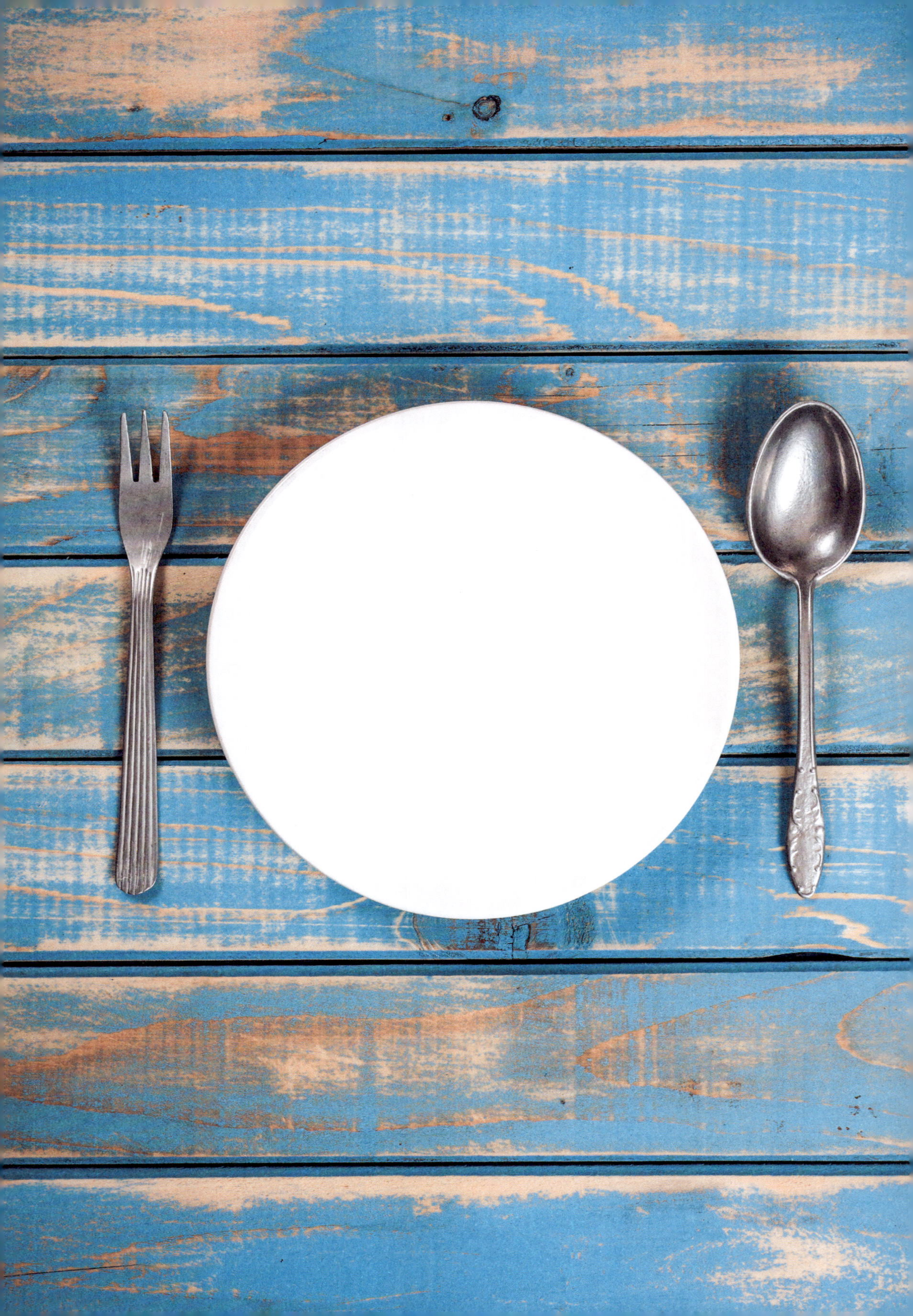

Durchführung und Anleitung

Hören Sie für eine Minute auf zu essen. Legen Sie das Besteck beiseite, rutschen Sie mit Ihrem Stuhl ein wenig vom Tisch weg und betrachten Sie, was Sie noch auf Ihrem Teller haben. Versuchen Sie, in sich reinzuspüren, ob Sie bereits satt sein könnten? Haben Sie wirklich noch Appetit?

Tipps und Tricks und wie geht es weiter?

- Machen Sie diese Pause nicht während der ersten Hälfte der Mahlzeit, sondern eher im letzten Drittel. Dadurch erhöhen Sie die Chance, dass eine Sättigung bereits eingesetzt hat.
- Nutzen Sie während der Pause Ihren Atem. Atmen Sie bewusst ein und aus und spüren Sie, wie die frische Luft in Ihre Lunge gelangt und wieder Ihren Körper verlässt. Hierdurch erhöhen Sie Ihre Fähigkeit der Körperwahrnehmung.
- Sie dürfen nach dieser Pause gerne weiteressen, wenn Sie noch hungrig sind. Oder verlangsamen Sie doch Ihr Essenstempo, oder essen Sie nur noch das auf Ihrem Teller, worauf Sie wirklich Lust haben.
- Widerstehen Sie dem Drang, alles aufessen zu wollen, nur weil es auf dem Teller liegt. Natürlich ist eine Verschwendung von Lebensmitteln nicht schön, aber der Umweg über Ihren Stoffwechsel in die Toilette wird keinen anderen Menschen satt machen. Lernen Sie vielmehr, was Sie tatsächlich benötigen, um wirklich satt zu werden, und versuchen Sie zukünftig, die Menge anzupassen.
- Man kann übrigens in vielen Restaurants, auch als junger Mensch, einen Seniorenteller oder einen Kinderteller bestellen, zumindest wenn man bereit ist, den Preis der normalen Menge zu zahlen. Und das sollte uns unsere Gesundheit wert sein.

SAMSTAG: BEWEGUNG

Fitness ist mehr als pure Kraft

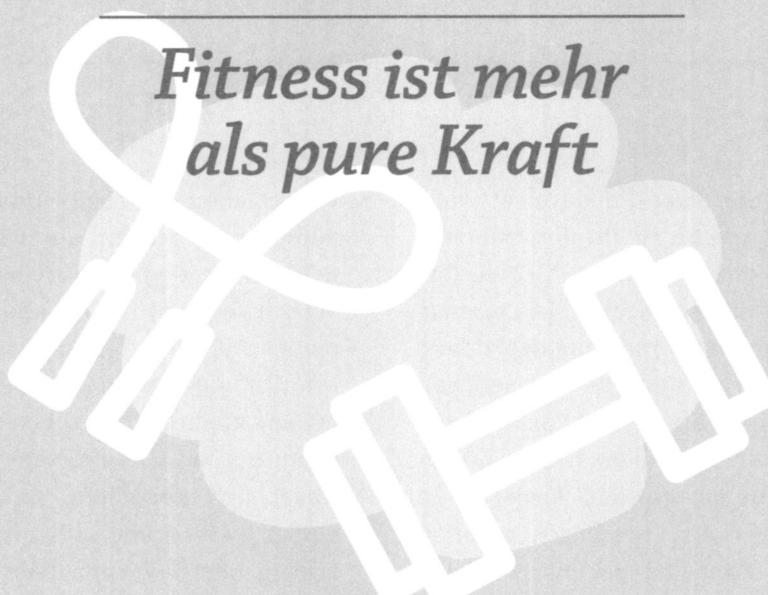

Am heutigen Samstag kümmern wir uns wieder einmal um Bewegung und Aktivität. Nachdem wir am Montag die Woche mit einem allgemeinen Training und dem Fokus auf dem Herz-Kreislauf-System begonnen haben und uns am Donnerstag der Kraft widmeten, soll es heute vor allem um Beweglichkeit und Koordination gehen. Sie erinnern sich sicherlich daran, dass sich unsere Fitness aus verschiedenen Komponenten zusammensetzt: aus der Ausdauer, der Kraft, der Kraftausdauer, der Flexibilität und Beweglichkeit und der Koordination. Und die letzten drei Komponenten stehen bei den samstäglichen MicroPreps im Vordergrund.

Ich hatte in diesem Buch schon mehrmals geschrieben, dass ich ein passionierter Läufer bin. Wenn Ihnen diese Wiederholung auf die Nerven gehen sollte, bekommen Sie vielleicht einen kleinen Einblick, warum ich nicht mehr so häufig auf Partys eingeladen werde. Denn ich bin Überzeugungstäter – nicht nur als Präventivmediziner, sondern auch als Läufer. Okay, für mich hängt beides auch zusammen. Aber als Läufer trainiere ich nur wenig meine Koordination, meine Beweglichkeit und meine koordinativen Fähigkeiten. Und das geht nicht nur uns Läufern so. Jede Sportart hat ihre spezifischen Anforderungen. Und wenn man gut in einer Sportart sein möchte, muss man genau diese Anforderungen trainieren. Das Problem besteht aber darin, dass das Training in einem Fitnessbereich die anderen Fitnessbereiche meistens nicht ausreichend fordert. Für ein gesundes Älterwerden brauchen wir aber Fähigkeiten aus allen Fitnessbereichen. Das ist einer der Gründe, weshalb selbst Profisportlern ein zusätzliches Ausgleichstraining empfohlen wird. Und was im Bereich des Profisports gilt, das gilt – zumindest in abgeschwächter Form – für alle Menschen.

Unter Training verstehen wir das gezielte Setzen von Trainingsreizen mit dem Ziel der Verbesserung der Leistung. Oder zumindest dem Erhalt der Leistungsfähigkeit, um dem sonst eintretenden alterungsbedingten Abbau entgegenzuwirken. Und jetzt kommt eine unangenehme Wahrheit: Training ist immer das Training von Unzulänglichkeiten. Wenn ich etwas gut beherrsche und immer wieder durchführe, dann ist das kein aufbauendes Training. Ja, es macht Spaß, sich in seinem Wohlfühlbereich aufzuhalten. Und es ist auch sinnvoll, bereits Erlerntes zu wiederholen und zu erhalten. Aber es ist kein aufbauendes Training. Selbst beim Training mit dem Ziel, Alterungsprozesse aufzuhalten, müssen wir unseren Wohlfühlbereich verlassen, um einen adäquaten Trainingsreiz zu erzielen. Und seien wir ehrlich zu uns selbst: Ein Verlassen des Wohlfühlbereichs bedeutet, dass wir uns – zumindest kurzfristig – nicht wohlfühlen. Aber genau dieses Über-seine-eigenen-Grenzen-Hinausgehen ist es, was ein Training ausmacht.

Ein funktionelles Training unserer Beweglichkeit und Koordination ist immer ein Ganzkörpertraining. Geübt werden genau die Funktionen, die wir im Alter dringend benötigen. Und interessanterweise können wir den Ausfall dieser Funktionen bei älteren Menschen auch am deutlichsten an Äußerlichkeiten bemerken. Wenn eine ältere Person eine verminderte Ausdauerleistung hat, dann fällt uns das in der Regel nicht auf den ersten Blick auf. Okay, der ältere Mensch läuft vielleicht etwas langsamer oder macht Pausen beim Treppensteigen. Aber das tun jüngere Menschen auch von Zeit zu Zeit. Wenn sich allerdings die Bewegungsmuster ändern, weil die Beweglichkeit nachgelassen hat oder die Bewegungskoordination nicht mehr optimal funktioniert, erkennen wir: Der Mensch ist alt.

Ich konnte dieses Phänomen neulich an meinem eigenen Körper spüren – und ich muss sagen: Ich fand das gar nicht witzig. Ich als Läufer (Party-Alarm!) bin mir meiner Fitness-Schwächen durchaus bewusst und habe daher immer wieder versucht, auch andere Sportarten aus Ausgleich durchzuführen. Tennis, Schwimmen, Golf, Radfahren, Klettern … alles tolle Sportarten, aber nichts konnte mich so richtig begeistern. Als ich 40 Jahre alt wurde, ereilte mich eine kleine sportliche Midlife-Crisis und ich begann mit dem Karatetraining. Als Sportarzt bin ich der Meinung, dass Kampfsport ideal ist, weil man hier alle Fitnessbereiche auf einmal trainieren kann. Nur ist es als 40-Jähriger schwer, sich beim Karate unter 20-Jährigen zu behaupten – vor allem, wenn es ein Verein mit Vollkontakt-Karate ist. Auf Deutsch: Die Schläge und Tritte werden nicht abgebremst, sondern voll durchgezogen. Ich fasse mich kurz: Meine Midlife-Crisis war plötzlich nicht mehr so dringlich und ich begann Golf zu spielen.

Doch vor kurzer Zeit hat mich mein Wunsch nach einer Kampfsportart als Heiliger Gral der funktionellen Fitness wieder heimgesucht. Mit über fünfzig sollte es nun aber kein Vollkontakt-Karate mehr sein, und daher entschied ich mich für die geschmeidigen Bewegungen des Taekwondo.

Das Spannende an einem neuen Training ist die steile Lernkurve. Ich war zunächst überrascht, was ich alles nicht konnte. Aber noch mehr war ich überrascht, was nach einigen Stunden Kampftraining noch alles funktionierte. Ich erreichte beim Bücken mit gestreckten Beinen zwar noch lange nicht den Boden (ich bin Läufer, da muss man so was nicht können), aber meine Tritte gegen die Weste des Trainers empfand zumindest ich als kraftvoll. Und dann wurde gedehnt. Natürlich wurde gedehnt. Denn ich wollte beim Bücken irgendwann auch mal den Boden erreichen und mein Bein beim Tritt elegant über die Horizontale hinausschwingen. Also dehnte ich, was das Zeug hielt.

Großer Fehler! Aber auch sehr interessant. Denn die kleinen Mikroverletzungen meiner Faszien, die ich mir bei meinen übertriebenen Dehnübungen im Bereich des Beckens und des Kreuzbeins zuzog, führten dazu, dass

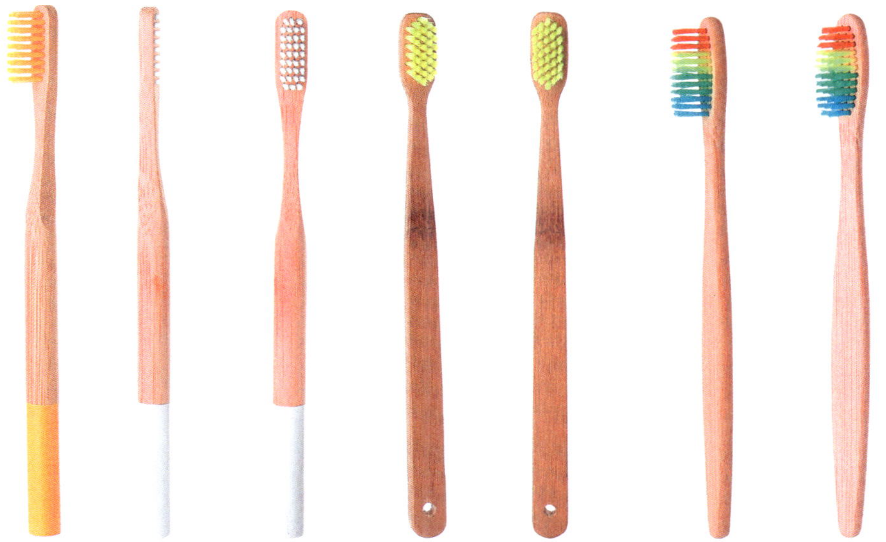

sich von einem auf den anderen Moment alle meine Bewegungsabläufe änderten. Ich lief anders, ich stand anders, ich beugte mich anders vor – selbst meine Arme und meine Hände bewegte ich anders. Ich hatte mir weder meine Hände noch meine Arme gezerrt, aber die Core-Muskulatur, von der anscheinend alle anderen Bewegungsabläufe abhängen. Von einem Tag auf den anderen bewegte ich mich nicht mehr wie ein 51-Jähriger, sondern wie mein 90-jähriger Vater. Ich führte das Brötchen zum Mund wie mein Vater, ich stand unter der Dusche wie mein Vater, ich zog mir die Schuhe an wie mein Vater. Ich spürte am eigenen Leib, was es heißt, wenn sich beim Älterwerden Bewegungsabläufe ändern, weil die Flexibilität und die Koordination nachlassen. Ich probierte, ganz vorsichtig, einige Yogaübungen – und in der Tat kam meine alte Beweglichkeit schnell wieder zurück.

Aus dieser Episode habe ich einiges gelernt. Zum einen sollte man beim Training zwar über seine Grenzen gehen, aber mit Verstand und vorsichtig dosiert. Zum anderen sollten wir in unseren jungen und mittleren Jahren wirklich alles geben, um unsere Flexibilität, Kraft und Koordination zumindest zu erhalten, damit unser älteres Ich auch noch kraftvoll, elegant und fit durchs Leben gehen kann.

Am heutigen Samstag werden wir uns genau darum kümmern. Und wir beginnen mit einer auf den ersten Blick sehr einfachen Übung, die aber große Auswirkungen auf unseren Körper und vor allem auf unser Gehirn haben wird: Wir putzen uns die Zähne.

SAMSTAG: BEWEGUNG

SEITENWECHSEL

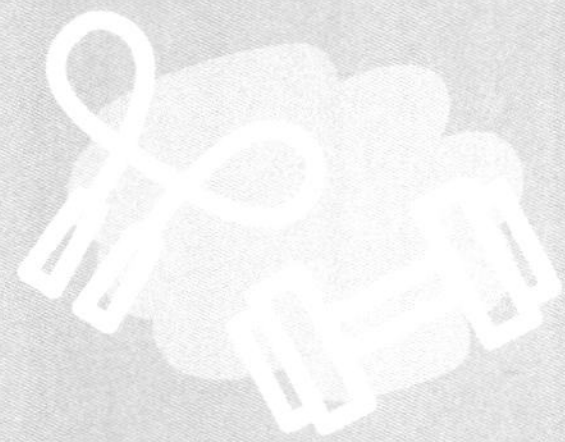

Hätten Sie heute Lust, Ihr Gehirn mal umzubauen? Das mag sicherlich nicht immer Sinn machen, aber die Plastizität unseres Gehirns – also die Fähigkeit, im Laufe des Lebens und auch im höheren Alter noch Veränderungen an diesem Organ erzielen zu können – ist eine wesentliche Voraussetzung dafür, dass wir uns unser ganzes Leben lang weiterentwickeln, lernen und dem Vergessen vorbeugen können. Der heutige Micro-Prep steht ganz im Zeichen der Neuroplastizität. Und wir brauchen dafür nur: eine Zahnbürste!

- ***Verbesserung der Selbstkontrolle***
- ***Verbesserung der Koordination***
- ***Schaffung neuer neuronaler Verbindungen im Gehirn***

Hintergrund und Einführung

Wenn sich ein Rechtshänder die rechte Hand bricht, wird das Leben plötzlich deutlich beschwerlicher. Sie könnten das bei sich zu Hause gerne einmal simulieren, indem Sie sich Ihre dominante Hand, bei Rechtshändern also die rechte Hand, mit einem dicken Verband umwickeln. Folglich müssen nun viele Dinge, die Ihnen sonst unbeschwert »von der Hand gehen«, mit der anderen Seite ausführen.

Was wie ein lustiges Kinderspiel klingt, hat medizinisch eine immense Bedeutung. Denn wenn wir einen Teil unseres Körpers aus dem Alltag herausnehmen, ändert das nicht nur die Muskelkraft der betreffenden Extremität. In unserem Gehirn bauen sich gezielt Hirnsubstanzen auf, die für die Funktion der »unverletzten« Seite verantwortlich sind, während sich andere Bereich im Gehirn abbauen. Bei dem Beispiel des an der rechten Hand verletzten Rechtshänders werden also Gehirnstrukturen für die Bewegung der linken Hand aufgebaut. Wissenschaftler konnten zeigen, dass sich die Feinmotorik der linken Seite bereits nach zwei Wochen deutlich verbessert. Allerdings, und hier liegt ein Problem, werden auch Gehirnstrukturen der betroffenen Seite, also in unserem Beispiel der rechten Seite, abgebaut.

Unsere Gehirnstruktur ist also einem ständigen Fluss des Aufbaus und des Abbaus unterworfen. Daher ist es problematisch, einzelne Körperfunktionen nicht zu verwenden. In unserem heuti-

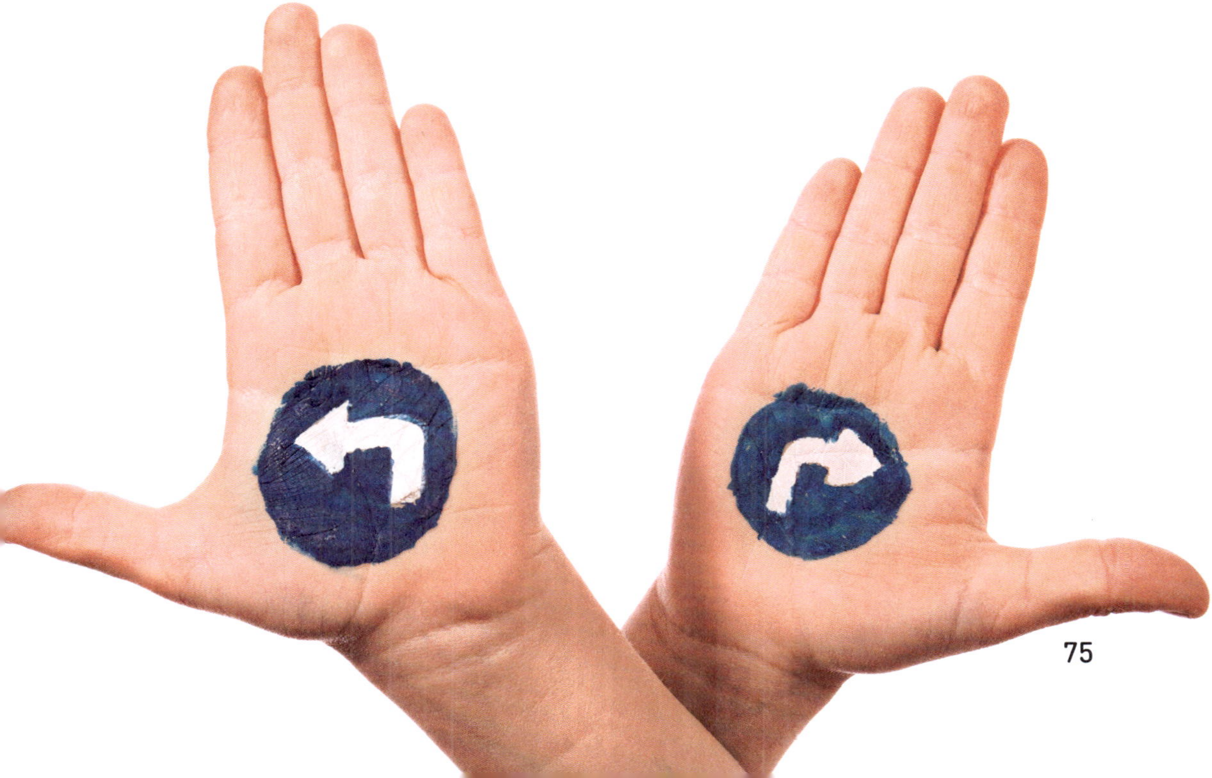

Durchführung und Anleitung

Putzen Sie sich heute die Zähne mit der anderen Hand. Achten Sie darauf, dass Sie auch alle Zähne erwischen, und ärgern Sie sich nicht zu sehr über die unbeholfenen Bewegungen. Damit Ihre Zahngesundheit nicht darunter leidet, putzen Sie sich mit der nichtdominanten Hand für genau eine Minute die Zähne. Dann dürfen Sie wechseln und die restlichen zwei Minuten des Zahnputzrituals die übliche Hand verwenden.

Übrigens gibt es eine Vielzahl anderer Übungen, um unsere Neuroplastizität zu verbessern.

Hier sind einige Ideen:

- *Benutzen Sie ein anderes Rasierwasser oder Parfum.*
- *Verwenden Sie beim Essen andere Gewürze als sonst.*
- *Nehmen Sie einen anderen Weg zur Arbeit oder in die Schule.*
- *Nehmen Sie sich ein Buch und lesen Sie eine Seite über Kopf. Das dauert zwar länger, macht aber ziemlich viel Spaß.*

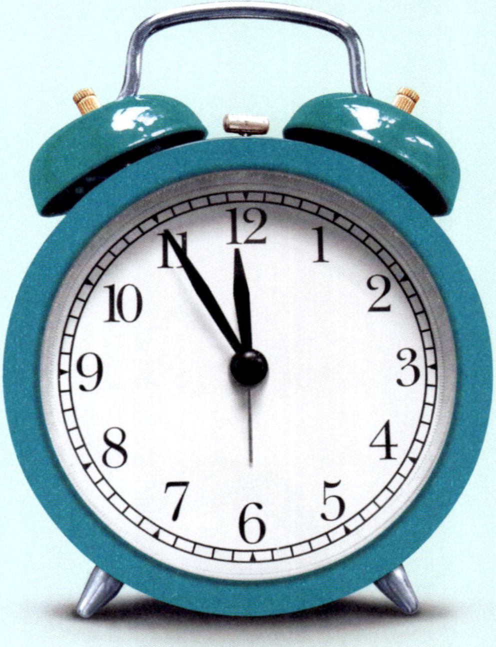

gen Micro-Prep werden wir daher nicht etwa eine Struktur aus den Körperfunktionen herausnehmen, sondern lediglich einen Seitentausch durchführen.

Beim heutigen Zähneputzen benutzen Sie daher bitte die andere Hand. Wenn Sie sich also sonst mit der rechten Hand die Zähne putzen, führen Sie die Zahnbürste heute mal mit links. Das klingt zunächst relativ einfach, Sie werden allerdings feststellen, dass das durchaus problematisch ist. Denn die nichtdominante Seite ist zunächst unbeholfen und einfach nicht trainiert. Aber das werden Sie heute ändern. Durch den Stimulus, den wir mit dem Seitenwechsel zuführen, werden sofort Gehirnstrukturen angepasst. Da wir das aber nicht dauerhaft machen, müssen wir keine Sorge haben, dass andere Regionen im Gehirn abgebaut werden. Das wird in der Kürze der Zeit nicht passieren. Dennoch trainieren wir die Gesamtheit unseres Gehirns, vor allem, wenn wir den heutigen Micro-Prep immer wieder regelmäßig in unser Leben einbauen.

Ich selber liebe den heutigen Micro-Prep, auch weil ich mich immer wie ein Kind fühle, dass etwas Neues lernen möchte. Wann immer wir unser Gehirn trainieren, haben wir die zusätzliche Chance, uns verjüngt zu fühlen. Und genau das wollen wir auch bewirken.

Häufig muss ich auch laut lachen oder zumindest in mich hinein lächeln, wie unglaublich ungeschickt ich mich durch den Seitenwechsel teilweise anstelle. Aber Lachen – und Lächeln – ist schließlich auch gesund und bringt eine Extraprise Wohlbefinden in unseren Alltag.

Tipps und Tricks und wie geht es weiter?

- Wenn Sie neben der Plastizität des Gehirns auch noch etwas für Ihre Koordination tun wollen, versuchen Sie doch einmal, in der 2. Minute des Zähneputzens auf einem Bein zu stehen. In der 3. Minute nutzen Sie dann das andere Bein. Das Zähneputzen wird dadurch viel interessanter und trainiert neben der Mundhygiene Ihr Gehirn, Ihre Muskeln und Ihr Nervensystem. Aber Achtung: Stürzen Sie dabei nicht. Denn mit einer Zahnbürste im Mund kann ein Sturz schnell lebensgefährlich sein.
- Vielleicht führen Sie den Versuch mit dem Verband an der dominanten Hand für eine gewisse Zeit am Tag mal durch. Sie werden erstaunt sein, wie häufig Sie sich in Ihrem Alltag behindert fühlen werden. Nutzen Sie das als Chance und trainieren Sie die andere Körperhälfte und damit Ihr Gehirn.

SONNTAG: STRESSABBAU

Mit mehr Entspannung zur Gesundheit

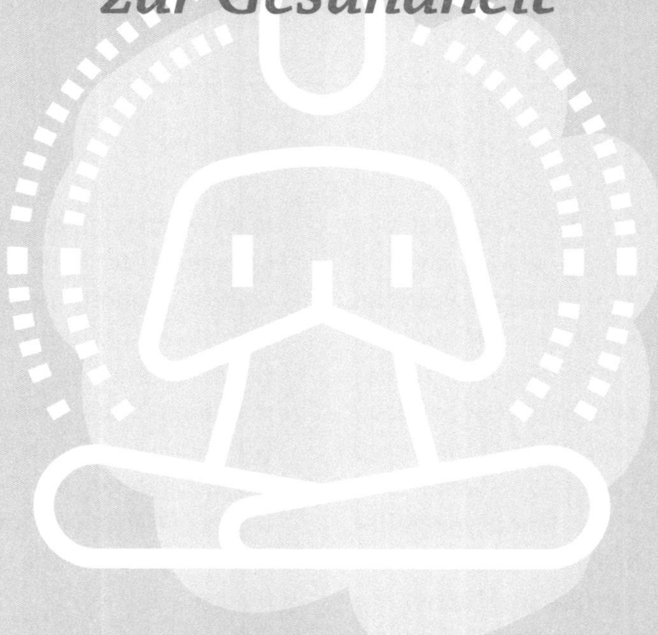

Am heutigen Sonntag werden wir uns ganz um unsere Entspannung kümmern. Während wir uns an den anderen Tagen der Woche dem Körper gewidmet hatten, steht nun unsere Seele im Vordergrund. Wobei das natürlich auch nur die halbe Wahrheit ist. Denn kümmert man sich um das Seelenheil, dann hat das auch Auswirkungen auf die körperliche Gesundheit. Die viel beschworene Einheit zwischen Körper und Geist ist nicht nur sprichwörtlich zu verstehen – sie existiert tatsächlich.

Es gibt vielfältige Verbindungen, über die unsere Psyche auf unseren physischen Körper Einfluss nehmen kann, und natürlich auch andersherum. Nerven, Hormone, Neurotransmitter, letztendlich sogar das in diesem Buch allgegenwärtige Mikrobiom spielen gemeinsam auf dem Spielfeld zwischen Körper und Geist. Wenn wir uns also am heutigen Sonntag um die Entspannung des Geistes kümmern, sorgen wir gleichzeitig für unsere körperliche Gesundheit und ein langes, glückliches Leben.

Dennoch fällt es mir etwas schwer, von einem »Entspannungs-Sonntag« zu sprechen, denn es geht um mehr als nur um Ent-Spannung. Wir benötigen immer die richtige, die Eu-Spannung, für unsere jeweilige Lebenssituation. Und dieses richtige, funktionale Anspannungsniveau ist gar nicht einmal so leicht zu finden. Vor allem nicht in Situationen, in denen wir uns selbst als angespannt und unter Stress empfinden.

Wenn wir unsere Muskulatur trainieren oder durch Sport unser Herz-Kreislauf-System verbessern wollen, dann machen wir das in der Regel nicht, um im Fitnessstudio noch schwerere Hanteln zu stemmen oder unseren Freunden unsere Leistungsfähigkeit anhand von physiologischen Messwerten zu demonstrieren. Wir trainieren und üben, um später einen Nutzen davon zu haben. Die im Fitnessstudio geschaffene Muskelmasse trägt uns schließlich im Alltag die Einkaufstaschen nach Hause. Und das vermehrte Pumpvolumen unseres Herzens, für das wir stundenlang auf dem Laufband gekämpft haben, trägt uns die Treppe in die fünfte Etage des Altbaus hinauf.

Vergleichbar hiermit sollten wir die Micro-Preps des Sonntags verstehen. Wenn wir unsere Seele kräftigen oder für eine Anspannung in belastenden Situationen sorgen, trainieren wir quasi unsere Bereitschaft, mit den Belastungen im Alltag umzugehen. Wenn ich nur wenig Muskulatur in meinen Armen habe, kann ich mich noch so sehr anstrengen, ich werde die gefüllte Einkaufstasche vielleicht nicht anheben können. Warum erwarten wir dann von uns, dass wir – ohne seelisch trainiert zu haben – mit unserem Alltagsstress umgehen können? Nur das, was ich geübt habe, kann ich auch abrufen, wenn es darauf ankommt. Um bei dem Bild zu bleiben: Unsere Muskulatur verändert sich durch körperliches Training in ihrer Struktur. Die einzelnen Muskelfasern werden nicht nur dicker, sie lassen sich auch effizienter für ihre Muskelarbeit rekrutieren, wenn wir das immer wieder geübt

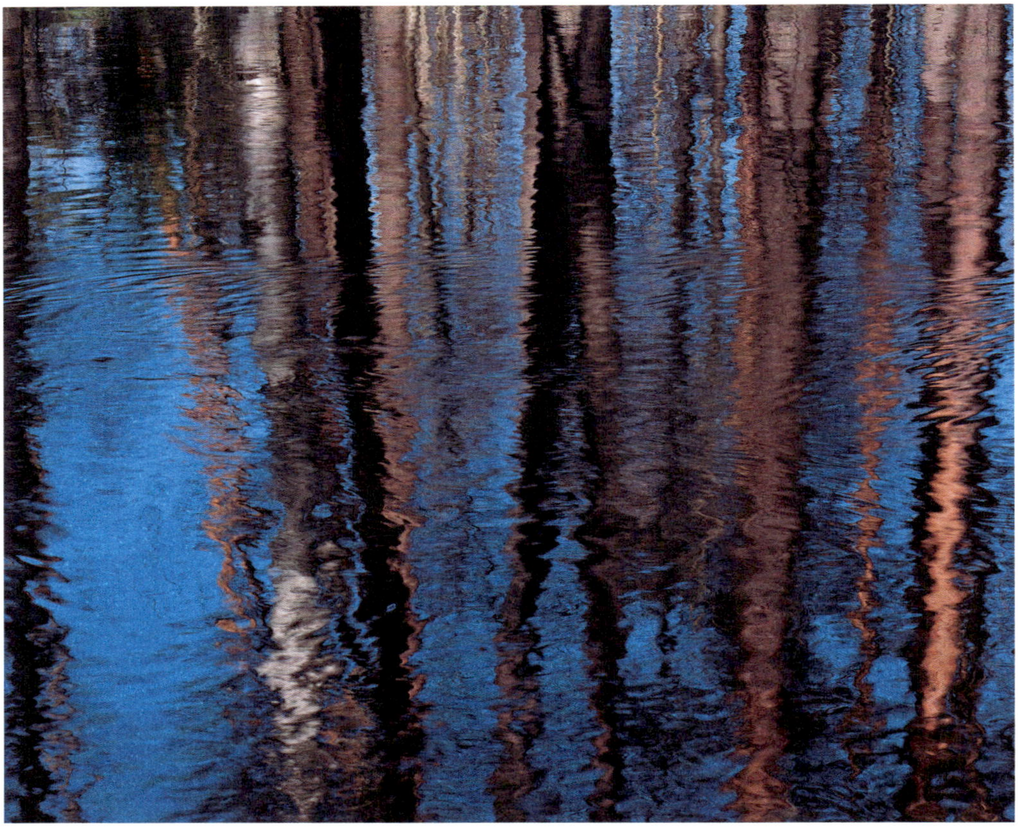

haben. Das Training ist sozusagen eine Simulation des Ernstfalls.

Auch beim Training der Seelenkräftigung finden wir strukturelle Veränderungen in unserem Körper. Dieses Mal nicht in der Muskulatur, sondern im Gehirn – dem angenommenen Hauptwohnsitz unserer Psyche. Es bilden sich neue Nervenbahnen aus und wieder andere bilden sich zurück, je nachdem, was wir trainieren. Und auf diese veränderten Bahnen können wir dann im realen Alltag zurückgreifen. Interessanterweise müssen wir aber gar nicht die jeweilige Alltagssituation simulieren, um von dem »Training« zu profitieren. Genauso, wie wir im Fitnessstudio auch keine Einkaufstaschen tragen, müssen wir nicht die Sorgen des Alltags üben. Unser Gehirn kann auch mit den abstrakten Trainingsanpassungen der Bahnen sehr gut arbeiten, in unserem Leben nutzen und diese schließlich situationsspezifisch anpassen.

Eine hervorragende Möglichkeit, unser Gehirn in die Lage zu versetzen, mit den Alltagsproblemen besser umgehen zu können, wenn es hart auf hart kommt, sind Übungen der Achtsamkeit. Unter Achtsamkeit versteht man im psychologischen Sinn nicht etwa das, was wir deutschsprachigen Menschen unter »Sei achtsam!« verstehen. Es geht nicht um das bewusste Aufpassen in einer Situation, nicht um das »sich am Riemen reißen«. Achtsamkeit bedeutet im Gegenteil, dass wir lernen, den gegenwärtigen Moment wahrzunehmen. Und zwar, ohne ihn zu bewerten.

Eine schöne Vorstellung, was Achtsamkeit ist, bekommt man, wenn man sich folgende Situation vorstellt:

Sie sitzen an einem Fluss und betrachten den Strom des Wassers. Flussaufwärts erkennen Sie einen kleinen Baumstamm, der sich vom Wasser abwärts treiben lässt. Sie sitzen nur da und beobachten das Schauspiel. Es ist lediglich ein Baumstamm, ohne jede Bedeutung für Sie. Sie können ihn zwar beobachten, aber seinen Lauf nicht verändern, denn der Fluss treibt ihn mit sich. Also schauen Sie dem Baumstamm hinterher und beobachten ihn neugierig. Sie sehen seine Farbe, die Stellen, an denen er noch trocken ist, und die Stellen, wo das Wasser ihn schon umspülte. Sie betrachten, wie er ab- und wieder auftaucht auf seinem Weg flussabwärts. Und so betrachten Sie den Baumstamm, bis er schließlich aus Ihrem Blickfeld verschwindet. Sie wissen, dieser Baumstamm war da, aber er hatte keine wesentliche Bedeutung für Sie. Und besonders wichtig: Sie waren nicht der Baumstamm.

Dieses Bild finde ich immer wieder sehr beeindruckend und es hilft mir, meine Gedanken besser zu verstehen. Denn wie häufig fließen Gedanken an uns vorbei wie der Baumstamm flussabwärts? Aber wie häufig können wir uns von diesen Gedanken nicht distanzieren? Wie häufig glauben wir, dass diese Gedanken wir sind – und wir die Gedanken? Und wie häufig wollen wir den Lauf der Dinge, auch unserer Gedanken, beeinflussen, auch wenn das – wie beim Baumstamm – außerhalb unserer Macht steht? Und diese Situationen der erlebten Hilflosigkeit und der fehlerhaften Identifikation schaffen in uns Leid.

Eine Möglichkeit, damit umzugehen, ist zu versuchen, auf kognitiver Eben das Problem zu lösen. Also einfach gesagt: darüber nachzudenken. Und vielleicht haben wir sogar Glück und erkennen unsere Hilflosigkeit und den Unterschied zwischen einem Baumstamm und uns selbst. Oder besser noch zwischen unseren Gedanken und uns selbst. Eleganter wäre es aber, wenn wir diese kognitive Leistung gar nicht erbringen müssten, weil unser Gehirn das schon im Unterbewusstsein für uns entschieden hat. Und genau das ist eins der Ziele der Achtsamkeitsübungen. Wir trainieren unser Gehirn, diese Aufgabe für uns unbewusst zu übernehmen.

Daher stehen am Sonntag Achtsamkeitsübungen im Vordergrund. Und wir starten gleich damit, indem wir unseren Geist etwas zähmen und einfach einmal nichts denken. Oder: fast nichts.

SONNTAG: STRESSABBAU

STILLE IM GEHIRN

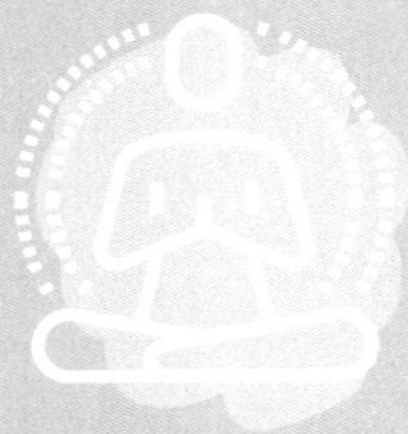

Um unseren häufig rasenden Gedankenstrom etwas zu bändigen, widmen wir uns gleich an unserem ersten Achtsamkeits-Sonntag der schwersten Übung: Wir zählen eine Minute lang bis 10. Schwer? Sie werden sehen!

- ***Stressreduktion***
- ***Verminderung von Ängsten***
- ***Senkung des Risikos für Herz-Kreislauf-Erkrankungen***
- ***Linderung von Schmerzen***
- ***Verbesserung der Schlafqualität***
- ***Verbesserung von Depressionen***

Hintergrund und Einführung

In meine Sprechstunde kommen häufig Patienten mit verschiedenen Ängsten. Diese Ängste können gerichtet sein, das heißt, sie richten sich zum Beispiel auf ein bestimmtes Objekt wie eine Spinne. Oder diese Ängste sind frei flottierend, haben also kein klar definierbares Objekt, auf das sie sich beziehen. Gerade diese freien Ängste sind oft schwierig in den Griff zu bekommen – sie überfallen den betroffenen Menschen häufig unerwartet und können in Panikgefühlen münden. Diese Panik löst teilweise auch körperliche Symptome aus, die zum Beispiel an einen Herzinfarkt erinnern können: Luftnot, Beklemmungsgefühle, Übelkeit, Herzrasen, Brustschmerzen und Todesängste.

Da Panikattacken nur selten innerhalb der Praxisräume stattfinden, ist es eine meiner Aufgaben als Arzt, dem Patienten ein Werkzeug an die Hand zu geben, mit dem sich die akute Situation bewältigen lässt. Medikamente können helfen, müssen aber nicht immer als erste Wahl angesehen werden. Ich greife daher häufig nicht zur Pille, sondern zur Farbe Lila. Die Farbe Lila steht hier für eine einfach zu erlernende und sehr wirksame Selbsttherapie bei akuten Phasen einer Angststörung.

Kennzeichnend für die Panikattacke ist, dass sie unabhängig von realen Gefahren auftritt, sondern quasi durch eine Gefahrensimulation im Gehirn entsteht. Diese Simulation ist allerdings so real, dass sie als wahr empfunden wird. Um diesen Simulationsvorgang, der im Inneren unseres Geistes abläuft, zu unterbrechen, kann es helfen, sich wieder in der äußeren Welt zu verankern. Das ist vergleichbar mit einem Horrorfilm, bei dem man an sehr gruseligen Stellen einfach das Licht im Wohnzimmer einschaltet. Denn es gibt neben der inneren Welt unserer Gedanken auch die äußere Welt, die allerdings sowohl beim Horrorfilm als auch bei der Panikattacke in den Hintergrund tritt und teilweise gar nicht mehr wahrgenommen werden kann.

Wir können bei Angststörungen in einer Panikattacke zwar nicht einfach »das Licht einschalten«, doch wir können uns mit dem Trick »Lila« behelfen. Ich rate meinen Patienten, ihre Umgebung nach der Farbe Lila abzusuchen und sich alle entsprechenden Gegenstände anzuschauen. Meistens gibt es in unserem Umfeld nur wenig Lila, daher ist die Suche gar nicht mal so einfach. Und das ist auch gut so, denn die Beschäftigung mit der Außenwelt ist die Therapie der akuten Angst. Sie wirkt wie das Einschalten des Lichts im Wohnzimmer, damit sich unsere Aufmerksamkeit auch außerhalb des Fernsehfilms festhalten kann.

Viele Regisseure sind wahre Meister darin, durch ihre Filme in unserem Kopf Fantasien zu erzeugen, die sich sehr real anfühlen können – oder wer von Ihnen hat noch nicht während eines traurigen Liebesfilmes geweint? Die innere Repräsentation unserer Welt ist häufig mächtiger als die reale Welt selbst. Und

Durchführung und Anleitung

Die Übung an sich ist recht einfach und stammt aus dem Zen-Buddhismus. Setzen Sie sich hin, schließen Sie die Augen und zählen Sie für eine Minute Ihren Atem. Aber immer nur, bis Sie bei der Zahl 10 ankommen, dann fangen Sie wieder von vorne an. Atmen Sie ein und aus. Fangen Sie beim Ausatmen bei 1 an und zählen Sie bei jedem Ausatmen um eins weiter.
Das wäre eine einfache Übung. Nun kommt aber der schwere Teil: Wann immer Ihnen ein Gedanke in den Sinn kommt, der nichts mit dem Zählen zu tun hat, stoppen Sie das Zählen und beginnen wieder von vorne bei der Zahl 1. Lassen Sie gleichzeitig den Gedanken, der Ihnen gekommen ist, los und lassen Sie ihn davonziehen. Wichtig ist, dass Sie den Gedanken liebevoll loslassen, ohne ihn zu bewerten oder weiterzuverfolgen.
Diese Minute ist nicht die Zeit, Pläne zu schmieden oder zu grübeln. Es ist Ihre Minute Achtsamkeit. Seien Sie auch bitte nicht böse mit sich selbst, dass Sie der Gedanke ereilt hat. Er hatte eine Funktion und war Ihnen anscheinend wichtig. Aber trotzdem können Sie ihn als das betrachten, was er ist: ein Gedanke. Er ist nicht die Wahrheit, er ist kein Auftrag, er ist nicht Sie und Sie sind nicht er.
Sie werden sicherlich überrascht sein, wie weit Sie mit dem Zählen kommen. Ich schaffe es teilweise schon bis zur Zahl 3. Aber nur, wenn ich schon am Anfang der Übung sehr entspannt und in mir selbst stimmig bin. Noch nie in meinem Leben habe ich die Zahl 10 erreichen können. Ärgert mich das? Am Anfang schon. Dann habe ich aber begriffen, dass Ärger auch nur ein Gedanke ist und die Übung mich davon befreien soll. Meditation ist kein Leistungssport. Es gibt kein Gut und es gibt kein Schlecht. Kein Mensch kann gut meditieren, keiner ist besser als der andere. Es ist ein wenig wie beim Yoga: Jeder bleibt auf seiner Matte. Und das ist gut so.

das ist nicht nur für Menschen mit Angststörungen ein Problem, sondern betrifft uns alle. Wir betreiben häufig »Kopfkino« und werden von unseren Gedanken und Gefühlen überwältigt. Und häufig nehmen wir nicht einmal wahr, dass wir denken. Die Gedanken sind so leise, dass teilweise nur das begleitende Gefühl wahrgenommen wird.

Der heutige Sonntag soll uns dabei helfen, diesen endlosen Gedankenstrom zu bändigen.

Tipps und Tricks und wie geht es weiter?

- Suchen Sie sich am Anfang einen ruhigen Ort für diese Übung. Wenn Sie geübter sind, können Sie an jedem Ort der Welt zählen.
- Stellen Sie sich einen Timer auf 1 Minute – einen Küchenwecker, Ihr Smartphone, Ihre Smartwatch. Es gibt sogar kostenfreie Meditationstimer als Apps für Ihr Smartphone. Durch den Timer halten Sie nicht nur die Vorgabe des Micro-Preps von einer Minute ein, sondern schaffen Ihrem Geist auch einen Rahmen, der verlässlich ist. Das gibt Sicherheit.
- Wenn Sie geübter sind, können Sie in Situationen, wo Ihre Gedanken mit dem Kreisen beginnen und Sie belasten, diesen Micro-Prep durchführen. Sie kommen vielleicht nur bis zur Zahl 1, aber sie bändigen ein wenig Ihren überwältigenden Gedankenstrom.

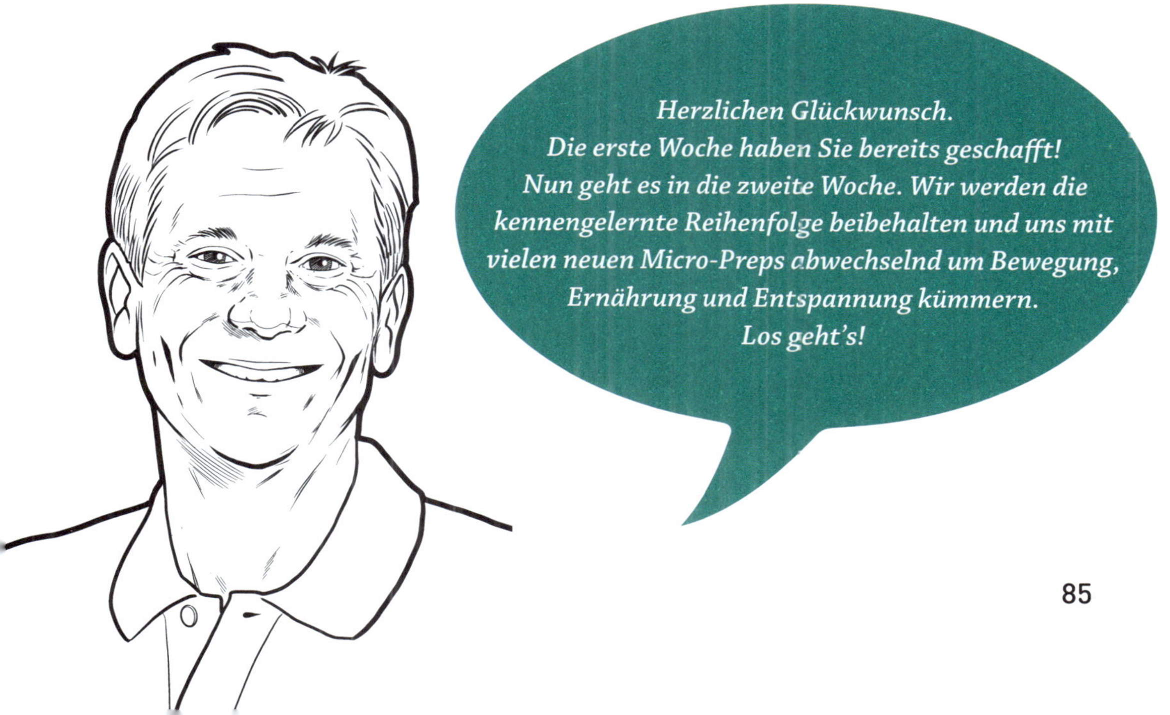
Herzlichen Glückwunsch.
Die erste Woche haben Sie bereits geschafft!
Nun geht es in die zweite Woche. Wir werden die kennengelernte Reihenfolge beibehalten und uns mit vielen neuen Micro-Preps abwechselnd um Bewegung, Ernährung und Entspannung kümmern.
Los geht's!

WOCHE 2

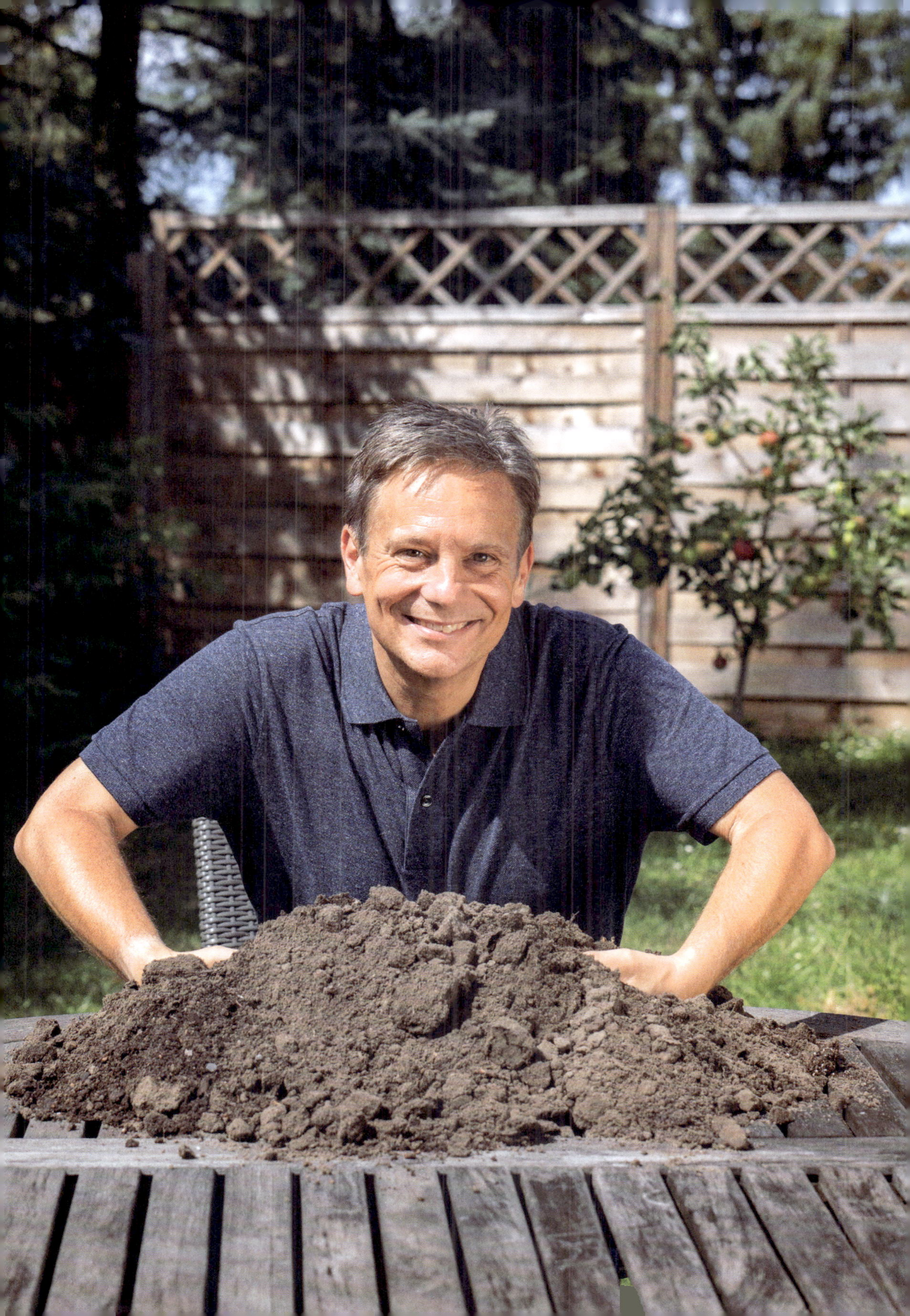

MONTAG: BEWEGUNG

DER RICHTIGE DREH FÜR DIE GESUNDHEIT

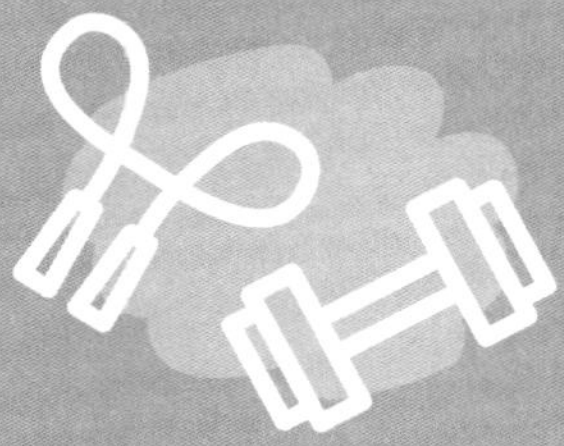

Endlich ein Training, das uns zurück in unsere Kindheit führt, viel Spaß macht und so richtig zum Lachen bringt: Hula-Hoop! Aber das 1-minütige Ring-Training kann nicht nur Spaß machen, sondern auch den Körper effektiv trainieren. Also: Ring frei für eine Minute Freude!

- ***Gewichtsabnahme***
- ***Effektives Muskeltraining***
- ***Kräftigung der Core-Muskulatur***
- ***Verbesserung der Körperhaltung***
- ***Verbesserung der Koordination***
- ***Eine Menge Spaß***

Hintergrund und Einführung

Viele Jahre wurde es als Kinderspiel abgetan, aber es ist ein ideales Work-out: Hula-Hoop! Und das Allerbeste daran: Dieses effektive Fitnessgerät benötigt kein Fitnessstudio mit hohen monatlichen Beiträgen und man muss nicht einmal seine gemütliche Wohnung verlassen, um ein Muskel- und Herz-Kreislauf-Training machen zu können. Man kann quasi überall hullern und mit dem richtigen Reifen sogar auf Reisen gehen.

Bereits in den 1950er-Jahren haben Menschen mit einem Hula-Hoop-Reifen Freude gehabt. Ob jung oder alt, weltweit begannen die Hüften zu kreisen. Das Training erinnert dabei ein wenig an einen Tanz, und daher stammt auch der Name: Das Wort »Hula« kommt aus Hawaii und bedeutet tatsächlich »Tanz«, »Hoop« ist das englische Wort für »Reifen«. Heutige moderne Hula-Hoop-Reifen haben allerdings wenig mit den ursprünglichen Versionen zu tun. Es gibt die Sportgeräte in unterschiedlichen Gewichtsklassen und Größen und sie eignen sich daher heutzutage wirklich für ein effektives Training in den eigenen vier Wänden.

Wenn man Hula-Hoop nicht nur als lustige Freizeitbeschäftigung betreiben, sondern wirklich etwas für seinen Körper tun möchte, dann trainiert man besten in eng anliegender Kleidung, um den Reifen möglichst lange um die Hüften kreisen zu lassen. Man spürt auch relativ schnell die einsetzende Kräftigung an Rücken und Bauch. Vielleicht bereits während des Trainings, auf jeden Fall aber die Tage danach werden Sie spüren, wie gut ein Hula-Hoop-Training für die Rumpfmuskulatur ist. Gerade die Bauchmuskulatur wird gekräftigt und kann einiges an Muskelkater produzieren. Neben der Kräftigung der Muskulatur bringen Sie allerdings auch Ihr Herz-Kreislauf-System so richtig in Schwung.

Insbesondere für Menschen, die häufig im Büro sitzen, ist Hula-Hoop ein idealer Ausgleichssport. Vielleicht nehmen Sie den Reifen sogar einmal mit auf die Arbeit und führen Ihre Minute während der Mittagspause durch. Sie werden sehen, wie ansteckend Hula-Hoop auf Ihre Kollegen wirken wird. Ich bin mir sicher, dass innerhalb kürzester Zeit fast jeder mitmachen möchte. Der soziale Aspekt von Hula-Hoop ist wirklich nicht zu unterschätzen.

Übrigens können Sie Hula-Hoop-Reifen sogar mit auf Reisen nehmen. Moderne Reifen lassen sich auseinandernehmen, damit sie gut ins Handgepäck passen. Sie können dann schnell und einfach wieder zusammengesteckt werden. Es gibt also keine Ausreden mehr für den richtigen Dreh.

Ich selber habe auf Reisen eigentlich immer einen Reifen dabei und habe eine neue Herausforderung für mich entdeckt. Hula-Hoop – ohne dabei das enge Hotelzimmer zu demolieren. Lassen Sie es mich so ausdrücken: Das ist gar nicht mal so einfach.

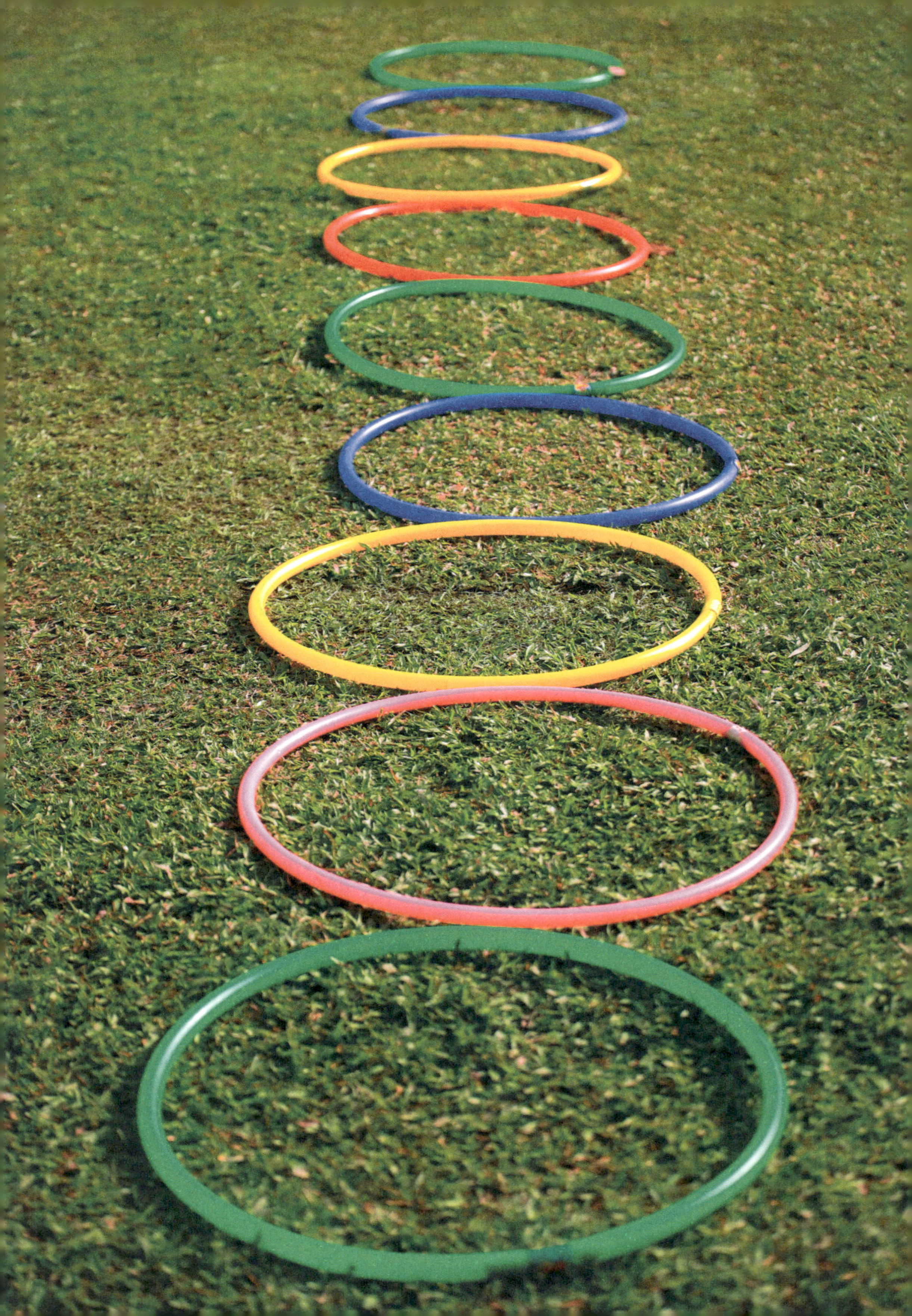

Durchführung und Anleitung

Achten Sie beim Kauf auf das richtige Gewicht des Reifens, der für den Anfang anhand Ihres Körpergewichts ausgewählt werden sollte. Als Faustregel gilt: Bis 80 kg Körpergewicht ist ein 1,2 kg schwerer Reifen ideal. Über 80 kg Körpergewicht dürfen es dann 1,5 kg sein und für die schweren Menschen mit über 100 kg Körpergewicht sogar ein 2,0-kg-Reifen.
Nehmen Sie beim Training eine stabile Position mit einem stabilen Stand ein und stellen Sie die Beine schulterbreit auf. Gegebenenfalls kann auch ein Fuß nach vorn gestellt werden. Dann heißt es: Bauch anspannen, Beckenboden einziehen und los geht's.
Die Bewegung des Körpers sollte nach vorn und hinten erfolgen, nicht etwa im Kreis herum. Der Ring wird von ganz allein anfangen, sich um Sie herumzudrehen.
Verzweifeln Sie nicht, wenn es Ihnen am Anfang nicht gelingen sollte, den Reifen lange oben zu halten. Übung macht auch hier den Meister. Nach einiger Zeit können Sie es auch einmal mit einem Richtungswechsel probieren. Das trainiert die Koordination und hilft dabei, Ihre Muskulatur gleichmäßig in Schwung zu halten und zu trainieren. Spielen Sie auch mit der Geschwindigkeit und drehen Sie den Reifen abwechselnd schnell und langsam.

Tipps und Tricks und wie geht es weiter?

- Profis fangen an, während der Übung langsam hin und her zu gehen oder ein Bein zu heben oder sogar den Reifen nach oben und unten zu hullern.
- Für ein optimales Training können Sie natürlich auch während des Hullerns versuchen, in eine Kniebeuge zu gehen. Allerdings die Knie bitte nicht weiter nach vorne schieben, als die eigenen Füße stehen.
- Übrigens: Durch Hula-Hoop lassen sich bis zu 500 kcal/h verbrennen – genauso viel wie beim Joggen.

DIENSTAG: ERNÄHRUNG

KIMCHI UND ANDERE SUPERFOODS

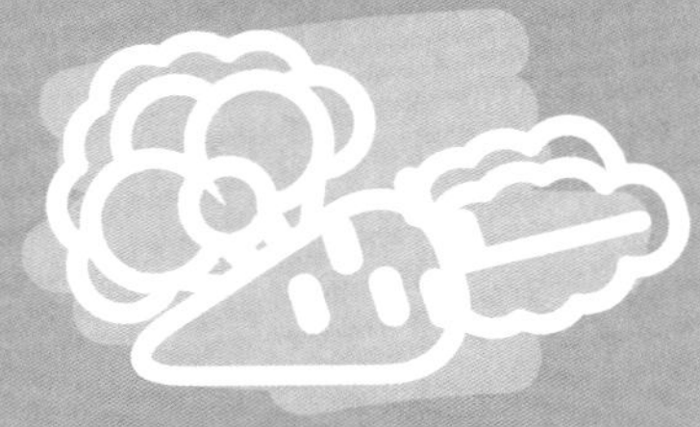

Dass unser Mikrobiom im Darm für unsere Gesundheit eine wesentliche Rolle spielt, hatten wir bereits erfahren. Neben dem Füttern unserer gesunden Darmbakterien (die sogenannten Präbiotika) ist aber auch die Zufuhr von gesunden Bakterien für unsere Gesundheit bedeutsam (Probiotika). Wenn Sie jetzt denken »Nicht schon wieder Joghurt«, dann seien Sie unbesorgt. Denn am heutigen Dienstag geht es um etwas viel Cooleres!

- ***Mit fermentierten Lebensmitteln zu einer besseren Darmgesundheit***
- ***Entzündungshemmung***
- ***Stuhlgangregulierung***
- ***Verbesserte Keimabwehr***

Eine hervorragende Methode, unser Mikrobiom bei seiner Arbeit zu unterstützen und zu kräftigen, ist die Zufuhr von sogenannten Probiotika, also lebensfähigen Mikroorganismen, die sich bei uns im Darm ansiedeln können. Im Gegensatz zu Präbiotika, die ihrerseits die Aktivität und das Wachstum der bereits im Dickdarm befindlichen Bakterien fördern, sind Probiotika lebende Keime, die wir von außen über unsere Nahrung zuführen können. Hierbei handelt es sich aber im Gegensatz zu vielen Bakterien, die bei uns Menschen Infektionen oder Entzündungen hervorrufen können, um erwünschte Bewohner unseres Darms, die uns sogar vor Infektionen oder Entzündungen schützen können. Sie stärken unter anderem die Barrierefunktion unserer Darmschleimhaut und führen in unserem Körper über ihre eigenen Stoffwechselprozesse zu vielen gesundheitlich positiven Wirkungen.

Dass Joghurt probiotische Bakterien enthält, wird uns seit vielen Jahren immer wieder von der Industrie ins Gedächtnis gerufen. Es gibt im Handel eine Vielzahl von Produkten, die mit genau dieser probiotischen Wirkung von Joghurt werben, um im umkämpften Gesundheitsmarkt eine gute Position zu erlangen. Was viele Menschen aber nicht wissen, ist, dass auch andere Lebensmittel Probiotika enthalten. Es sind zum einen althergebrachte Lebensmittel, die wir Menschen vor allem traditionell haltbar machen, um sie lange lagern zu können. Es finden sich aber auch einige für uns in der westlichen Welt neuartige Trend-Lebensmittel drunter. Auf der einen Seite des Spektrums haben wir zum Beispiel das Sauerkraut, auf der anderen das Trend-Food Kimchi.

Während Sie in Deutschland wahrscheinlich schon Unmengen an Sauerkraut vertilgt haben, ist Ihnen das koreanische Kimchi vielleicht neu – vor allem, wenn Sie außerhalb städtischer Ballungsräume wohnen. Bei Kimchi handelt es sich um ein koreanisches Gericht, bei dem Chinakohl und koreanischer Rettich durch Milchsäuregärung traditionell für den Winter eingemacht wird. In Korea gehört Kimchi eigentlich zu fast jeder Mahlzeit dazu. Aber auch in Deutschland finden sich gerade in den letzten Jahren eine Vielzahl von Restaurants, bei denen man ganz hervorragendes Kimchi essen kann. Auch wenn ich den Geschmack von Kimchi persönlich sehr liebe, geht es mir als Arzt aber eher um die gesundheitlichen Wirkungen des fermentierten Lebensmittels als um den Trend dahinter.

Historisch bedingt haben Menschen weltweit die Milchsäuregärung zur Haltbarmachung von Lebensmitteln verwendet. So waren wichtige Nährstoffe und Vitamine aus dem Sommer auch während anderer Jahreszeiten verfügbar. Für die gute gesundheitliche Wirkung auf unser Mikrobiom ist es allerdings ebenfalls wichtig, dass die in den Probiotika enthaltenen Mikroorganismen, also die Bakterien und Hefen, im Darm auch lebend

Durchführung und Anleitung

Für eine optimale Wirkung sollten Sie natürlich fermentierte Lebensmittel dauerhaft in Ihren Speiseplan einbauen. Aber am heutigen Dienstag geht es darum, erst einmal auf den Geschmack zu kommen. Wenn Sie noch niemals in Ihrem Leben Kimchi gegessen haben, sollten Sie auf jeden Fall einen Versuch wagen. Sie brauchen dafür nicht einmal eine Minute, da Sie einfach nur das Kimchi-Glas aufschrauben und einen beherzten Löffel davon nehmen sollen. Besonders gut schmeckt es natürlich zusammen mit Reis, und so wird es auch als Beilage zu vielen koreanischen Gerichten serviert. Wenn Sie eher traditionell essen wollen, können Sie natürlich auch zum Sauerkrautglas greifen. Ich selber esse Sauerkraut häufig abends zum Fernsehen als kleinen Snack nebenher. Wenn ich mir den Geschmack etwas aufpeppen möchte, vermenge ich es mit etwas Senf. Die Bratwurst lasse ich natürlich weg – das wäre wirklich nicht gut für die Gesundheit.

ankommen. Sie müssen also in den Lebensmitteln in ausreichend großer Menge vorkommen und dort auch noch lebendig sein, wenn sie ihre Reise durch unseren Körper beginnen. Das aber trifft beispielsweise auf viele Joghurts im Handel nicht mehr zu. Die werden zwar unter »Mitwirkung von lebenden Bakterien« hergestellt, die Menge an noch vermehrungsfähigen Bakterien ist allerdings im Endprodukt häufig nicht mehr ausreichend vorhanden. Des Weiteren müssen die Mikroorganismen die Passage durch unseren Magen und Dünndarm lebend überstehen, um sich dann im Dickdarm ansiedeln zu können. Bei vergorenen Lebensmitteln wie Sauerkraut oder Kimchi ist das glücklicherweise der Fall.

Am heutigen Dienstag müssen Sie sich nun entscheiden, ob Sie herkömmliches Sauerkraut verspeisen möchten oder ob Sie sich auf die hippe und coole Seite des Lebens begeben und dem Kimchi hingeben wollen. Die Wirkung auf unser Mikrobiom und damit auf unseren gesamten Körper ist vergleichbar. Die Kohlarten sind aufgrund der Gärung gut verdaulich und bringen viele Vitamine und Mineralstoffe mit. Sie sind reich an Vitamin C, vielen B-Vitaminen, Folsäure, Vitamin K und Mineralstoffen wie Magnesium, Zink und Kalium. Aufgrund der enthaltenen Ballaststoffe machen Sie uns befriedigend satt und füttern als Präbiotika sogar unsere guten Darmbakterien.

Ideal ist Sauerkraut, welches nicht pasteurisiert wurde, also sogenanntes Frischkostsauerkraut, denn hier tummeln sich besonders viele gesunde Mikroorganismen. Sie können das Sauerkraut selbst herstellen oder in Reformhäusern oder Biofachgeschäften in der Kühlung finden.

Anders ist das in der Regel beim Kimchi. Denn das bei uns noch relativ neue Lebensmittel findet sich nur selten in den großen Lebensmittelketten. Daher sollten Sie es lieber frisch im Einzelhandel, vor allem in kleineren Läden für asiatische Lebensmittel kaufen. Und dann enthält es auch noch genügend gesund machende Mikroorganismen – und es schmeckt einfach fantastisch.

Tipps und Tricks und wie geht es weiter?

Für die ganz Trendigen unter uns hier ein Rezept, um Kimchi selber zu machen:

Zutaten

1 Chinakohl, groß
2–3 Möhren
1 mittelgroßer weißer Rettich
1 Bund Frühlingszwiebeln
1 Zwiebel, klein
20 g frischer Knoblauch
30 g frischer Ingwer
1 Apfel
20–40 g Chiliflocken, z.B. koreanisches Gochugaru nach Geschmack
Salz
2 EL Sojasoße

So geht's

Chinakohl in mundgerechte Stücke schneiden.
Die Möhren und den Rettich raspeln oder stiften und die Frühlingszwiebeln in Ringe schneiden.
Das Gemüse wiegen. Von diesem Gewicht 2 % Salz verwenden, auf 1 kg Gemüse kämen also 20 g Salz.
Salz behutsam mit dem Gemüse verkneten, sodass Zellflüssigkeit austritt und das Gemüse im eigenen Saft steht.
Knoblauch, Ingwer, Zwiebel, Apfel, Chili und die Sojasoße in einem Blender vermengen und pürieren. Ggf. etwas Wasser hinzufügen.
Soße mit dem Gemüse vermengen.
Nun das Kimchi Schicht für Schicht in Weckgläser geben. Die Soße muss dabei den Kohl bedecken.
Auf jeden Fall ungefähr 3 cm Platz zum oberen Rand freilassen, damit das Kraut beim Fermentieren nicht überläuft.
Die Gläser eine Woche lang bei Raumtemperatur in der Küche aufbewahren, damit die Fermentation startet.
Im Anschluss die Gläser in den Kühlschrank stellen.
Nach ca. 2–3 Wochen Fermentationszeit kann das Kimchi verwendet werden.
Haltbarkeit im Kühlschrank: einige Monate.

(Quelle: https://www.fairment.de/rezepte-artikel/kimchi-rezept/ [abgerufen am 11. August 2022])

MITTWOCH: ERNÄHRUNG

ABENDSTUND HAT LEEREN MUND

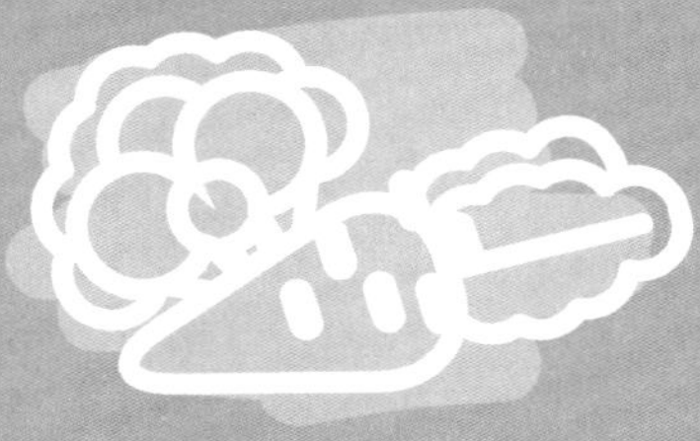

Dieser Micro-Prep gehört zu meinen Lieblings-Micro-Preps, da er nicht einmal eine ganze Minute dauert. Genau genommen dauert er nicht einmal eine Sekunde. Aber trotzdem erzielen wir am heutigen Mittwoch vielfältige gesundheitliche Wirkungen.

- ***Verbesserte Gewichtskontrolle***
- ***Hemmung von Alterungsprozessen***
- ***Verbesserter Schlaf***

Hintergrund und Einführung

Ein Phänomen, das mir immer wieder auffällt, wenn es in den Medien um die Darstellung von Ernährungsthemen geht, ist die erbittert geführte Diskussion um die Richtigkeit der jeweiligen Ernährungsform. Argumente werden von den verschiedenen Lagern mit großer Emotionalität vorgebracht. Es scheint mir teilweise so, als gäbe es nur die eine einzige richtige Wahrheit, wenn über Ernährung gesprochen wird, und jeder möchte sie für sich und seine Ernährungsform beanspruchen.

So stehen zum Beispiel auf der einen Seite die Veganer, auf der anderen Seite die Menschen, die sehr gerne Fleisch und tierische Produkte essen. Auf der einen Seite die Anhänger einer Low-Carb-Diät, auf der anderen Seite Personen, die eher auf Fett in der Ernährung verzichten möchten. In Zeitschriften, Fernsehsendungen und den sozialen Medien tauchen auch immer wieder verschiedene Ernährungsformen und Diäten auf, die dann unter Zuhilfenahme unterschiedlicher Studien, die die Wirksamkeit und Überlegenheit der jeweiligen Diät untermauern sollen, immer wieder propagiert werden.

Aus der Praxis weiß ich allerdings, dass die Ernährung des Menschen doch recht individuell ist. Was dem einen guttut, kann für den anderen Nachteile mit sich bringen. Und wie wir in der Wissenschaft in den letzten Jahren zunehmend lernen, ist nicht nur die individuelle menschliche Zelle, der individuelle menschliche Stoffwechsel dafür verantwortlich, sondern auch die Besiedlung des Darms in Form des Mikrobioms. Es trifft also eher das Folgende zu: So unterschiedlich, wie wir Menschen sind, so unterschiedlich ist auch unsere Ernährung.

Das Dinner-Cancelling, also das Weglassen der abendlichen Mahlzeit, wurde vor einigen Jahren in den Medien als wahrer Heilsbringer propagiert. Es sollte *die* Anti-Aging-Maßnahme sein, die uns zu 100 Jahren Gesundheit führen könnte. Experten sprachen davon, dass allein durch das Weglassen des Abendbrots ein großer Hormoncocktail in unserem Körper ausgeschüttet würde, der eine Vielzahl an gesundheitlichen Wirkungen zur Folge hätte. Zum Beispiel sollte durch die aufgrund des Dinner-Cancellings hervorgerufene leichte Unterzuckerung in der ersten Tiefschlafphase das menschliche Wachstumshormon ausgeschüttet werden. Es wurde davon gesprochen, dass das alleinige Weglassen der abendlichen Mahlzeit dem Besuch eines Fitnessstudios gleichkommen würde.

Aber wie das häufig so ist, folgt natürlich auf den Trend der jeweilige Gegentrend und es wurden schließlich in den Medien Stimmen laut, die davon sprachen, dass uns das abendliche Weglassen der Mahlzeit gar nicht guttun würde. Wir würden nächtliche Heißhungerphasen erleben, die uns wie ein Zombie in Richtung Kühlschrank treiben und zu Fressattacken führen. Das Dinner-Can-

Durchführung und Anleitung

Die Durchführung dieses Micro-Preps ist sehr leicht: Lassen Sie die Abendmahlzeit weg. Das braucht nicht einmal 1 Minute. Das braucht nicht einmal 1 Sekunde. Das braucht eigentlich gar keine Zeit, da Sie nicht etwas tun, sondern etwas weglassen. Freuen Sie sich also über die gesparten 60 Sekunden, in denen Sie andere Sachen machen können (vielleicht holen Sie ja Ihren Hula-Hoop-Reifen wieder einmal aus der Ecke).
Aber wann ist abends? Für einige Menschen beginnt das Abendbrot um 17:00 Uhr, die anderen wollen um 22:00 Uhr noch eine Mahlzeit einnehmen. Ich würde daher die Definition des Dinner-Cancelling nicht am jeweiligen Abend festmachen wollen, sondern am darauffolgenden Morgen. Eine Fastenzeit von mindestens 12 Stunden sollte nämlich eingehalten werden. Das bedeutet, wenn Sie ein Frühstück am nächsten Morgen um 6:00 Uhr essen wollen, sollten Sie bis spätestens 18:00 Uhr zu Abend gegessen haben. Das Dinner-Cancelling unterscheidet sich hierbei vom Intervallfasten, bei dem nämlich mindestens 16 Stunden Nahrungskarenz eingehalten werden sollten. Aber das ist ein anderes Thema.
An dieser Stelle sei einmal erwähnt, dass ein Hungergefühl in Wellen auftritt. Es kommt und es geht, es kommt wieder und es geht wieder. Sollten Sie also beim Dinner-Cancelling abendlichen Hunger verspüren, versuchen Sie doch einmal, diesen Hunger einfach auszuhalten. Anstelle sich zu grämen und in Richtung Kühlschrank zu schleichen, weil Sie dem Gefühl gerne nachgeben würden, versuchen Sie doch einmal, das Gefühl einfach nur zu beobachten. Sie werden merken, dass es von ganz allein wieder verschwindet. Es ist nur eine kurze Phase, die wir durchhalten müssen, ohne auf das Gefühl zu reagieren. Es geht auch nicht um eine längerfristige Fastenzeit, sondern in der Tat nur um das eine Abendessen. Dinner-Cancelling ist daher auch ein gutes Training für unsere Selbstdisziplin und Eigenwahrnehmung.

celling verlor im Laufe der Zeit das Interesse der Öffentlichkeit.

Mit dem Aufkommen der Idee des Intervallfastens, also verlängerter Zeiten ohne Nahrungszufuhr im Laufe des Tages, kam bei einigen Menschen das Weglassen des Abendbrots wieder ins Gedächtnis – ohne allerdings als Dinner-Cancelling bezeichnet zu werden.

Wenn wir einen Blick auf die Anti-Aging-Medizin werfen, sehen wir eine Vielzahl von wissenschaftlichen Hinweisen darauf, dass in der Tat Fastenperioden Verjüngungseffekte auf unseren Körper haben können. Inzwischen sind sogar die biochemischen Prozesse recht gut untersucht, die zu diesen Wirkungen führen können. Zumeist im Tierversuch hat sich gezeigt, dass eine Reduktion der zugeführten Kalorien zu einem längeren Leben führt. Auch wenn sich das bei Menschen aufgrund der längeren Lebensspanne wissenschaftlich noch nicht mit Sicherheit beweisen ließ, sehen wir dennoch einige Altersmarker des Körpers, die sich durch eine Kalorienreduktion positiv beeinflussen lassen.

Wenn wir also die zugeführten Kalorien vermindern wollen, so stellt sich die Frage, zu welchem Zeitpunkt wir am besten auf Energie verzichten könnten. Und für viele Menschen von uns ist das die Nacht. Denn in dieser Zeit liegen wir in der Regel schlafend im Bett, benötigen daher nicht so viel Energie für unsere Bewegungen und verschlafen vielleicht sogar ein flaues Hungergefühl.

Aber natürlich ist auch das wieder sehr individuell. Denn vor allem bei berufstätigen Menschen ist das Abendessen ein wesentlicher Bestandteil der Tagesroutine und des sozialen Zusammenkommens. Dennoch mag es Sinn machen, ein Dinner-Cancelling zumindest an einem Tag der Woche oder hin und wieder mal durchzuführen. Auch ohne die postulierten Auswirkungen auf unser Hormonsystem sind die eingesparten Kalorien und der im Anschluss an das Weglassen der Mahlzeit auftretende Hungerstoffwechsel gut für unseren Körper und eine wichtige Anti-Aging-Maßnahme.

Tipps und Tricks und wie geht es weiter?

- Menschen mit einer Zuckerkrankheit sollten auf jeden Fall mit ihrem Arzt sprechen, bevor sie eine Mahlzeit weglassen.
- Der Fastenprozess wird durch die Zufuhr von Kohlenhydraten oder tierischen Eiweißen sofort unterbrochen. Dinner-Cancelling bedeutet daher, keinerlei Nahrungsmittel am Abend zuzuführen. Auch kein Stück Schokolade, auch kein Schluck Milch.

DONNERSTAG: BEWEGUNG

WENN'S SCHIEFLÄUFT

Wissen Sie, was für mich das ideale Trainingsgerät ist? Nein, es ist nicht der Barren und auch keine Hantelbank. Es sind auch nicht diese neuartigen Fitnessbänder, die man überall hinhängen kann, oder ein Boxsack. Es ist schlicht und einfach eine Wand! Hier kann man seinen Körper rundum fit halten und die Schwierigkeit der Übungen nahezu stufenlos selbst wählen.

- ***Training, das nahezu überall möglich ist***
- ***Effektives Ganzkörpertraining***
- ***Geeignet für alle Schwierigkeitsgrade – vom Anfänger bis zum Profi***

Sie erinnern sich bestimmt an den Sportunterricht in Ihrer Kindheit. Fanden Sie es genauso schlimm wie ich, wenn Sie der Sportlehrer aufgefordert hatte, Liegestütze zu machen? Mein Lehrer zählte damals laut bis zehn und wenn ich dann fast zusammengebrochen bin, schrie er mich an: »Noch weitere zehn!« Also meine Erinnerungen an Liegestütze aus der Jugend sind keine schönen Erinnerungen.

Liegestütze sind auch wirklich anspruchsvolle Übungen, die bei Weitem nicht nur die Oberarme trainieren, sondern auch die Brustmuskeln, die Schultermuskeln, die gesamte Stammmuskulatur, den Nacken und die Beine – zumindest, wenn man es richtig macht. Und das »Richtigmachen« ist gar nicht einmal so einfach, vor allem, wenn die Muskulatur noch nicht sonderlich stark ausgeprägt ist. Daher empfehle ich meinen Patienten immer, nicht auf dem Boden mit einem Liegestütz zu beginnen, sondern an der Wand. Ja, Sie haben richtig gelesen: an der Wand. Wenn ich die Liegestütze nämlich nicht gegen 100 % der Schwerkraft durchführen muss (auf dem Boden), sondern mir Teile der Schwerkraft wegnehmen kann, indem ich die Stütze gegen die Wand mache, wird die Übung schon um einiges leichter.

Ich weiß, wir hatten bereits gesagt, dass es wichtig ist, uns das Leben besonders schwer zu machen. Aber bei vielen Trainingsübungen geht es auch darum, dass wir sie richtig durchführen und uns nicht irgendwie durchschummeln. Dieser Grundsatz ist bei den Liegestützen besonders wichtig. Je nachdem, wie tief Sie mit Ihren Händen die Wand Richtung Boden hinunterrutschen, umso schwerer und anspruchsvoller wird der Liegestütz werden. Sie können durch die Position der Hände an der Wand und die Entfernung der Füße von der Wand die Belastung Ihres Körpers nahezu stufenlos einstellen, genauso als würden Sie für die Hantelbank unterschiedliche Gewichte wählen. Anfänger und hochbetagte Menschen setzen die Hände besonders weit oben und die Füße besonders dicht an die Wand. Je mehr Sie allerdings trainiert sind oder je kräftiger Sie bereits sind, umso tiefer können Ihre Hände die Wand berühren und umso weiter entfernt von der Wand stellen Sie Ihre Füße auf.

Wenn Sie natürlich richtig trainiert sind und es wirklich wissen wollen, können Sie die Übung auch einfach umdrehen, und die Füße an die Wand stellen. Das heißt, die Hände auf den Boden und mit den Füßen langsam die Wand hochklettern. Dieser Liegestütze wird dann so richtig anspruchsvoll. Allerdings lässt er sich nicht mehr so einfach nebenbei im Büro durchführen, ohne dass man seltsam aussieht. Aber selbst wenn Sie Ihre Kollegen verständnislos anschauen, können Sie immer noch atemlos ein »das ist ein Micro-Prep« hecheln. Und damit sind Sie sicherlich der Held des Tages.

Durchführung und Anleitung

Aber nicht nur Liegestütze kann man an der Wand ausführen, die Wand bietet Möglichkeiten für eine Vielzahl von Kraftübungen im Alltag. Für genau 1 Minute!

Liegestütze an der Wand

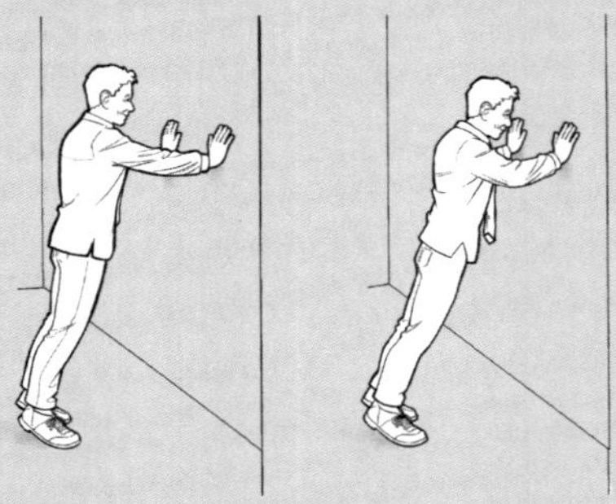

Setzen Sie die Hände etwas breiter als schulterbreit an die Wand und halten Sie Ihren Rücken gerade. Für die Fußstellung gilt: Je weiter von der Wand weg, desto anstrengender wird die Übung. Anfänger behalten die Füße also dicht an der Wand, Fortgeschrittene dürfen sie etwas weiter weg aufstellen, Profis haben die Füße so weit von der Wand entfernt, dass die Hände fast auf dem Boden sind.
Beugen Sie nun die Arme, sodass sich Oberkörper und Gesicht in Richtung Wand bewegen. Vergessen Sie dabei nicht das Atmen.
Strecken Sie dann die Arme wieder aus. Achten Sie darauf, dass die Ellenbogengelenke nicht komplett durchgestreckt werden.

An der Wand sitzen

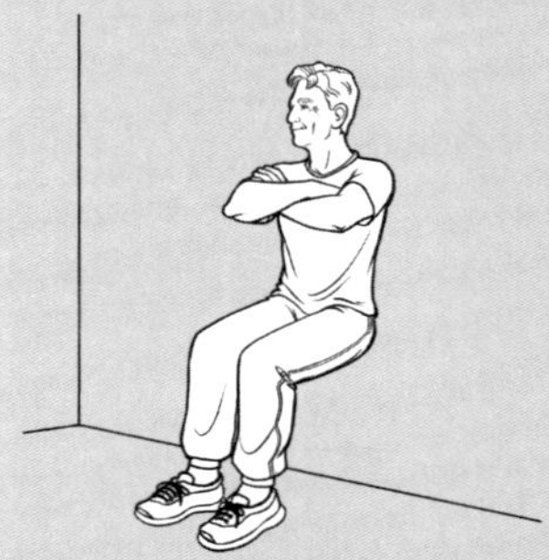

Stellen Sie sich mit dem Rücken an die Wand und lassen Sie sich langsam Richtung Boden gleiten, bis Sie in eine quasi sitzende Position kommen – nicht auf dem Boden, sondern an der Wand schwebend.
Ihre Knie sollten etwas gebeugt sein. Fortgeschrittene haben die Knie bereits im rechten Winkel, je untrainierter wir sind, desto gerader sind die Knie.
Jetzt starten Sie Ihre Uhr und halten diese Position für 1 Minute.

Der Wand-Plank

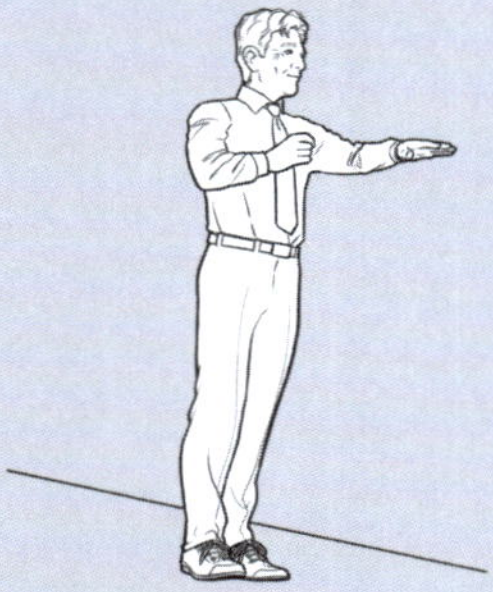

Eine weitere Übung für unsere Bauchmuskeln und die Stammmuskulatur. Lehnen Sie sich seitlich mit der Schulter an eine Wand und stellen Sie Ihre Füße etwas weiter weg als sonst. Ihr Körper bleibt dabei so steif wie ein Brett.

Je weiter Sie Ihre Füße wegstellen, umso schwieriger ist die Übung. Als Anfänger bleiben Sie mit den Füßen daher besonders dicht an der Wand, als Profi können Sie schon in eine sehr tiefe, aber dennoch im Oberkörper steife Position gehen.

Tipps und Tricks und wie geht es weiter?

- Versuchen Sie, während der gesamten Übung an der Wand entspannt zu lächeln. Das hilft Ihnen dabei, ruhig weiterzuatmen und eine gewisse positive Grundstimmung in das Muskeltraining zu bekommen.
- Wenn Sie keine Wand zur Verfügung haben, können Sie natürlich auch eine Laterne oder einen Baumstamm nehmen. Alles, was irgendwie aufrecht in der Welt herumsteht, kann zu Ihrem Fitnessgerät werden.
- Viele Menschen glauben, ein effektives Muskeltraining findet nur beim sich bewegenden Muskel statt. Aber auch die muskuläre Haltearbeit, die beim statischen Lehnen an der Wand notwendig ist, ist für einen Muskel sehr anstrengend und fordernd.
- Wenn Sie natürlich der absolute Crack sind und eigentlich schon von verschiedenen Regisseuren für die Verfilmung von Rocky 6 angefragt wurden, verlagern Sie die Übung an der Wand einfach auf den Boden. Denn letztendlich ist der Boden auch nichts anderes als eine liegende Wand.

FREITAG: ERNÄHRUNG

GERÖSTETE GESUNDHEIT

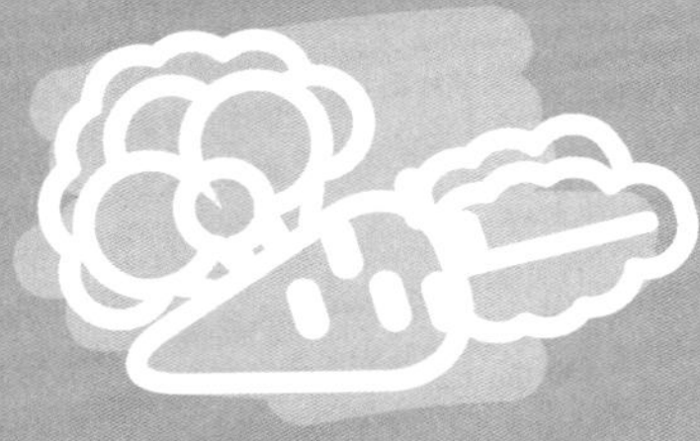

Unser heutiger 1-Minuten-Tipp ist ein sehr genussvoller. Wir machen heute nämlich eine Kaffeepause. Kaffee hatte früher zwar ein ziemlich schlechtes Image, inzwischen zeigt sich aber, dass Kaffee sogar gut für unser Wohlbefinden und unsere Gesundheit sein kann. So kann Kaffee zum Beispiel Entzündungsreaktionen im Körper senken oder Fetteinlagerungen aus der Leber entfernen. Am heutigen Freitag kümmern wir uns darum, wie man die optimale Wirkung aus dem Kaffee erzielt.

- ***Verminderung von Entzündungen***
- ***Antidepressive Wirkung***
- ***Aufhellung der Stimmungslage***
- ***Schützende Wirkung auf unser Erbgut***
- ***Lebensverlängerung***
- ***Vorbeugende Wirkung gegen Gebärmutterkörperkrebs und Leberkrebs***
- ***Senkung des Diabetesrisikos***
- ***Fantastischer Genuss***

Hintergrund und Einführung

Kaffee hatte lange Zeit einen richtig schlechten Ruf. Menschen mit Bluthochdruck sollten ihn am besten überhaupt nicht trinken, man könne nach einem Kaffeegenuss nicht mehr richtig schlafen, er mache abhängig und führe zu Herzrasen. All diese Erkenntnisse lassen sich allerdings bei der Betrachtung neuerer wissenschaftlicher Untersuchungen nicht mehr halten. Kaffee ist, zumindest in Maßen genossen, ein wahrer Gesundmacher.

Zunächst einmal müssen wir uns allerdings der Frage widmen, was eigentlich die richtige Kaffeedosis pro Tag ist. In der Regel wirken sich 3–4 Tassen Kaffee pro Tag positiv auf unsere Gesundheit aus. Und in dieser Menge ist der Kaffeegenuss nicht etwa mit einem Anstieg des Blutdrucks oder mit Herzrasen verbunden, sondern sogar mit einem geringeren Risiko für Herz-Kreislauf-Erkrankungen oder Schlaganfällen. Aber auch andere Erkrankungen lassen sich durch einen regelmäßigen Kaffeegenuss vorbeugen. Es gibt wissenschaftliche Untersuchungen zur Verminderung des Risikos für bestimmte Krebserkrankungen, so zum Beispiel Leberkrebs. Aber auch Parkinson, Diabetes, Alzheimer und Depressionen könnten weniger häufig auftreten, wenn man regelmäßig Kaffee trinkt.

Eins müssen wir allerdings vorab klarstellen: Schwangere sollten mit dem Kaffeetipp besonders vorsichtig sein. Denn ein übermäßiger Kaffeegenuss kann sich negativ auf die Gesundheit des Babys auswirken. Ebenfalls sollten Frauen, die bereits an einem Knochenschwund (Osteoporose) leiden, etwas weniger Kaffee trinken, da sich durch den Genuss die Osteoporose etwas verstärken kann.

Interessanterweise scheint das Koffein für viele der gesundheitlichen Wirkungen nicht verantwortlich zu sein. Betrachten wir zum Beispiel das gesenkte Diabetesrisiko, so tritt dieser Effekt auch bei entkoffeiniertem Kaffee auf – eine gute Nachricht also für alle, denen das Koffein im Kaffee zu schaffen macht. In der Tat kann das Koffein nämlich den Druck in den Blutgefäßen zunächst etwas in die Höhe treiben, auch wenn der Effekt nicht so groß ist, wie man im Allgemeinen annimmt. Nach einer Tasse Kaffee steigt der Blutdruck für ungefähr eine halbe Stunde um ungefähr 10–20 mmHg an. Wenn man allerdings regelmäßig Kaffee trinkt, gewöhnt man sich an das Koffein und dieser Effekt findet fast gar nicht mehr statt, das Getränk hat kaum noch Auswirkungen auf den Blutdruck.

Werfen wir noch einmal einen Blick auf einen weiteren Mythos des Kaffeegenusses. Viele meiner Patienten haben nämlich Sorge davor, Kaffee würde den Magen schädigen. In der Tat ist es so, dass die Bitterstoffe im Kaffee die Magenschleimhaut angreifen können. Allerdings hängt das sehr von der Sorte der Bohnen ab, die verwendet werden. Wenn man Magenbeschwerden nach einem

Durchführung und Anleitung

Ich persönlich nutze am liebsten den Espresso als Grundlage für mein Kaffeegetränk. Aus einem Espresso lassen sich verschiedene Kaffeespezialitäten zaubern. Idealerweise macht man den Espresso natürlich mit einer Siebträgermaschine. Allerdings haben nur die wenigsten von uns solch ein Gerät in der Küche stehen. Daher gibt es inzwischen einige Alternativen. In Italien ist zum Beispiel ein Espressokocher weit verbreitet. Dieses Gerät wird auf dem Herd erhitzt und produziert so ein espressoähnliches Getränk. Mit dem Espresso als Grundlage lassen sich nun verschiedene Kaffeespezialitäten zubereiten. Dem deutschen Filterkaffee am ähnlichsten ist der Americano. Hier wird ein Espresso mit 80 °C heißem Wasser aufgegossen und es entsteht ein »schwarzer Kaffee«. Aber auch verschiedene Milchkaffeevarianten, vom Cappuccino über den Flat White bis hin zum Latte Macchiato lassen sich aus dem Espresso zaubern, mit denen man die gesundheitsfördernde Wirkung des Kaffees genießen kann.
Wie sich die einzelnen Kaffeespezialitäten am besten herstellen lassen, würde den Rahmen dieses Buches sprengen. Ich empfehle daher, für die 1-Minuten-Strategie einfach in ein gutes Café zu gehen, am besten in ein solches, was eine Siebträgermaschine verwendet.
Keinesfalls sollte man allerdings Kapselkaffee oder gezuckerte Fast-Food-Varianten von Kaffee verwenden, da hier die gesunden Inhaltsstoffe des Kaffees kaum noch vorhanden sind.

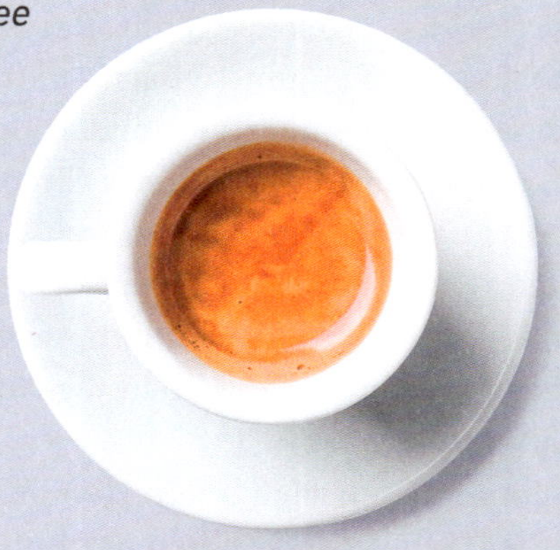

Kaffee bekommt, sollte man einmal die Bohne und vielleicht auch die Zubereitungsform ändern. In der Regel gilt der Espresso als recht gut verträglich. Ein Espresso enthält weniger Säure als zum Beispiel ein Filterkaffee, da diese beim längeren Rösten verloren geht.

Eine weitere Sorge vieler meiner Patienten war, dass Kaffee Krebs auslösen könnte. Und in der Tat stufte die Weltgesundheitsorganisation noch bis zum Jahr 2016 Kaffee als möglicherweise krebserregend ein. Grundlage waren Studien, die eine Verbindung zwischen Kaffeekonsum und Blasenkrebs zeigten. Allerdings lassen sich diese wissenschaftlichen Ergebnisse heute nicht mehr halten, da bei den Studien nicht sauber zwischen Kaffeekonsum und Tabakkonsum getrennt wurde. Wissenschaftler gehen im Gegenteil heute davon aus, dass Kaffee sogar vor bestimmten Tumorarten schützen könnte.

Es gibt allerdings einen Wermutstropfen: Wer sehr heißen Kaffee trinkt, erhöht sein persönliches Risiko, an Speiseröhrenkrebs zu erkranken. Das liegt aber nicht am Kaffee selbst, sondern an der heißen Temperatur des Getränks und trifft auch zum Beispiel auf Tee und andere Heißgetränke zu. Die heiße Flüssigkeit selbst gilt als Auslöser für die Zellschädigungen. Trinken Sie Ihren Kaffee daher mit einer Temperatur von unter 65 °C, um auf der sicheren Seite zu sein.

Zusammengefasst ist sich die Wissenschaft heute ziemlich einig: Kaffee ist ein gesundes Lebensmittel, wenn man ihn moderat genießt. Und die schönste Zusammenfassung: Wer Kaffee trinkt, lebt länger.

Tipps und Tricks und wie geht es weiter?

- Trinken Sie den Kaffee nicht über 65 °C, um die Zellen Ihrer Speiseröhre zu schonen.
- Wenn Sie Magenbeschwerden haben, greifen Sie zu entkoffeinierten Varianten.
- Wenn Sie noch niemals einen Espresso getrunken haben, suchen Sie sich ein wirklich gutes Café mit einer Siebträgermaschine. Schauen Sie dem Barista bei seiner Arbeit zu und verwickeln Sie ihn vielleicht sogar in ein kurzes Gespräch. Die Herstellung von Espresso ist eine wahre Kunst und nicht nur abhängig vom Können des Baristas, der Kaffeebohne, dem Röstgrad oder der Maschine, sondern sogar vom Luftdruck und dem Wetter. Der Genuss des ersten Espressos in Ihrem Leben mag eine neue Welt eröffnen.

SAMSTAG: BEWEGUNG

WACKELN SIE SICH FIT

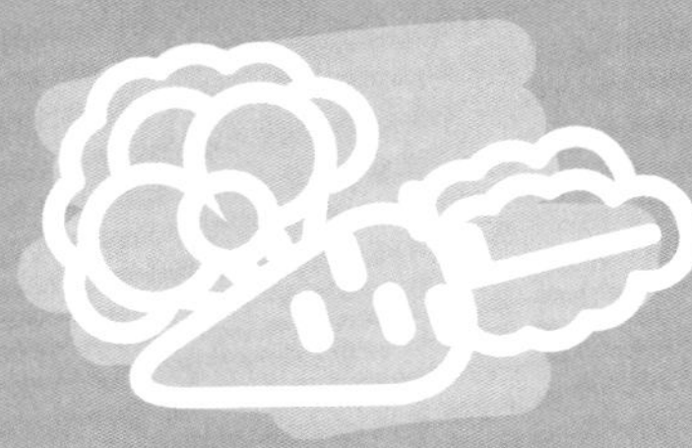

Mit beiden Beinen sicher im Leben stehen – diese deutsche Redensart kennen wir alle. Aber können Sie auch mit nur einem Bein sicher im Leben stehen? Oder vielleicht auf den Zehenspitzen? Was wir als Kinder intuitiv noch als einfach empfunden haben, gestaltet sich im Laufe des Lebens und vor allen Dingen im höheren Alter zunehmend als schwierig. Am heutigen Samstag werden wir versuchen, unsere Balance zurückzubekommen. Natürlich wie immer in nur 1 Minute.

- ***Verhinderung von Stürzen***
- ***Training der Muskulatur***
- ***Verbesserung unserer Propriozeption***
- ***Bessere Haltung***
- ***Verbesserung von Rücken- und Gelenkschmerzen***

Ich liebe es, durch den Wald zu joggen. Aber es ist mir in meinem Jogger-Leben mehr als einmal passiert, dass einer meiner Füße an einer Wurzel hängen blieb. Und je nachdem, in welcher Phase meines Laufschritts diese Wurzel mich blockiert hat, hat es mich mehr oder weniger aus dem Gleichgewicht gebracht. Im schlimmsten Fall habe ich mich lang hingelegt, bin also gestürzt. Glücklicherweise ist mir bislang dabei nichts Schlimmeres passiert, ich konnte mich irgendwie abfangen oder abrollen, und mehr als ein paar Schrammen und Schürfverletzungen habe ich nicht davongetragen.

Stürze sind allerdings eine große Gefahr für uns. Je älter wir werden, umso schlechter können wir uns abfangen, wenn wir aus der Balance geraten. Und wenn wir dann stürzen, sind die Folgen teilweise sehr heftig – auch hier wieder in Abhängigkeit des Lebensalters. Unsere Knochenstabilität, die sogenannte Knochendichte, kann im Laufe des Alterns abnehmen, und im äußersten Fall kann sich sogar eine Osteoporose entwickeln. Die Knochen verlieren an Festigkeit und können dann leichter, auch bei kleinen Verletzungen, brechen. Außerdem verlieren wir im Alter einen großen Anteil unserer Muskelmasse. Diese ist nicht nur einerseits dafür verantwortlich, durch Zug am Knochen diesen zu stärken, sondern sie wirkt um unsere Knochen auch wie eine schützende Schicht. Wenn wir mit einer gut ausgeprägten Muskulatur fallen, wirkt diese quasi wie ein Airbag auf die zerbrechliche Knochenstruktur – einer der Gründe, weswegen Muskeltraining auch im höheren Alter noch so viel gesundheitlichen Nutzen hat.

Am besten wäre es allerdings, wenn wir gar nicht erst stürzen würden, uns also gar nicht dem Verletzungsrisiko aussetzen. Bei meiner Laufrunde durch den Wald muss ich einfach vermehrt auf die Wurzeln achten, die meinen Weg kreuzen. Aber wenn es mich dann doch einmal hinschmeißt, dann wünsche ich mir, dass ich vor meinem Lauf mein Gleichgewichtssystem, meine Koordination und vor allem auch meine Propriozeption genügend trainiert habe.

Und genau um diese Fähigkeiten geht es am heutigen Samstag. Wir werden uns im heutigen Micro-Prep ein wenig aus der Balance bringen. Am einfachsten und am spaßigsten geht das mit einer wackeligen Oberfläche. Normalerweise sollte der Boden, auf dem wir stehen, fest und gerade sein. Das gibt uns Sicherheit. Wenn wir nun einen Schritt machen, um loszulaufen, bringen wir uns aus der Balance. Wir führen sozusagen einen kleinen Sturz durch, den wir allerdings mit dem anderen Bein, was nicht mehr auf dem Boden steht, abfangen. Dieses Prozedere nennen wir »Schritt«. Jedes Gehen ist also eigentlich ein kleiner kontrollierter Sturz, den wir erfolgreich abfangen. Wenn die Oberfläche, auf der wir stehen, allerdings nicht

Durchführung und Anleitung

Zunächst einmal müssen wir uns eine wackelige Oberfläche schaffen. Im Sporthandel gibt es hier einiges zu kaufen, vor allem sogenannte Wackelbretter. Diese Bretter sind zum Beispiel auf einem halben Ball befestigt, auf dem man dann herumbalancieren kann. Wir brauchen aber gar nicht tief in die Tasche zu greifen, auch wenn solche Propriozeptions-Trainingsgeräte sehr sinnvoll sind. In der Regel reicht es nämlich aus, wenn wir einfach ein weiches Sofakissen verwenden. Dieses Kissen legen wir auf den Boden und stellen uns drauf. Je dicker das Kissen ist, umso mehr simulieren wir eine unsichere Oberfläche. Wenn wir gar keinen festen Boden mehr durch das Kissen spüren, sollten wir schon relativ unsicher stehen. Nun können wir einige Übungen durchführen. Zunächst einmal schließen wir die Augen und versuchen, dennoch gerade stehen zu bleiben.

An dieser Stelle sei schon mal darauf hingewiesen, dass die Sturzgefahr bei dieser Übung natürlich relativ hoch ist. Wenn wir uns also unsicher auf unseren Beinen fühlen, sollten wir zum Beispiel einen Stuhl mit hoher Lehne daneben stellen, an dem wir uns festhalten könnten. Vielleicht hilft uns auch ein Freund dabei, der uns leicht abstützen kann oder mit einem einzigen Finger berührt. Allein diese Wahrnehmung gibt uns Stabilität. Übrigens beeinflusst auch unser Kiefer unsere Standfestigkeit. Das Stehen mit offenem Mund fällt uns schwerer als bei geschlossenem Mund.

Wir können auch versuchen, mit nur einem Bein auf dem Kissen zu stehen – zunächst mit offenen Augen, später auch mit geschlossenen Augen. Fällt es uns leichter, das Bein wie ein Storch nach oben zu ziehen, oder gelingt es uns auch, dass Bein nach vorne, hinten und zur Seite auszustrecken? Nicht vergessen, dass Standbein hin und wieder zu wechseln.

Wenn wir uns auf der wackeligen Oberfläche sicher fühlen, können wir einen Freund bitten, uns einen Ball zuzuschmeißen, den wir fangen und ihm zurückwerfen. Auch das wieder auf einem Bein und vielleicht sogar einmal durch die eigenen Beine hindurch zurückwerfen. Je wackeliger die Oberfläche ist, auf der wir stehen, und je instabiler die Positionen, die wir darauf einnehmen, umso besser wird unser propriozeptives System trainiert.

glatt, hart und eben ist, sondern weich oder wackelig, dann fällt uns bereits das reine Stehen schwer.

Aber genau diese Situation müssen wir trainieren, da im Laufe des Älterwerdens aufgrund der abnehmenden Nervenfunktionen unter anderem die Wahrnehmung des Bodens unter uns schlechter wird. Nicht nur die Gefühlswahrnehmung unserer Fußsohlen wird weniger, sondern auch die Informationen über die Spannung der Muskulatur der Beine und die Stellung unserer Gelenke, die unsere Nerven an unser Gehirn übermitteln, die sogenannte Propriozeption. Darüber hinaus nimmt auch die Funktion unseres Innenohrs ab, die unter anderem für unser Gleichgewicht verantwortlich ist. Und zu guter Letzt lässt auch unsere Sehschärfe nach, während wir älter werden – ein ähnlicher Effekt, als würden Sie versuchen, mit geschlossenen Augen auf einem Bein zu stehen.

Genauso, wie wir also bereits besprochen haben, uns das Leben muskulär etwas schwerer zu machen, sollten wir auch damit anfangen, uns das Leben bezüglich der Koordination etwas schwerer zu gestalten. Versuchen Sie zum Beispiel, wenn Sie in einem Bus des öffentlichen Personennahverkehrs unterwegs sind, sich nicht die ganze Zeit lang krampfhaft an der Haltestange festzuhalten, sondern diese auch ruhig einmal loszulassen. Halten Sie die Hand natürlich weiterhin in der Nähe der Stange, damit Sie nicht stürzen und sich verletzen. Aber die ein oder andere Koordinationsübung im Laufe des Tages, die Sie heute durchführen, kann Ihnen später einmal das Leben retten.

Und vielleicht gibt Ihnen der heutige Micro-Prep ja auch eine zusätzliche Motivation, den hart erkämpften Sitzplatz im Bus einem anderen Menschen zu überlassen, um dann auf einem Bein im Gang stehen zu bleiben. Aber vergessen Sie keinesfalls das Lächeln.

Tipps und Tricks und wie geht es weiter?

Neben der wackeligen Oberfläche gibt es noch viele andere Methoden, unsere Propriozeption und damit unsere Stabilität zu verbessern.

- Gehen Sie mit geschlossenen Augen. Das ist besonders effektiv, wenn man es barfuß macht.
- Laufen Sie barfuß am Strand oder auf einem Sandweg.
- Springen Sie auf dem Trampolin.
- Machen Sie Liegestütze oder Planks gestützt mit den Händen auf einem Ball oder einer Faszienrolle.
- Laufen Sie rückwärts.
- Surfen Sie oder fahren Sie SUP.

SONNTAG: STRESSABBAU

LASS BLUMEN UNTER DEN FÜSSEN WACHSEN

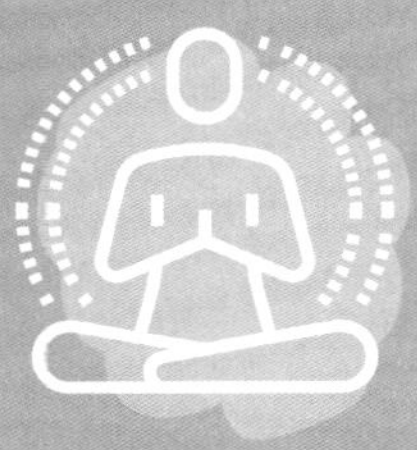

Sind Sie häufig depressiv verstimmt? Dann werden Sie heute wichtige Schritte dagegen unternehmen. Denn am heutigen Sonntag werden wir eine Achtsamkeitsübung in unseren hektischen Alltag einführen, mit der Sie Schritt für Schritt Ihre Stimmung heben und für innere und äußere Balance sorgen können.

- ***Stressreduktion***
- ***Verbesserte Balance***
- ***Verminderung von Ängsten***
- ***Linderung von Schmerzen***
- ***Verbesserung der Schlafqualität***
- ***Verbesserung von Depressionen***

»Ich hatte leider keine Zeit für Achtsamkeitsmeditation« ist ein häufiges Argument meiner Patienten, wenn ich mich nach dem Fortschritt der von mir zu einem früheren Zeitpunkt empfohlenen Stressreduktion erkundige. Na klar, da beißt sich der Hund in den Schwanz: Ich habe keine Zeit, ich fühle mich gestresst, ich will etwas dagegen tun, habe dafür aber keine Zeit, ich bin noch mehr gestresst. Wo lässt sich dieser Teufelskreis am besten unterbrechen?

Wir brauchen also eine Stressbewältigungsübung, die keinerlei Zeit benötigt. Eine Übung für Menschen, die gefühlt nicht einmal Zeit für die eine Minute eines Micro-Preps haben. Und ich sage bewusst »gefühlt«. Denn natürlich haben wir immer Zeit für etwas, was uns wichtig ist, gerade wenn es nur eine einzige Minute benötigt. Aber das Gefühl, dass wir diese Zeit nicht hätten, ist ein wahres, mächtiges Gefühl in uns – und Bestandteil unseres Stressempfindens.

Wir werden den heutigen Tag also etwas entschleunigen, um dem Stress Herr zu werden. Denn Stress ist ein schleichendes Gift. Auch wenn die Stressreaktion in unserem Körper ganz klar gute Ziele verfolgt – uns nämlich leistungsbereit macht –, ist sie im heutigen Alltag häufig dysfunktional. Ursprünglich sollte uns die Stressreaktion eigentlich nur auf zwei Situationen vorbereiten: auf Kampf oder auf Flucht. Beides sind Reaktionen, die für unser Überleben wichtig waren. Und unsere Ur-Ur-Urgroßeltern, die diese Stressreaktion nicht beherrschten, sind nicht unsere Ur-Ur-Urgroßeltern geworden. Wir wären dann nämlich gar nicht geboren worden, weil irgendein Konflikt unsere Ur-Ur-Urgroßeltern dahingerafft hätte.

Aber Flucht oder Kampf ist in der heutigen modernen Welt nicht immer die Lösung für unsere Probleme. Weder können wir unserem Chef einen Fausthieb ins Gesicht versetzen noch schreiend davonrennen, wenn er ungerecht zu uns war. Okay, wir könnten es. Genau einmal im Leben und dann wäre zumindest der Job weg. Aber auch wenn Flucht oder Kampf heute nicht mehr sozial erwünscht sind, sieht unser Körper das noch etwas anders. Er ist noch im Fight-or-Flight-Modus programmiert und schüttet all die Stresshormone und Neurotransmitter aus, die für die gleich folgende Aktivität notwendig ist – nur folgt die Aktivität nicht. Unser Körper bleibt regungslos zurück, auch wenn er innerlich höchst angespannt ist und in Kampfhormonen nur so schwimmt. Auf Dauer kann das nicht gut gehen. Der angestiegene Blutdruck, der schnellere Herzschlag, die angespannten Muskeln – all das braucht die Bewegung, das Abreagieren. Aber es passiert nichts. Und über die Zeit, über die Jahre hinweg nehmen unser Körper und unsere Seele Schaden. Stress ist zum schleichenden Gift geworden.

Interessanterweise können wir zwar die in uns vorprogrammierte Stressreak-

Durchführung und Anleitung

»Lass Blumen unter deinen Füßen wachsen«, sagte der Mönch Thich Nhat Hanh, wenn er über die Gehmeditation sprach, und drückte damit hervorragend das innere Bild aus, das uns dabei hilft. Bei der Gehmeditation versuchen wir, uns voll und ganz auf die Handlung zu konzentrieren, die wir gerade machen: Gehen. Konzentrieren ist aber vielleicht gar nicht das richtige Wort, denn bei einer Konzentration verengen wir den Fokus unserer Aufmerksamkeit, bei der Achtsamkeit hingegen erweitern wir den Fokus. Wir versuchen, all das wahrzunehmen, was es wahrzunehmen gibt. Wie ein Kind beobachten wir die Welt und schauen, was es alles zu entdecken gibt. Und wie ein Wissenschaftler versuchen wir, die Welt unvoreingenommen zu betrachten.

Lassen Sie uns mit der Gehmeditation starten. Vielleicht müssen Sie gerade sowieso von A nach B gehen – dann nutzen Sie diesen Weg. Oder Sie haben sich eine Minute Zeit für den heutigen Micro-Prep genommen und wollen eigentlich nirgendwo hin: Dann gehen Sie im Kreis. Aber wo Sie auch gehen, gehen Sie achtsam. Achten Sie auf jeden Schritt und beobachten Sie, was es zu erfahren gibt. Wie fühlt sich der Boden unter Ihren Füßen an? Ist er hart oder weich? Ist er warm? Ist er gerade oder schief? Haben Sie Schuhe an, Socken oder sind Sie barfuß? Können Sie das Gefühl wahrnehmen, das Blumen unter Ihren Füßen wachsen?

Da unser Geist langsam ist und es so viel wahrzunehmen gibt, werden Sie sich bei der Gehmeditation wahrscheinlich langsam schreitend fortbewegen. Aber egal, in welcher Geschwindigkeit Sie gehen, versuchen Sie, alles in sich aufzunehmen, was es zu erfahren gibt. Für eine Minute.

tion nicht abschalten, wir können sie allerdings bändigen. Der Hochschulprofessor Jon Kabat-Zinn aus den USA hat eine Methode etabliert, die er selbst MBSR genannt hat – *Mindfulness Based Stress Reduction*, also Achtsamkeitsbasierte Stressreduktion. Hierbei handelt es sich um eine wissenschaftlich überprüfte Methode der Stressreduktion mit Mitteln der Achtsamkeitsmeditation, die auch von Nicht-Buddhisten schnell erlernt und durchgeführt werden kann.

Aus dem Baukasten der MBSR werden wir uns heute bedienen und eine Achtsamkeitsübung in den Alltag bringen, für die es keine Ausreden mehr gibt. Wir können sie nämlich quasi nebenbei durchführen und brauchen nicht einmal ein Meditationskissen: die Gehmeditation.

Tipps und Tricks und wie geht es weiter?

- Das Waldbaden ist eine tolle Möglichkeit für eine Gehmeditation. Der Waldboden bietet viele verschiedene Untergründe, die wir erspüren können. Und alle unsere Sinne werden angesprochen, wenn wir achtsam durch einen Wald laufen: Wir riechen die Bäume und die Erde, wir hören die Vögel und fühlen den Wind und den Boden unter unseren Füßen.
- Aber auch die Stadt bietet viele Eindrücke, die wir bei einer Gehmeditation nutzen können. Denn bei der Achtsamkeit verzichten wir auf die Interpretation des Wahrgenommenen, wir betrachten es nur. Es ist uns egal, ob das Geräusch von einem singenden Vogel oder von einem vorbeifahrenden Rettungswagen stammt. Es ist lediglich ein Geräusch, das kommt und wieder geht. Wir können und wir wollen es nicht festhalten und nicht bewerten. Wir sind nicht das Geräusch, wir bestehen nicht aus ihm.

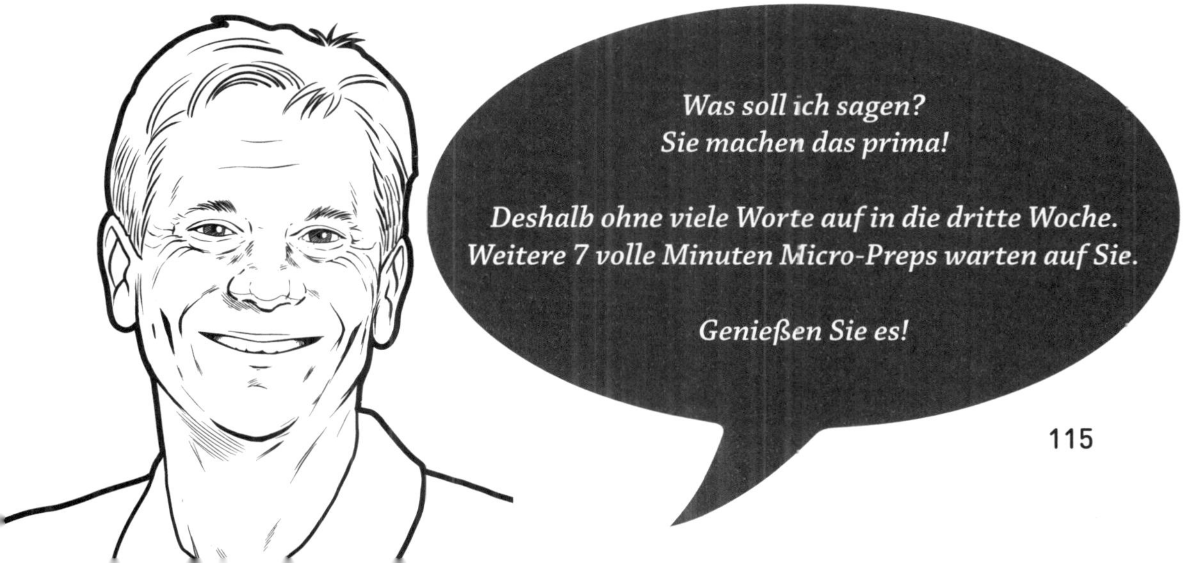
Was soll ich sagen?
Sie machen das prima!
Deshalb ohne viele Worte auf in die dritte Woche.
Weitere 7 volle Minuten Micro-Preps warten auf Sie.
Genießen Sie es!

WOCHE 3

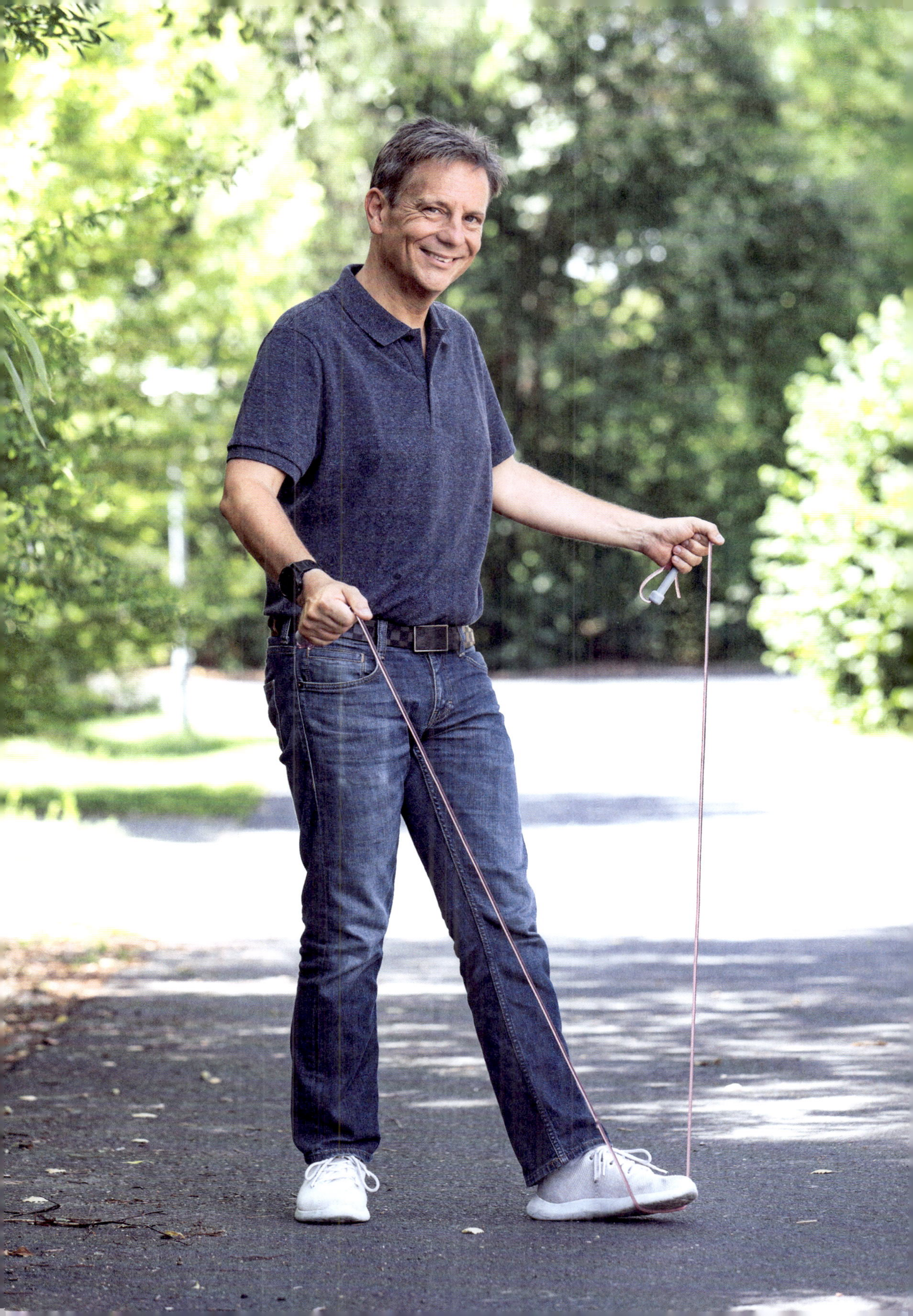

MONTAG: BEWEGUNG

ROCKY FÜR ALLE

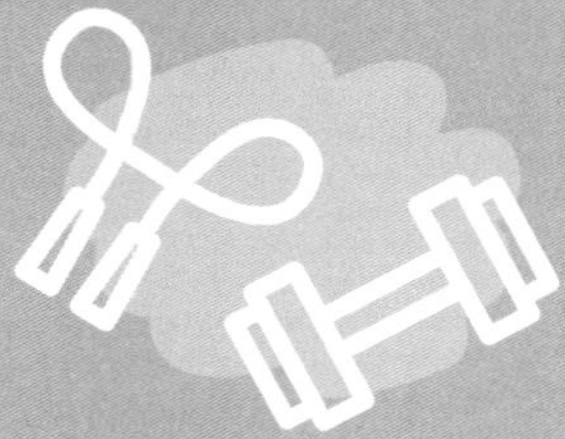

Montag ist unser Freude-Tag für Sport und Bewegung, und da darf Seilspringen nicht fehlen. Was am Anfang wie ein Kinderspiel aussieht, kann uns ganz schön den Schweiß auf die Stirn treiben. Aber nicht nur für unser Herz-Kreislauf-System ist das Seilspringen gut, sondern es hat vielfältige Wirkungen auf den gesamten Körper. Besonders interessant: Unsere Knochengesundheit wird gestärkt!

- ***Effektives Training für unser Herz-Kreislauf-System***
- ***Vorbeugung von Osteoporose***
- ***Vorbeugung von Arthrose***
- ***Gewichtsreduktion***

Hintergrund und Einführung

Teilweise muss man einer Sache einfach nur einen neuen Namen geben, um neuen Schwung in Althergebrachtes und Bewährtes zu bringen. Und das neue Wort für Seilspringen ist: *Rope Skipping*. Ja, ich finde, das klingt gleich viel sportlicher, trendiger und auch ein wenig gesünder. Aber das Seilspringen hat es auch, wenn man es mit dem alten Namen bezeichnet, wirklich in sich. Fast jeder von uns hat es zumindest in seiner Kindheit schon einmal ausprobiert, und daher sollte es uns auch als Erwachsener nicht sonderlich schwerfallen, wieder mit dem Seilspringen zu beginnen.

Richtig durchgeführt kann Seilspringen ein wahrer Jungbrunnen sein. Die Muskulatur von Beinen, Armen, Po und Rumpf wird gekräftigt, Gelenke mit ihren knorpeligen Strukturen gestärkt und einer Osteoporose vorgebeugt. Seil springen kann man eigentlich überall, allein oder mit anderen Menschen zusammen. Damit der Wohnzimmerboden nicht zu viel Schaden nimmt, sollte man allerdings auf Fliesen oder andere unverwüstliche Untergründe ausweichen. Mir macht Seilspringen übrigens besonders in der freien Natur Spaß und es ist mir egal, ob mir andere Menschen dabei zuschauen. Häufig ernte ich sogar das eine oder andere Lächeln, vor allem, wenn die Menschen um mich herum die kindliche Freude in mir entdecken.

Besonders interessant ist übrigens die Wirkung von Seilspringen auf unser Bewegungssystem, inklusive der kräftigenden Wirkung auf unsere Knochen.

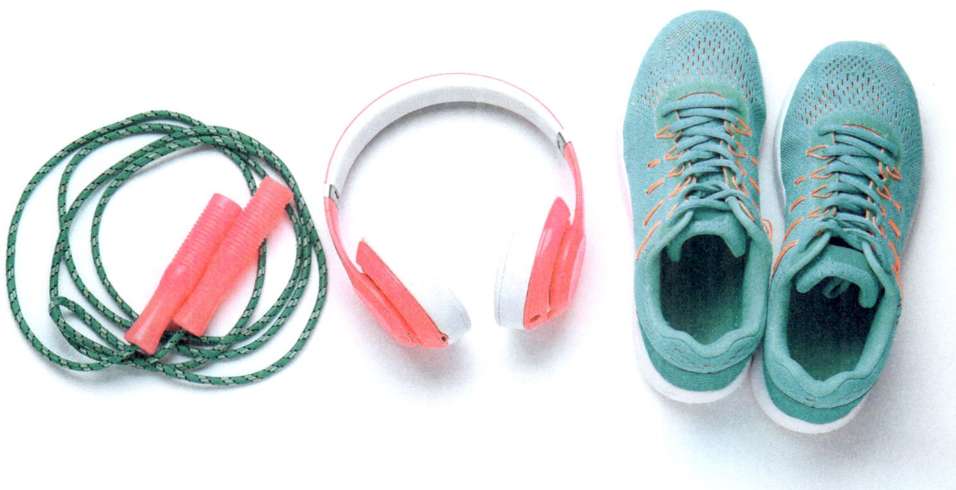

Durchführung und Anleitung

Wichtig ist die richtige Seillänge. Am besten stellt man sich mit den Fußspitzen auf die Mitte des Seils und zieht die Griffe zu sich nach oben. Im gestrafften Seilzustand sollten die Griffe bis dicht unter die Achselhöhlen reichen.

Nun werden die Arme abgesenkt, bis die Ellenbogen die Taille berühren. Hierbei zeigen die Unterarme leicht nach außen, sind aber fast waagerecht zum Boden. Die Füße können Sie zunächst parallel auf den Boden stellen und nun mit leicht gebeugten Kniegelenken das Springen beginnen.

Eine Drehung des Seils führt zu einem Sprung. Landen und starten Sie dabei auf dem Fußballen und nicht auf dem Hacken. Sie müssen auch gar nicht sonderlich hoch springen, gerade einmal so hoch, dass das Seil zwischen Fuß und Boden passt.

Natürlich gibt es neben dieser Technik noch weitere Varianten. Ein seitlich versetztes Springen, einbeinig, nach vorne, links oder rechts abwechselnd, mit mehreren Seildrehungen pro Schwung: Erlaubt ist alles, was Spaß macht.

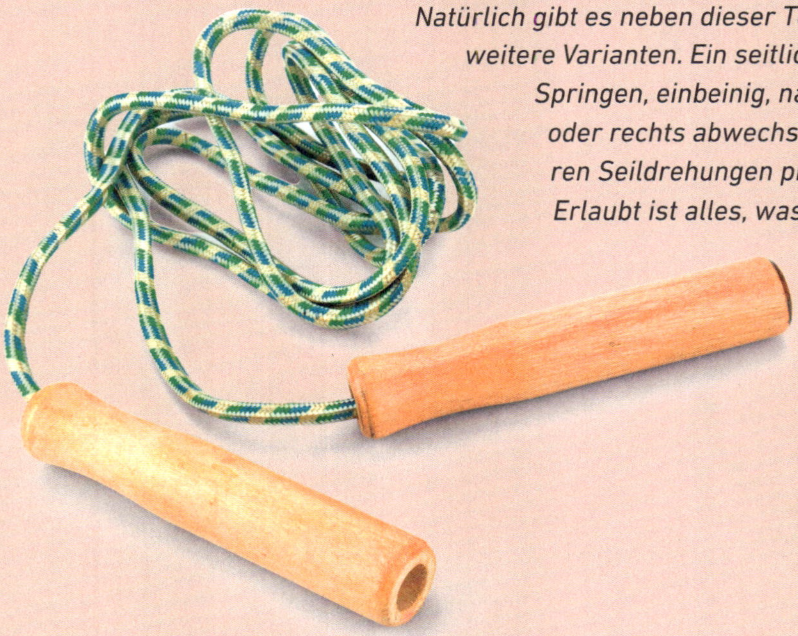

Wissenschaftliche Untersuchungen haben gezeigt, dass sich eine Osteoporose nicht nur durch die Einnahme von Vitamin D oder Kalzium vorbeugen lässt, sondern gerade die körperliche Bewegung im Vordergrund unserer Knochenkräftigung stehen sollte. Ausgedehnte Spaziergänge sind hierbei hilfreich. Wenn wir aber in nur einer Minute etwas für unsere Knochengesundheit machen möchten, brauchen wir etwas anderes als einen Spaziergang. Hier bietet sich das Seilspringen an.

Durch das Hochhüpfen kräftigen wir unsere Muskulatur, und zwar durch sogenannte »konzentrische Muskelkontraktionen«. Hierbei wird der Muskel angespannt, während er sich verkürzt. In der Landephase fangen wir uns mithilfe der »exzentrischen Muskelkontraktionen« ab. Nun spannt sich der Muskel an, wird durch die einwirkenden Kräfte allerdings gedehnt. Diese Belastung führt übrigens in den Anfangszeiten gerne zu Muskelkater am nächsten Tag, stellt jedoch einen sehr starken Wachstumsreiz für unsere Muskulatur dar. Und das ist gut so, denn wir benötigen kräftige Muskeln für starke Knochen. Aber auch die direkte mechanische Belastung unserer Knochen aufgrund des Sprungs werden die Knochen in ihren Strukturen verstärken und einem Knochenschwund, der Osteoporose, effektiv vorbeugen.

Ich springe übrigens am liebsten barfuß, dann habe ich neben der kräftigenden Wirkung noch gleichzeitig ein starkes Training meiner Koordination durch die sogenannte Propriozeption der Füße. Die kleinen Nervenrezeptoren der Fußsohlen werden hierbei stimuliert und das hilft mir auch im Alltag, aufrechter durch das Leben zu gehen, und verhindert im Laufe der Zeit wahrscheinlich so einige Stürze.

Tipps und Tricks und wie geht es weiter?

- Achten Sie auf einen gleichmäßigen Rhythmus. Das erleichtert das Durchschwingen des Seils.
- Springen zum Takt von Musik macht besonders viel Spaß.
- Auch auf andere Sportarten hat das Training mit dem Seil positive Auswirkungen. Nicht umsonst ist das Seilspringen ein fester Bestandteil im Training von Boxern. Als ergänzende Übung verbessert es auch die Leistungen anderer Trainingsbereiche, zum Beispiel beim Laufen oder Fußball.
- Sie können sich die fließenden Bewegungen der Muskulatur auch wie einen Tanz vorstellen. Und wenn Sie so richtig im Flow sind: Singen Sie doch einfach laut zur Musik mit.

DIENSTAG: ERNÄHRUNG

BIER ALS ZAUBERTRANK ZUR GESUNDHEIT

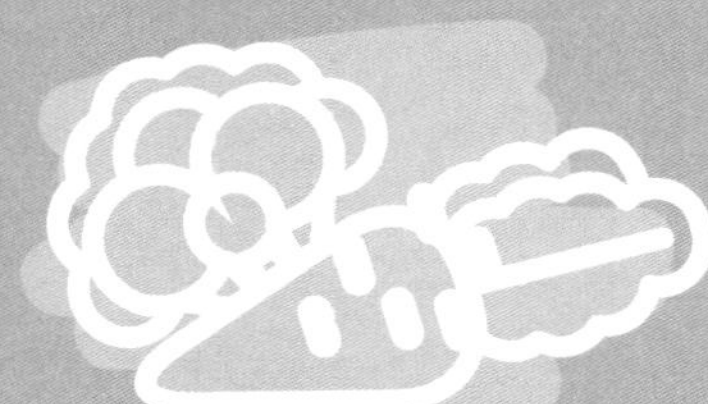

Wie wir wissen, können wir unser Mikrobiom mit verschiedenen Maßnahmen kräftigen. Und kräftigen bedeutet vor allem, die Verschiedenheit der Mikroorganismen in unserem Darm zu erhöhen – also für eine größere Diversität zu sorgen.
Neben Ballaststoffen und resistenter Stärke können Polyphenole genau das leisten. Am heutigen Dienstag kümmern wir uns daher um genau diesen Mechanismus. Und wir machen das mit der größten Freude: Wir machen es mit Bier!

- ***Verbesserung des Mikrobioms***
- ***Aktiver Zellschutz***
- ***Blutdrucksenkung***
- ***Entzündungshemmung***

Hintergrund und Einführung

Wenn wir an Bier denken, so denken wir in der Regel nicht zuallererst an die gesundheitsfördernden Wirkungen, die im Bier stecken. Eher fallen uns die Bilder von gefüllten Biergärten und ausgelassenen Festen oder aber von Eckkneipen, betrunkenen Menschen und Leberschäden ein. Dennoch ist Bier eines der beliebtesten Getränke von uns Deutschen. Rund 92 Liter Bier trinkt jeder Deutsche im Durchschnitt pro Jahr. Das sind unglaubliche 300 Flaschen! Und das machen wir vielleicht sogar genau richtig. Denn bei Bier, vor allem in seiner alkoholfreien Variante, handelt es sich erstaunlicherweise um ein gesundes Lebensmittel.

Während man früher vor allem die Mineralstoffzusammensetzung des gebrauten Getränks in den Fitness-Fokus stellte, weisen neueste Studien darauf hin, dass Bier eine gesundheitsförderliche Wirkung über Umwege hat. Und wieder einmal spielt unser Mikrobiom dabei eine wesentliche Rolle. Im Jahr 2022 fanden Wissenschaftler in einer Studie heraus, dass Bier für eine gesunde, vielfältige Darmflora sorgen kann. Die Forscher ließen Probanden einen Monat lang jeden Abend eine Flasche Bier trinken und analysierten das Mikrobiom im Darm. Mit überraschendem Ergebnis: In den Stuhlproben der Probanden konnten die Forscher eine

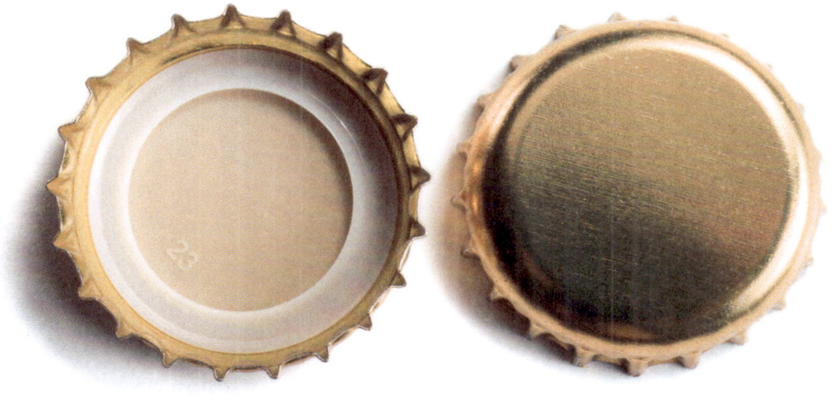

Durchführung und Anleitung

Sie werden es sich schon gedacht haben, natürlich empfehle ich die alkoholfreie Variante von Bier. Wir Ärzte wissen inzwischen, dass bereits geringe Mengen an Alkohol negative Auswirkungen auf unseren Körper haben können. Daneben ist die Alkoholsucht eine nicht seltene und lebensbedrohende Erkrankung, sodass ich als Arzt nicht seriös einen regelmäßigen Alkoholkonsum empfehlen könnte, selbst wenn er positive Auswirkungen auf unser Mikrobiom hat. Glücklicherweise zeigten die wissenschaftlichen Untersuchungen aber, dass auch alkoholfreie Varianten von Bier unser Mikrobiom günstig beeinflussen können. Sie tun das genauso gut wie ihre alkoholischen Varianten.
Die Durchführung des heutigen Micro-Preps ist denkbar einfach: Kaufen Sie sich ein alkoholfreies Bier und genießen Sie es.
Was wir aber nicht vergessen dürfen, ist, dass der Genuss von Bier auch eine gewisse Energie mit sich bringt. Anders also als beim Trinken von reinem Wasser sollten wir Bier als Nahrungsmittel und nicht als Getränk verstehen. Hier im Vergleich die Kalorien verschiedener Getränke:

- *Bier: 43 kcal pro 100 ml*
- *Weißbier: 38 kcal pro 100 ml*
- *Apfelsaft: 46 kcal pro 100 ml*
- *Cola: 38 kcal pro 100 ml*
- *Fettarme Milch: 48 kcal pro 100 ml*

Sie sehen also, Bier ist von den Kalorien her durchaus vergleichbar mit Cola und Milch. Es gibt unterschiedliche Studien, die gezeigt haben, dass ein mäßiger Biergenuss das Körpergewicht nicht negativ beeinflusst, und auch in der wissenschaftlichen Untersuchung zum Mikrobiom gab es bei den teilnehmenden Probanden keine Gewichtszunahme. Wir sollten uns allerdings vor Augen führen, dass die optimalen Durstlöscher immer noch Wasser und ungesüßter Tee sind. Darüber hinaus verstärkt Bier unser Hungergefühl. Hierfür sind vor allem die Bitterstoffe des Hopfens verantwortlich, die eine appetitanregende Wirkung haben.
Wenn wir den heutigen Micro-Prep allerdings wie eine medizinische Maßnahme betrachten und das Bier als Nahrungsmittel und nicht als Getränk, sollten wir keine Gewichtsprobleme bekommen, da wir das Bier ja nicht in Massen trinken, sondern nur in therapeutischen Dosen.

Zunahme der gesund machenden Bakterien feststellen. Dabei war es unerheblich, ob es sich um alkoholhaltiges oder alkoholfreies Bier handelte. Wahrscheinlich sind für diesen Effekt die Polyphenole verantwortlich, die natürlicherweise im Bier vorkommen. Hierbei handelt es sich um pflanzliche Mikronährstoffe. Aber anders, als wenn wir Polyphenole über einen Salat zu uns nehmen würden, spielen beim Bier vor allem die Polyphenole aus dem Hopfen eine wesentliche Rolle. Besonders interessant, da wir Hopfen sonst eigentlich nicht auf unserem Speiseplan haben, denn wer isst zum Beispiel schon einen Hopfensalat?

Wie gesagt, früher wurden die gesundheitlichen Wirkungen von Bier vor allem auf den hohen Mineralstoffgehalt zurückgeführt. Es galt sozusagen als das perfekte isotonische Getränk. Allerdings sind die im Bier erhaltenen Mineralstoffe, Spurenelemente und Vitamine sehr stark verdünnt. Daher ist es medizinisch nur schwer vorstellbar, dass sich der Mineralstoffgehalt wirklich bedeutsam auf unseren Elektrolythaushalt im Blut auswirken könnte. Wenn man allerdings nach dem Sport zu einem Mineraldrink greifen möchte, so ist ein alkoholfreies Bier sicherlich die bessere Variante als die gezuckerten Sportdrinks.

Bei den Mineralstoffen im Bier ist die Wirkung auf das Mikrobiom unabhängig von der Dosis. Hier reichen schon geringe Mengen aus, um große Wirkungen zu erzielen.

Übrigens versucht die Industrie inzwischen sogar die Nebenprodukte des Brauereiprozesses gesundheitlich zu verwenden. Es bleibt spannend, wohin sich die Medizin in Sachen Bier entwickeln wird.

Vielleicht gibt es ja sogar irgendwann einmal Bier in Kapselform – natürlich ohne Schaumkrone.

Tipps und Tricks und wie geht es weiter?

- Achten Sie darauf, dass einige alkoholfreie Biere häufig einen gewissen Anteil an Restalkohol beinhalten. Setzen Sie daher eher auf komplett alkoholfreie Marken.
- Wenn Sie bereits jeden Tag ein Feierabendbier trinken, müssen Sie kein weiteres Bier in den Tag einführen. Sie haben dann bereits Ihr Mikrobiom ausreichend gefüttert.
- Wenn Sie sich gar nicht für Bier begeistern können, müssen Sie auf andere Art und Weise Polyphenole zuführen. Sie finden diese vor allem in den Randschichten von Obst, Getreide und Gemüse. Ein Brot mit Weizenvollkorn, grüner Tee, Walnüsse oder Trauben enthalten ebenfalls viele Polyphenole und stellen eine gute Alternative zu Bier dar.

MITTWOCH: ERNÄHRUNG

POWERSÄFTE FÜR EIN LANGES LEBEN

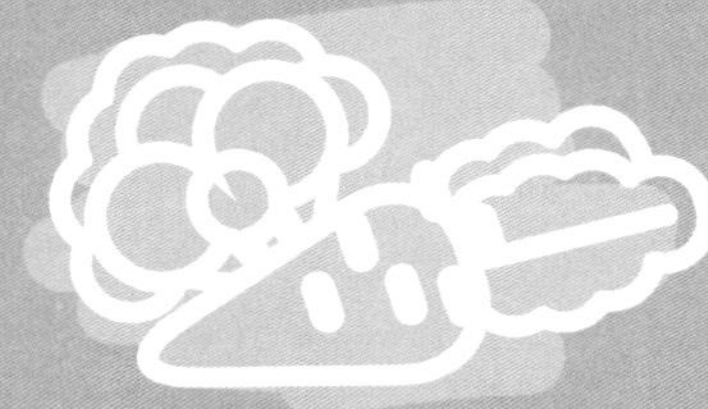

Auch der heutige Mittwoch steht unter dem Motto des leicht durchführbaren Verzichts. Mit einer im Alltag gut durchführbaren Methode bringen wir unseren Körper in den Fastenstoffwechsel. Und wie lange müssen wir uns vorbereiten? Genau 1 Minute.

- ***Steigerung wichtiger Zellreinigungsprozesse***
- ***Verbesserung des Zuckerstoffwechsels***
- ***Verbesserung der Körperwahrnehmung***
- ***Verhaltensänderung in der Ernährung***

Hintergrund und Einführung

Viele Menschen stellen sich unter Fasten vor allem Nahrungsverzicht vor – also vereinfacht gesagt: das Nicht-Essen. Wenn wir so eine Fastenzeit im Alltag durchführen wollen, wird uns das allerdings relativ schwerfallen. Schnell werden wir merken, dass uns sehr viel Energie fehlt – genau die Energie, die wir brauchen, um unseren normalen Alltag zu bewerkstelligen. Wenn ich also einfach mit dem Essen aufhören würde, um einen kompletten Fastentag einzulegen, kann es sein, dass ich mich müde und antriebslos fühle und bereits am Mittag das Gefühl habe, meinen Alltag nicht schaffen zu können. Häufig wird dann solch ein Entlastungstag oder Fastentag einfach abgebrochen. Sehr schade!

Eine gute Methode, um auch im Alltag noch betriebsbereit zu bleiben, nebenher aber die positiven Wirkungen des Fastens zu genießen, ist der sogenannte *Juice-Fast*, also ein Fasten mithilfe von Säften. Und da wir die volle Kraft der Fastenprozesse für uns nutzen möchten, sollten in dieser Zeit freie Kohlenhydrate und tierisches Eiweiß nicht auf unserem Ernährungsplan stehen. Denn dadurch würden die Fastenprozesse in unserem Körper sehr zuverlässig gestoppt werden. Also ist ganz klar, dass an einem Juice-Fast-Tag keinesfalls Milchprodukte o. Ä. gegessen oder getrunken werden sollten. Und das trifft auch auf den kleinen Schluck Milch im Kaffee zu.

Historisch bedingt ist Kaffee übrigens beim Fasten nicht erlaubt, anders als Tee. Wissenschaftlich gesehen lässt sich das allerdings heutzutage nicht mehr

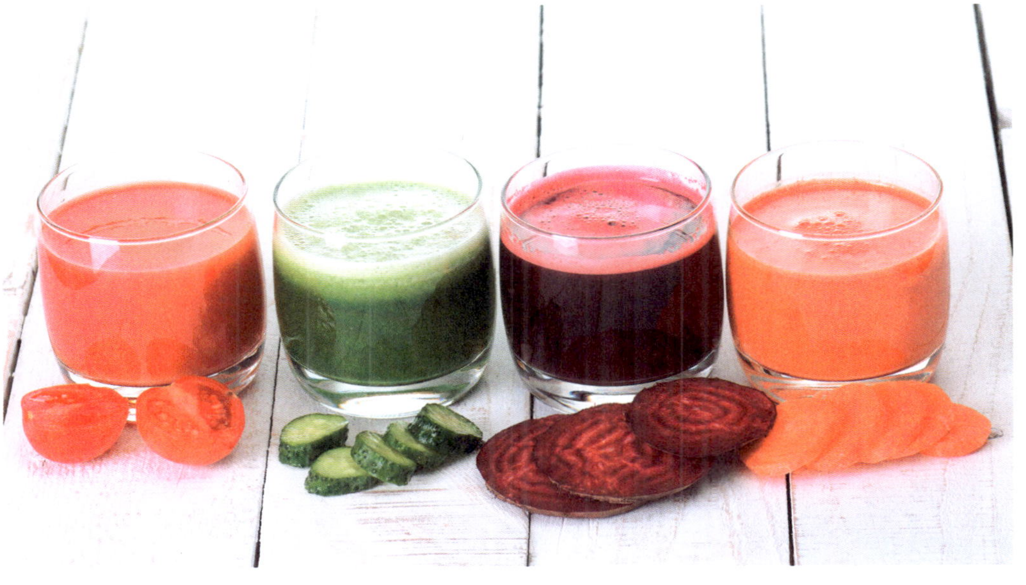

Durchführung und Anleitung

Idealerweise besitzen Sie natürlich bereits einen Entsafter. Aus diesem lassen sich Säfte zubereiten, die an Frische und Geschmack kaum zu überbieten sind. Falls Sie noch keinen Juicer haben, Ihren Haushalt aber um solch ein Gerät bereichern wollen, werden Sie erstaunt sein, wie viele unterschiedliche Geräte und Philosophien dahinterstecken. Einige Menschen schwören auf Slow-Juicer, die besonders langsam den Saft aus Gemüse und Obst pressen und dadurch die Inhaltsstoffe nicht durch eine eventuelle Hitzewirkung zerstören. Aber unterschiedliche Entsafter haben auch unterschiedliche Preise, und so kann es sein, dass man schnell in einem Preisbereich deutlich über 1000 Euro landet. Wer das, verständlicherweise, nicht für die eine Minute am Mittwoch ausgeben möchte, kann sich natürlich auch mit Gemüsesäften aus dem Handel begnügen. Hierbei ist allerdings darauf zu achten, dass der Anteil an Obst in dem Saft gering sein muss, um den oben genannten Zuckergehalt möglichst tief zu halten. Es gibt Hersteller, die Saft gebündelt in einer Kiste anbieten, sodass man eine ganze Woche lang einen Juice-Fast durchführen kann und sich über die Zusammensetzung der Säfte keine Gedanken machen muss. Aber für unseren heutigen Micro-Prep ist das gar nicht notwendig – bei uns geht es schließlich nur um den heutigen Tag.

Eine sehr schmackhafte Alternative zum eigenen Entsafter oder dem Gemüsesaft in Flaschen sind Saftstände, die wir häufig in größeren Einkaufszentren finden. Hier werden Säfte mit industriellen Entsaftungsmaschinen frisch hergestellt. Und mit etwas Glück können Sie den Betreiber dieses »Saftladens« vielleicht sogar überzeugen, Ihnen einen reinen Gemüsesaft ohne oder mit ganz wenig Obstanteil zu zaubern.

Ich möchte an dieser Stelle noch einmal kurz auf den Unterschied zwischen Smoothie und Saft eingehen, der für unseren Fastentag extrem wichtig ist. Während ein Smoothie alle Bestandteile der Pflanze, also des Obstes oder des Gemüses, beinhaltet, finden wir im Saft nur die flüssigen Bestandteile, die aus dem Pflanzenskelett herausgepresst wurden. Beim Fasten dürfen wir keinesfalls die komplette Pflanze essen, also den Smoothie wählen, sondern müssen tatsächlich auf den Saft zurückgreifen, um die Fastenprozesse nicht zu stören.

Unser Tag ist nun ganz einfach: Ersetzen Sie alle Mahlzeiten durch Gemüsesaft. Nebenher können und sollten Sie ungesüßten Früchte-Tee oder Wasser trinken.

Genießen Sie Ihren Tag der Entlastung in der Gewissheit, dass alle wichtigen Fastenprozesse an diesem Tag ihre volle Wirkung entfalten werden.

halten, da Kaffee die Fastenprozesse sogar verstärken kann. Lediglich wenn es psychologisch um eine »Entgiftung« geht, könnte es Sinn machen, auf Kaffee zu verzichten, da man sich schließlich von allen stimulierenden Substanzen fernhalten möchte. Aus medizinischer Sicht ist allerdings nichts gegen einen schwarzen Kaffee oder einen schönen Espresso einzuwenden – solange man auf Zucker und Milch verzichtet.

Bei den Säften, die man während eines Juice-Fast-Tages zu sich nimmt, müssen Gemüsesäfte im Vordergrund stehen. Obstsäfte sind eher problematisch, da sie einen hohen Anteil an frei verfügbarem Zucker haben und dadurch in der Lage sind, Fastenprozesse zu hemmen. Anders ist das bei Gemüsesäften, die ihre Kohlenhydrate dem Stoffwechsel nur langsam zuführen. Dennoch geben uns Gemüsesäfte ausreichend Energie für den Tag, sodass ein Juice-Fast-Tag deutlich einfacher durchzuführen ist als ein Tag, an dem man komplett auf jegliche Nahrung verzichtet.

Tipps und Tricks und wie geht es weiter?

- Tomatensaft kann auch im Topf leicht erwärmt werden und erinnert dann eher an eine Suppe. Solch ein Tellerchen zum Mittag oder zum Abend genossen kann den Fastentag einfacher machen, da einen das Süppchen an »richtiges Essen« erinnert.
- Mir schmecken Gemüsesäfte besser, wenn sie gekühlt sind. Ein paar Eiswürfel aus der Gefriertruhe machen mir den Fastentag leichter.
- Auch wenn Sie ausreichend Energie für Ihren Alltag durch die Gemüsesäfte erhalten werden, kann es sein, dass die Umstellung auf den Fastenstoffwechsel anstrengend ist und Sie am heutigen Mittwoch eher müde sein werden. Seien Sie also nicht besorgt, das ist normal. Und seien Sie nicht zu streng mit sich, wenn heute vielleicht nicht alles ganz so rundläuft.
- Fasten ist auch immer mit einer Selbsterkenntnis verbunden. Achten Sie einmal darauf, welche Lebensmittel Sie im Laufe des Tages normalerweise zu sich nehmen. Mir zum Beispiel ist erst im Verlauf von mehreren Fastentagen klar geworden, wie häufig ich sonst zu irgendwelchen Zwischenmahlzeiten greife. Und auch wenn diese Zwischenmahlzeiten gesunde Snacks sind – wie zum Beispiel Nüsse, Samen oder Obststückchen –, es sind Zwischenmahlzeiten, die auch die kleinen Fastenperioden im Laufe des Tages unterbrechen. Hierdurch steigt unter anderem der Blutzuckerspiegel, Insulin wird ausgeschüttet und der Stoffwechsel belastet.

DONNERSTAG: BEWEGUNG

DIE FLAMINGO-STRATEGIE

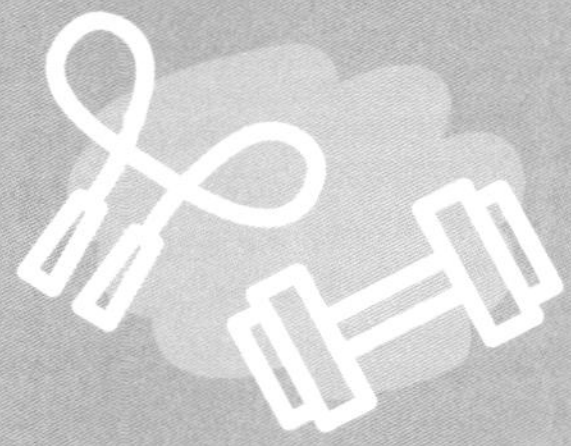

Wissen Sie, was einer der größten gesundheitlichen Risikofaktoren im Alter ist? Stürze! Auch wenn wir das im jungen und mittleren Lebensalter gar nicht so auf dem Schirm haben, kann ein Sturz den Unterschied zwischen Gesundheit und Krankheit oder sogar Leben und Tod ausmachen. Und hierbei geht es nicht um Hochgeschwindigkeitsstürze, wie zum Beispiel vom Fahrrad oder Motorrad, sondern um ganz normales Fallen im Alltag. Daher ist es wichtig, bereits in jüngeren Jahren den Körper in seiner Koordination und Balance zu stärken. Und das machen wir am Donnerstag in nur 1 Minute.

- ***Verbesserung der Balance und Koordination***
- ***Verbesserung der Muskelkraft***
- ***Verbesserung der Haltung***
- ***Verminderung von Stürzen***
- ***Eine Menge Spaß***

Hintergrund und Einführung

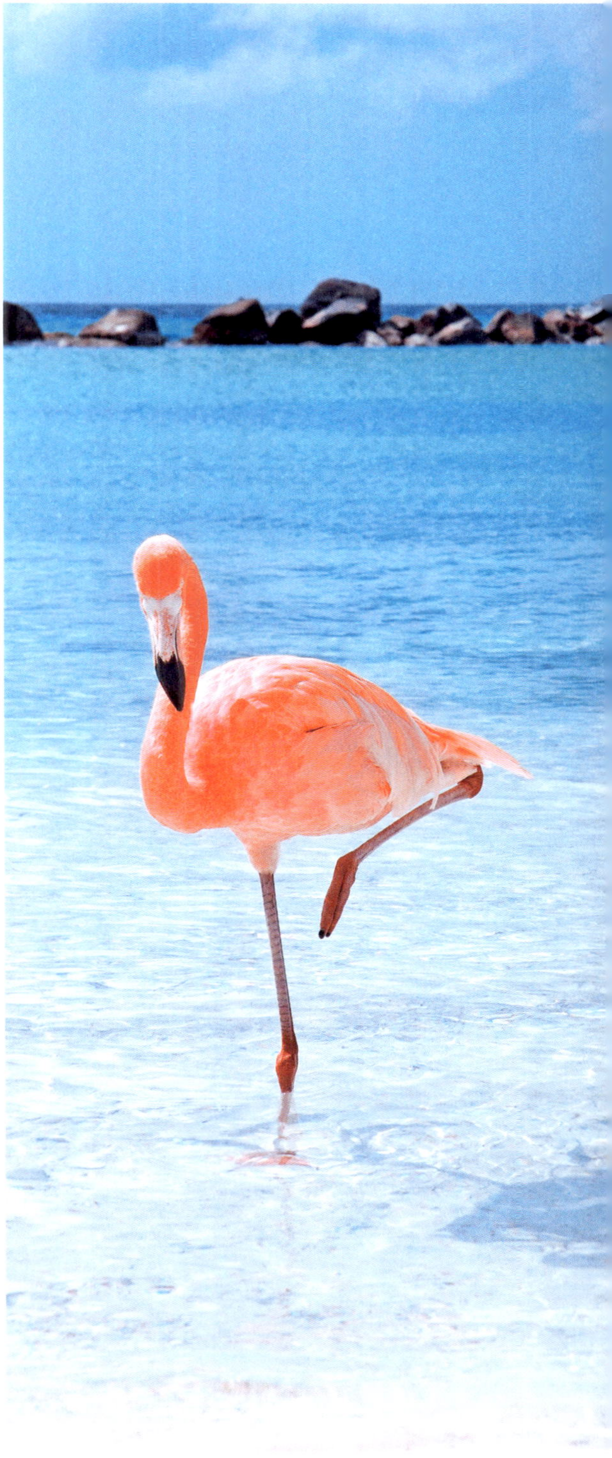

Wenn ältere Menschen stürzen, habe ich als Hausarzt immer besonders viel Angst. Schnell können Knochen, wie zum Beispiel der Oberschenkelhals, brechen. Das führt dann häufig zu einer länger andauernden Mobilitätseinschränkung – und das kommt gar nicht selten einem Todesurteil gleich. Auch wenn in den letzten Jahren die Sterblichkeit nach Brüchen des Oberschenkelhalses zurückgegangen ist, sind Stürze im höheren Lebensalter dennoch ein großer Risikofaktor. Aber auch in jüngeren Jahren ist Gleichgewicht und Koordination wichtig. Menschen mit guter Koordination bewegen sich geschmeidiger durchs Leben und haben weniger häufig Schmerzen des Bewegungsapparates.

Grund genug, am Donnerstag eine Minute für dieses Training zu reservieren. Wenn Ihnen jetzt vor Staunen der Mund offen steht, sollten Sie ihn lieber schnell wieder schließen. Wissenschaftliche Untersuchungen haben nämlich gezeigt, dass die Öffnung des Mundes die Stabilität unseres Standes beeinflussen kann. Vereinfacht gesagt: Mit offenem Mund stehen wir unsicherer. Das haben Wissenschaftler aus Japan herausgefunden. Sie baten ihre Versuchspersonen, mit geöffneten Augen auf einem Bein zu stehen, und maßen die Zeit, in der das problemlos gelang. Wenn die Versuchspersonen dabei den Mund geöffnet hatten, konnten sie im Durchschnitt ungefähr 21 Sekunden auf einem

Durchführung und Anleitung

Ziehen Sie Schuhe und Socken aus und stehen Sie barfuß für 30 Sekunden auf einem Bein. Danach wechseln Sie und stehen für weitere 30 Sekunden auf dem anderen Bein. Lassen Sie die Augen geöffnet und fixieren Sie einen festen Punkt vor sich. Wenn es Ihnen am Anfang schwerfällt, benutzen Sie die Hände als Balancehilfe. Das Stehen auf einem Bein ist ungewohnt und gar nicht mal so einfach. Falls es Ihnen überhaupt nicht gelingen mag, dürfen Sie sich am Anfang zunächst auch an einem Möbelstück festhalten. Vielleicht hilft es auch, nur mit der Fingerspitze einen festen Gegenstand in der Umgebung zu berühren.

Die Profis unter uns, für die der Einbeinstand mühelos möglich ist, können mit dem nicht belasteten Bein ein wenig kreisende Bewegungen in der Luft machen oder sich sogar auf eine wackelige Oberfläche, wie zum Beispiel ein Sofakissen, stellen. All das, was uns aus der Balance bringt, hilft uns bei der Übung – sofern wir die Balance ohne Hilfsmittel selbst wiedererlangen können.

Wir sollten die Übung übrigens barfuß ausführen, um die sogenannte Propriozeption zu trainieren, bei der es sich um die Eigenwahrnehmung der Körperposition und das gefühlte Verständnis handelt, in welcher Lage sich unser Körper im Raum befindet. Hierbei helfen uns die feinen Nervenendungen der Fußsohle, die besonders tätig werden können, wenn sie nicht von Socken oder Schuhen bedeckt sind.

Bein balancieren. Hatten sie den Mund geschlossen, gelang ihnen das ungefähr 25 Sekunden lang. Balance und Gleichgewicht ist also nicht nur die Aufgabe unseres Innenohrs, der Stellmuskeln des Skeletts oder der optischen Eindrücke unserer Augen. Nein, auch Strukturen, an die wir zunächst gar nicht denken, wie unser Kiefergelenk, spielen dabei eine bedeutsame Rolle.

Halten wir also die Augen offen, den Mund geschlossen und begeben wir uns in die unsichere Position des Einbeinstandes. Dadurch trainieren wir unser Gleichgewichtssystem und auch die Muskulatur.

Tipps und Tricks und wie geht es weiter?

- Eine schöne Yogaübung, bei der wir unsere Balance trainieren können, ist der »Baum«. Hierbei werden die Muskeln im Bein gestärkt sowie die Tiefenmuskulatur des Rumpfes und entlang der Wirbelsäule. Neben unserem Gleichgewicht verbessern wir gleichzeitig unsere Körperhaltung. Wie der Baum durchgeführt wird, sehen Sie auf Seite 147.
- Nehmen Sie einen stabilen Stand ein, die Füße sollten hüftbreit auseinandergestellt werden. Lassen Sie die Schultern entspannt nach hinten und nach unten sinken und achten Sie darauf, dass kein Hohlkreuz entsteht. Verlagern Sie nun das Gewicht auf ein Bein, zum Beispiel das linke. Dann heben Sie das rechte Knie so weit nach oben, wie es geht, und setzen den Fuß mit der Sohle am Oberschenkel des anderen Beins auf. Wenn Ihnen das nicht sofort gelingt, dürfen Sie den Fuß auch gerne etwas tiefer ansetzen. Sie dürfen hierfür auch mit den Händen nachhelfen. Führen Sie nun Ihre Hände vor der Brust zusammen, fixieren Sie einen Punkt vor sich und genießen Sie das Stehen auf einem Bein. Nach 30 Sekunden wechseln Sie die Seite.
- Wenn Ihnen das Stehen auf einem Bein bereits leichtfällt, stellen Sie sich einfach auf einen wackeligen Untergrund: ein Sofakissen, eine Bettdecke, ein fahrendes Skateboard – was immer für Sie ein ausreichender Trainingsreiz ist.
- Ich selbst stehe besonders gerne beim Zähneputzen auf einem Bein. Diese Zeit am Tag verbringe ich sowieso recht gelangweilt, also kann ich sie auch für diese Übung nutzen. Außerdem fällt mir das Stehen auf einem Bein aufgrund des geöffneten Mundes recht schwer. Ein großartiges Training! Aber wichtig: Nicht mit der Zahnbürste im Mund stürzen!

FREITAG: ERNÄHRUNG

IT'S SO EASY BEING GREEN

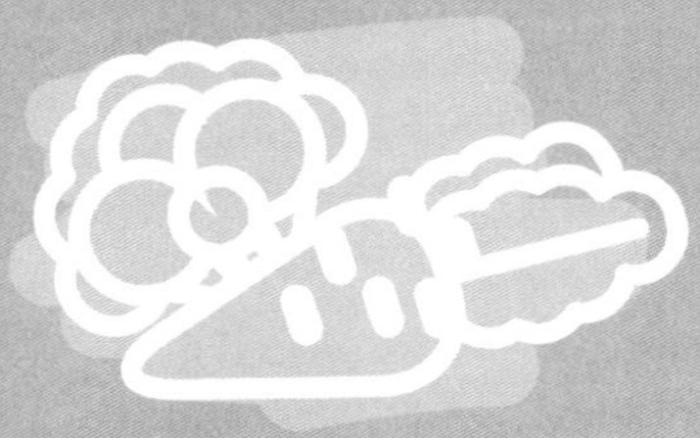

Wollen Sie das Risiko, an Herz-Kreislauf-Problemen oder Krebs zu erkranken, deutlich vermindern? Dann sollten Sie nach aktuellen wissenschaftlichen Erkenntnissen mindestens fünfmal am Tag Obst und Gemüse essen. Und nicht nur das Krankheitsrisiko wird dadurch gesenkt, Sie werden auch länger leben. Dieser Effekt ist dosisabhängig. Wie Sie Ihre persönliche Dosis in nur 1 Minute optimieren können, darum kümmern wir uns an diesem Freitag.

- ***Vorsorge vor Herz-Kreislauf-Erkrankungen***
- ***Verminderung von Krebserkrankungen***
- ***Verringerung von Atemwegserkrankungen***
- ***Längeres Leben***

Hintergrund und Einführung

Seit mehr als 30 Jahren gibt es in vielen Ländern der Welt die Kampagne »Fünf am Tag«. Hierdurch soll die Gesundheit der Bevölkerung durch einen vermehrten Genuss von Obst und Gemüse gesteigert werden. Diese Kampagne wurde natürlich wissenschaftlich begleitet und es kam erfreulicherweise in der Tat heraus, dass eine gesteigerte Zufuhr dieser pflanzenbasierten Nahrungsmittel unserer Gesundheit wirklich sehr zuträglich ist. Insbesondere das Auftreten von Krebserkrankungen kann durch diese Art der Ernährung deutlich vermindert werden. Gerade Tumore in Mund und Rachenraum, der Speiseröhre, des Magens und des Darms, aber auch Lungenkrebs treten weniger häufig auf, wenn man sich an die empfohlene Menge von Obst und Gemüse hält.

Interessanterweise ist dieser Effekt dosisabhängig, zumindest bis zum Erreichen von fünf Portionen am Tag. Menschen, die nur zwei Obst- und Gemüsemahlzeiten pro Tag essen, haben einen weniger deutlichen gesundheitlichen Effekt. In einer Studie, bei der mehr als 18 000 Teilnehmer über 30 Jahre untersucht wurden, fanden Wissenschaftler heraus, dass die Menschen, die zwei Portionen Obst und drei Portionen Gemüse pro Tag aßen, im Beobachtungszeitraum eine geringere Sterblichkeit hatten. Eine Zufuhr von mehr als fünf Portionen pro Tag brachte zwar keine Verschlechterung, aber auch keine wesentliche Verbesserung der Todesrate mehr.

Aber was ist die optimale Aufteilung zwischen Obst und Gemüse? Sollte man mehr Früchte oder mehr Gemüse essen? Hier zeigte sich ganz klar: Gemüse ist das schlauere Obst. Studienergebnisse legen nahe, dass das Verhältnis von Obst und Gemüse mindestens bei 2 : 3 liegen sollte, also maximal zwei Portionen Obst und minimal drei Portionen Gemüse. Der gesundheitliche Hauptunterschied der beiden Nahrungsmittelgruppen liegt wahrscheinlich im enthaltenen und für den Körper frei verfügbaren Zucker. Während der Fruchtzucker im Obst schnell in den Stoffwechsel des Körpers aufgenommen wird, findet dieses bei Gemüse nur verlangsamt statt. Hierdurch kommt es unter anderem zu einem verminderten Anstieg von Insulin, das als Hormon einige negative Wirkungen auf unseren Stoffwechsel haben kann.

Problematisch ist allerdings, dass uns in der Regel Obst sehr viel besser schmeckt als Gemüse. Das hat natürlich auch mit dem Fruchtzucker zu tun, so ist Obst häufig angenehmer zu kauen und süßer. Wie schaffen wir es also, genügend Gemüse in unseren Ernährungsplan zu bekommen? Die Antwort für mich ist ganz einfach: grüne Smoothies. Wenn ich Gemüse in einem Mixer zerkleinere, bin ich eher in der Lage, eine größere Menge davon zu mir zu nehmen. Durch das Zerschneiden im Mixer

Durchführung und Anleitung

Der Geschmack steht und fällt mit der Qualität des Mixers. Wenn der Mixer zu wenig Kraft hat, wird der Smoothie labberig, er enthält unangenehm schleimige Fasern, die kein gutes Gefühl im Mund geben. Wenn Sie also in die fantastische Welt der grünen Smoothies einsteigen wollen, kaufen Sie sich am besten einen Mixer, der genügend Power mitbringt.
Für einen kurzen Ausflug in die Ernährungsform mit Smoothies brauchen Sie aber überhaupt keinen Mixer. In vielen Einkaufszentren gibt es inzwischen Verkaufsstände, in denen man fertig zubereitete frische Smoothies kaufen kann. Aber Achtung: Hier wird häufig eine Menge Obst mit in das Getränk gegeben – es verkauft sich halt besser, wenn es süß schmeckt. Achten Sie daher darauf, dass der Gemüseanteil Ihres bestellten Smoothies besonders hoch ist. Das trifft auch auf kommerziell verfügbare Smoothies in Plastikflaschen im Supermarkt zu. In der Regel haben die keinen wirklichen gesundheitlichen Effekt mehr, sondern sind nur reine Süßgetränke für ein gutes Gesundheitsgewissen (ein Healthwashing analog zum Greenwashing).
Oder versuchen Sie es doch einmal mit gefrorenem Gemüse. Das Getränk kühl getrunken erzeugt einfach ein besseres Mundgefühl.
Bevor man zu den Smoothies greift, muss man sich allerdings klarmachen, dass eine große Ausgangsmenge an Obst und Gemüse eine relativ geringe Smoothiemenge ergibt, die man einfach so nebenher wegtrinken kann. Gerade wenn der Smoothie nun einiges an Obst enthält, kann das Getränk eine wahre Kalorienbombe sein, ohne dass wir es merken würden.
Ich persönlich trinke daher maximal einen grünen Smoothie pro Tag und versuche, die anderen Obst- und Gemüseportionen als normale Gerichte zu mir zu nehmen. Und für mich sind grüne Smoothies auch kein Getränk, was man zwischendurch trinkt, sondern eine komplette Mahlzeit. So habe ich ein besseres Verständnis über die Menge an Nährstoffen und Kalorien, die ich mir dadurch zuführe.

werden auch bereits einige Faserstoffe des Gemüses zerbrochen und der Geschmack daher etwas verbessert.

Zunächst aber müssen wir uns den Unterschied zwischen Saft und Smoothie vor Augen führen. Bei einem Gemüsesaft werden die flüssigen Bestandteile des Gemüses herausgepresst und die übrig bleibenden trockenen Fasern weggeschmissen. Der Inhalt des Saftes besteht aus hochkonzentrierten Mineralstoffen und Kohlenhydraten sowie Eiweißen. Was fehlt, sind allerdings die Faserstoffe, die als Ballaststoffe für uns eine extreme Bedeutung hätten, weil sie unserem gesunden Mikrobiom als Nahrungsgrundlage dienen. Bei einem Smoothie bleiben diese Faserstoffe im Getränk enthalten.

Für die gesunde Ernährung ist daher in der Regel ein grüner Smoothie dem Saft vorzuziehen. Ausgenommen davon sind natürlich Situationen, in denen es vor allen Dingen um die schnelle Zufuhr von Inhaltsstoffen des Gemüses ohne Faseranteil geht, zum Beispiel bei unterernährten Menschen oder Patienten mit Tumoren. Aber in dieser Situation befinden wir uns glücklicherweise in der Regel nicht.

Bei einem grünen Smoothie ist es nun wichtig, dass vor allem der Gemüseanteil hochgehalten wird. Natürlich schmeckt ein Smoothie mit viel Obstanteil besonders gut (wir erinnern uns: der Zucker), aber uns fällt im Alltag ja eher die Gemüsezufuhr schwer und nicht die Zufuhr an süßen Früchten.

Greifen Sie also eher zum Rettich als zur Banane und eher zum Spinat als zur Erdbeere. Das Gute daran: Ihre Geschmacksknospen werden sich im Laufe der Zeit nicht nur an den Gemüsegeschmack gewöhnen, sondern ihn sogar lieben.

Tipps und Tricks und wie geht es weiter?

Kalt schmeckt ein grüner Smoothie einfach besser. Verwenden Sie daher gerne gefrorenes Gemüse, gerade Spinat bietet sich hier an.

Mein persönlicher Lieblings-Smoothie mit Spinat

- zwei Hand voll Spinat (gerne gefroren)
- eine halbe Salatgurke
- ein halber grüner Apfel
- Saft einer halben ausgepressten Limette
- ein halber Liter Wasser

Die Inhaltsstoffe in einen Mixer geben und zum Smoothie verarbeiten. Guten Appetit.

SAMSTAG: BEWEGUNG

WARUM SPORT, WENN AUFWÄRMEN AUSREICHT?

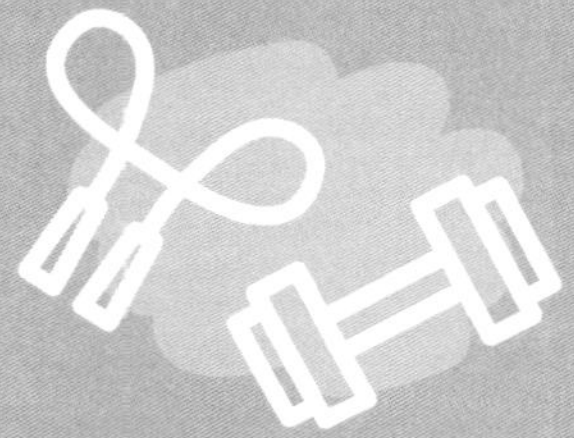

Als Inspiration und Namensgeber für die Micro-Preps haben Sie Movement-Preps bereits am Anfang des Buches kennengelernt. Am heutigen Samstag führen wir diese Kleinstbewegungseinheiten in unseren Alltag ein.

- ***Verbesserung der motorischen Kontrolle***
- ***Zunahme der Reaktionsgeschwindigkeit***
- ***Zunahme der Leistungsfähigkeit***
- ***Verminderung von Verletzungen im Alltag***
- ***Verbesserung des Herz-Kreislauf-Systems***
- ***Zunahme der Muskelkraft***
- ***Zunahme der Koordinationsfähigkeit***
- ***Verbesserung der Knochenfestigkeit***

Hintergrund und Einführung

Eigentlich und im strengeren Sinne handelt es sich bei den sogenannten Movement-Preps um eine Form der allgemeinen Erwärmung VOR einer sportlichen Leistung. Früher haben Sportler vor allem Dehnübungen durchgeführt, um sich auf die Bewegungen der jeweiligen Sportart vorzubereiten. Viele Trainingswissenschaftler und Sportmediziner sind allerdings inzwischen davon abgekommen. Das alleinige Dehnen bringt nämlich einige Probleme mit sich. Zum einen wird der Muskel, der gedehnt wird, in der Muskelkraft zunächst geschwächt. Das bedeutet, dass ausgiebige Dehnübungen die darauffolgende sportliche Leistung vermindern könnten. Zum anderen bringt jede Dehnung ein gewisses Verletzungsrisiko für die Muskulatur und die Sehnen mit sich.

Eine Lösung des Problems stellen die sogenannten Movement-Preps dar. Das sind Übungen, die den Menschen auf das darauffolgende Training vorbereiten, und bestehen in der Regel aus einfachen Bewegungsabläufen, die allerdings kontrolliert und langsam ausgeführt werden. Hierin besteht der wesentliche Unterschied zur eigentlichen Sportart, in denen wir diese Bewegungen häufig schneller, kraftvoller und dadurch nicht ganz so kontrolliert durchführen. Movement-Preps bereiten uns aber, im Gegensatz zur reinen Dehnung, auf eine sehr natürliche Art und Weise auf unsere Sportart vor. Das Geniale daran ist, dass wir die Movement-Preps auch ohne nachfolgendes Training für sich allein durchführen können. So können wir diese Art von Bewegung für kleine Bewegungspausen nutzen, damit also unseren bewegungsarmen Alltag unterbrechen. Wir bringen dadurch unseren Kreislauf in Schwung, wecken unsere Muskulatur auf und verbessern generell unsere körperlichen Bewegungsabläufe.

Aufgrund der Kleinheit dieser Übungen benötigen Sie weder eine Vorbereitung (denn eigentlich sind die Movement-Preps selbst ja die Vorbereitung für den eigentlichen Sport) noch ein besonderes Outfit (normale bequeme Kleidung reicht aus) noch einen festen Terminplan – wir können sie quasi immer zwischendurch starten. Führen wir also den 1-minütigen Micro-Prep in Form von Movement-Preps in unser Leben ein.

Und wenn Ihre Kollegen oder Freunde Sie bei dem heutigen Micro-Prep beobachten und fragen, warum Sie jetzt mitten am Tag Sport machen, können Sie antworten: Das ist gar kein Sport, das ist nur die Vorbereitung. Sie werden einige bewundernde Blicke erhalten und können stolz weitermachen.

Dass Sie den eigentlichen Sport, der sich nach der Aufwärmphase normalerweise anschließen würde, einfach auslassen, kann ja unser gemeinsames Geheimnis bleiben.

Durchführung und Anleitung

Für meine persönlichen Lieblings-Movement-Preps, die ich auch meinen Patienten empfehle, lasse ich mich von der deutschen Berufsakademie Sport und Gesundheit inspirieren.

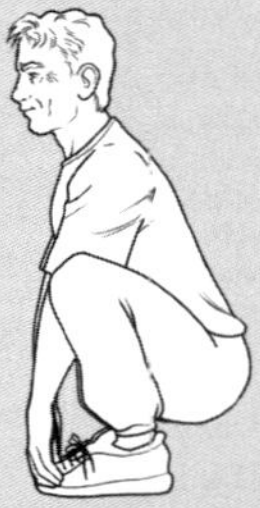

Sumo-Hocke

Stellen Sie sich aufrecht hin und nehmen Sie die Füße etwas mehr als hüftbreit auseinander. Beugen Sie sich mit möglichst geradem Rücken nach vorne und greifen Sie in Richtung der Fußspitzen. Gehen Sie dann in die Hocke und lassen Sie die Arme dabei gestreckt. Richten Sie den Brustkorb auf. Versuchen Sie, die Beine zu strecken, ohne die Fußspitzen loszulassen.

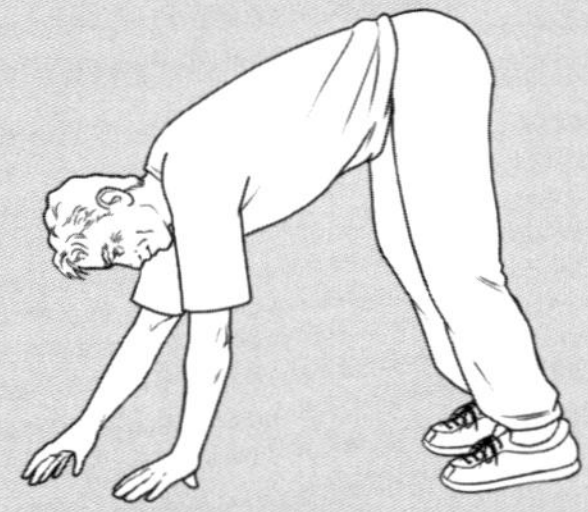

Handlauf

Beugen Sie sich aus dem Stand nach vorn und halten Sie die Beine möglichst gestreckt. Lassen Sie die Handflächen den Boden berühren, während Ihre Hände nach vorn wandern. Halten Sie dabei die Spannung im Bauch und versuchen Sie, die Beine möglichst gestreckt zu lassen. Dann folgen Sie mit Ihren Füßen den Händen.

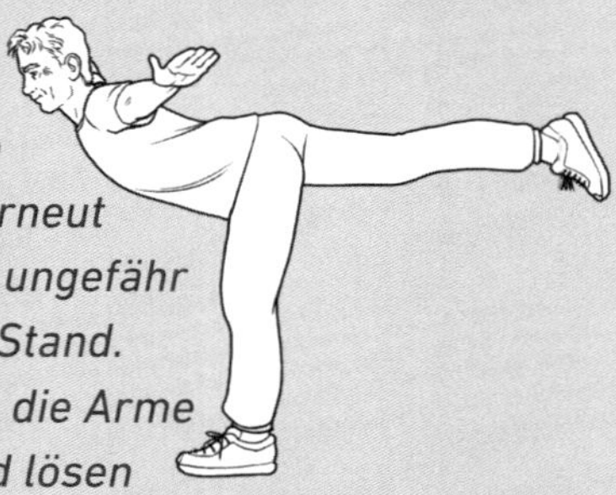

Standwaage

Stehen Sie erneut aufrecht mit ungefähr hüftbreitem Stand. Strecken Sie die Arme zur Seite und lösen Sie einen Fuß vom Boden. Spannen Sie den Bauch an, ziehen Sie die Schulterblätter nach hinten. Nun beugen Sie sich mit geradem Rücken nach vorn und strecken ein Bein nach hinten aus, während Sie das stehende Bein leicht beugen. Schultern und Fersen sollten hierbei eine Linie bilden. Dann das Bein zurücksetzen und mit dem anderen Bein wiederholen.

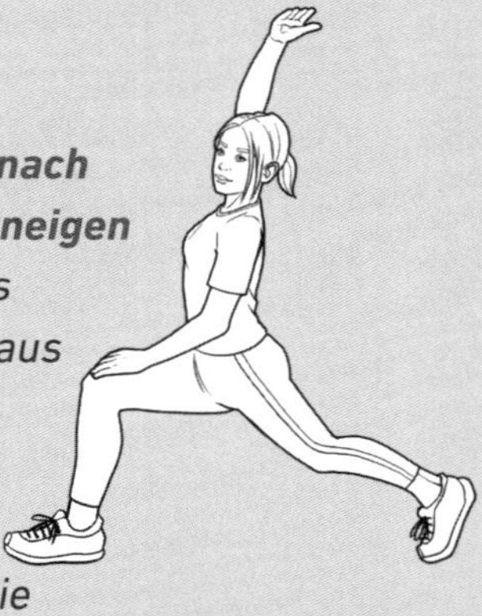

Ausfallschritt nach hinten mit Seitneigen

Machen Sie aus dem Stand heraus einen weiteren Schritt nach hinten, sodass Ihr hinteres Knie kurz vor dem Boden gehalten wird. Strecken Sie nun den Arm auf dem vorderen Bein nach oben und beugen Sie den Oberkörper leicht zur anderen Seite. Achten Sie darauf, das Knie nicht ganz auf dem Boden abzusetzen. Gehen Sie dann zurück in den Stand und wechseln Sie die Seite.

Der größte Stretch der Welt

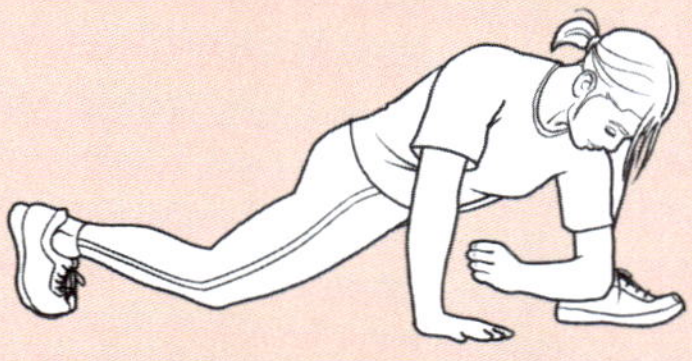

Machen Sie mit dem linken Bein einen großen Ausfallschritt nach vorn. Stellen Sie die rechte Hand auf dem Boden ab und verlagern Sie das Gewicht darauf. Nehmen Sie nun den linken Unterarm bis kurz über den Boden und achten Sie darauf, das hintere Knie nicht abzulegen. Setzen Sie die linke Hand außen neben den linken Fuß und strecken Sie die Hüfte nach oben. Ziehen Sie die linke Fußspitze nach oben, halten Sie sie kurz, stehen Sie auf und führen Sie das Ganze mit der anderen Seite erneut durch.

Diese fünf Übungen haben den Vorteil, dass sie unseren ganzen Körper beanspruchen und einfach im Laufe des Alltags durchgeführt werden können, ohne dass man sich vorbereiten müsste. Sie führen eigentlich das in unser Leben ein, was wir nur noch selten machen, nämlich sich nach vorne neigen, den Boden berühren und wieder aufstehen.

Sie müssen in dem heutigen Micro-Prep nicht alle Übungen hintereinander machen, denn das würden Sie innerhalb der einen Minute nicht schaffen. Suchen Sie sich lieber eine Lieblingsübung aus und wiederholen diese für eine Minute, wiederholen Sie sie immer wieder in Ihrem Alltag und kombinieren Sie sie mit den anderen Varianten.

Tipps und Tricks und wie geht es weiter?

- Achten Sie vor allem darauf, die Übungen wirklich langsam und kontrolliert durchzuführen.
- Es ist wichtig, dass Sie während der Übungen eine Grundspannung in Ihrer Muskulatur halten.
- Macht Ihnen eine Übung Schmerzen, so verzichten Sie zunächst darauf. Sollte der Schmerz immer wieder auftreten, lassen Sie sich von einem Sportarzt untersuchen.
- Falls Sie diesen Micro-Prep dauerhaft in Ihr Leben aufnehmen möchten, sollten Sie sich eine Strategie überlegen. Machen Sie es entweder immer zur gleichen Tageszeit oder knüpfen Sie es an andere Alltagstätigkeiten, z. B. immer nach dem Zähneputzen.

SONNTAG: STRESSABBAU

SCHLAFEN WIE EIN MANAGER

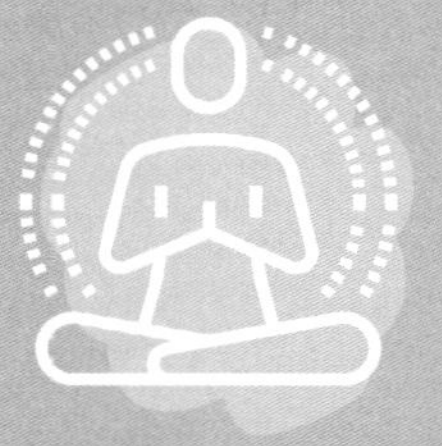

Sind Sie am Tag häufiger müde und wünschen sich, Sie würden in Spanien wohnen, um mittags eine kleine Siesta abhalten zu dürfen? Oder in Japan einen kleinen »Inemuri« zwischendurch? Der heutige Sonntag wird für Sie vielleicht die Lösung sein. Denn Sie lernen, wie ein Manager zu schlafen – in nur einer Minute.

- ***Sofortige Entspannung***
- ***Steigerung der Lebensqualität***
- ***Verbesserung der Aufmerksamkeit***
- ***Reduktion der Wahrscheinlichkeit von Unfällen***

Hintergrund und Einführung

Ein Mittagsschlaf ist physiologisch, das bedeutet, er ist normal und wohnt uns Menschen inne. Selbst wissenschaftliche Studien konnten die Bedeutung des Mittagsschläfchens zeigen und bestätigen damit das Müdigkeitsgefühl, dass viele von uns um die Mittagszeit herum spüren. So fanden Wissenschaftler zum Beispiel heraus, dass Menschen, die ein- bis zweimal pro Woche einen Mittagsschlaf abhielten, ein geringeres Risiko hatten, ein Herzversagen, einen Infarkt oder Schlaganfall zu erleiden.

In anderen Kulturen ist der Mittagsschlaf sogar ein fester Bestandteil des Lebens. Werfen wir zum Beispiel einen Blick nach Japan. Dort ist das kleine Schläfchen zwischendurch sogar so angesehen, dass viele Angestellte in Büros diese Pause simulieren, obwohl sie gar nicht schlafen wollen. Denn es herrscht die allgemeine Meinung, dass, wer zwischendurch schläft, zuvor so viel gearbeitet haben muss, dass er vor Erschöpfung im Schlaf Erholung sucht. Und wer nicht schläft, hatte dann wohl nicht genug gearbeitet.

»Inemuri« nennt sich der Zwischendurchschlaf in Japan und bedeutet in etwa so viel wie »anwesend sein und schlafen«. Der schlafende Angestellte soll sich allerdings nicht achtlos in den Kissen rekeln, sondern auch im Schlaf noch irgendwie beschäftigt wirken. Er soll aufrecht sitzen bleiben und aussehen, als würde er arbeiten oder nachdenken.

Versuchen Sie das einmal in einem deutschen Betrieb! Setzen Sie sich hin, schlummern Sie dahin und erwecken Sie den Anschein, es würde sich um Arbeit handeln. Ich wage zu behaupten, dass Sie relativ schnell Ärger mit Ihrem Chef bekommen und als Arbeitsverweigerer gelten. Dabei ist der kurze Mittagsschlaf durchaus produktivitätssteigernd. Wir können unsere Leistungsfähigkeit durch ein Schläfchen schneller und nachhaltiger wieder auffüllen als durch einige Tassen Kaffee.

Aber die Macht eines Powernaps spricht sich nur langsam in Deutschland herum. Häufig heißt es eher »Snoozing is losing« – schlafen wird also mit Verlieren gleichgesetzt.

Zeit für uns, etwas dagegen zu tun und dem kurzen Schlaf zwischendurch etwas Raum zu geben. Aber nur etwas, denn zu lange schlafen kann uns noch träger machen. Deshalb geht es bei unserem heutigen Micro-Prep um den Managerschlaf.

Schließlich wollen wir nicht nach einem ausgiebigen Mittagsschlaf die zweite Tageshälfte verträumt durch unser Leben schleichen, sondern erholt und strotzend vor neuer Energie den Tag fortführen – mit einem klaren Geist und gekräftigtem Körper.Und der kleine Power-Nap lässt sich überall durchführen. Im Büro (wenn der Chef nicht anwesend ist), im Auto (während Sie nicht der Fahrer sind) und sogar auf der Toilette (ohne weiteren Kommentar).

Durchführung und Anleitung

Bei einem Schläfchen zwischendurch geht es vor allem um die Auffüllung von Leistungsreserven. Wir wollen uns nicht stundenlang in den Kissen tummeln, ganze Kinofilme an Träumen erleben und uns nach acht Stunden wieder dem Alltag widmen. Idealerweise schlafen wir nur eine Minute – ganz nach dem Motto dieses Buches.
Aber wie kann uns das gelingen? Einen Wecker auf eine Minute zu stellen wäre sicherlich nicht die Lösung, da wir nach dem Stellen innerhalb einer Minute meistens nicht einmal eingeschlafen sind. Der Wecker würde vor Erreichen des Schlafs bereits klingeln. Wir müssten den Wecker also in genau dem Moment aktivieren, in dem wir in den Schlaf gleiten. Praktisch funktioniert das allerdings nicht. Erstens bekommen wir den Moment des Einschlafens gar nicht mit und außerdem schlafen wir nach dem Einschlafen schließlich und können den Wecker gar nicht mehr stellen.
Glücklicherweise ist uns unser eigener Körper bei der Aufgabe behilflich. Denn gegen Ende der Einschlafphase entspannen sich unsere Muskeln. Aber vor der dann folgenden Leichtschlafphase, die circa eine halbe Stunde oder etwas länger andauert, sollten wir wieder aufwachen. Denn sonst fühlen wir uns häufig nicht erfrischt, sondern eher zerknautscht. Der Trick: Wir können die Muskelentspannung nutzen, sodass sie für uns wie ein Wecker wirkt.

Und so funktioniert der heutige Micro-Prep:

- *Setzen Sie sich entspannt hin, nehmen Sie einen Schlüsselbund in eine Hand und halten ihn fest. Die Hand halten Sie über die Lehne des Sessels oder Stuhls, sodass der Schlüssel auf den Boden fällt, wenn Sie ihn loslassen. Sie können sich auch vornüberlehnen, wie ein Droschkenkutscher, und die Hand mit den Schlüsseln auf Ihren Oberschenkel auflegen, sodass der Schlüsselbund zwischen Ihre Beine auf den Boden fallen würde.*
- *In dem Moment, in dem Sie einschlafen, entspannen sich Ihre Muskeln – also beim Eintritt in die Leichtschlafphase –, die Schlüssel fallen auf den Boden und das Geräusch des Aufpralles wird Sie wecken.*
- *Stehen Sie dann sofort auf und strecken Sie sich. Der Managerschlaf ist beendet und Sie werden sich erholt fühlen.*

Tipps und Tricks und wie geht es weiter?

- Sorgen Sie dafür, dass die Schlüssel beim Aufprall auf dem Boden etwas Lärm machen. Sollte sich ein flauschiger Teppich auf dem Boden befinden, legen Sie vielleicht eine Zeitschrift in Fallrichtung auf den Teppich.
- Sie können gerne auch im Liegen schlafen, falls Ihnen das leichter fällt. Sie müssen dann lediglich die Hand mit den Schlüsseln über die Bettkante hinaus hängen.
- Wichtig ist, dass Sie sofort nach dem Aufwachen wieder aufstehen und mit dem Alltag weitermachen. Drehen Sie sich nicht einfach auf die Seite, um weiterzuschlafen. Sie würden dann in die folgenden Schlafphasen eintreten und zunächst einmal müder aufwachen als vor dem Managerschlaf. Außerdem wollen Sie den tollen Tag ja nicht verpassen.

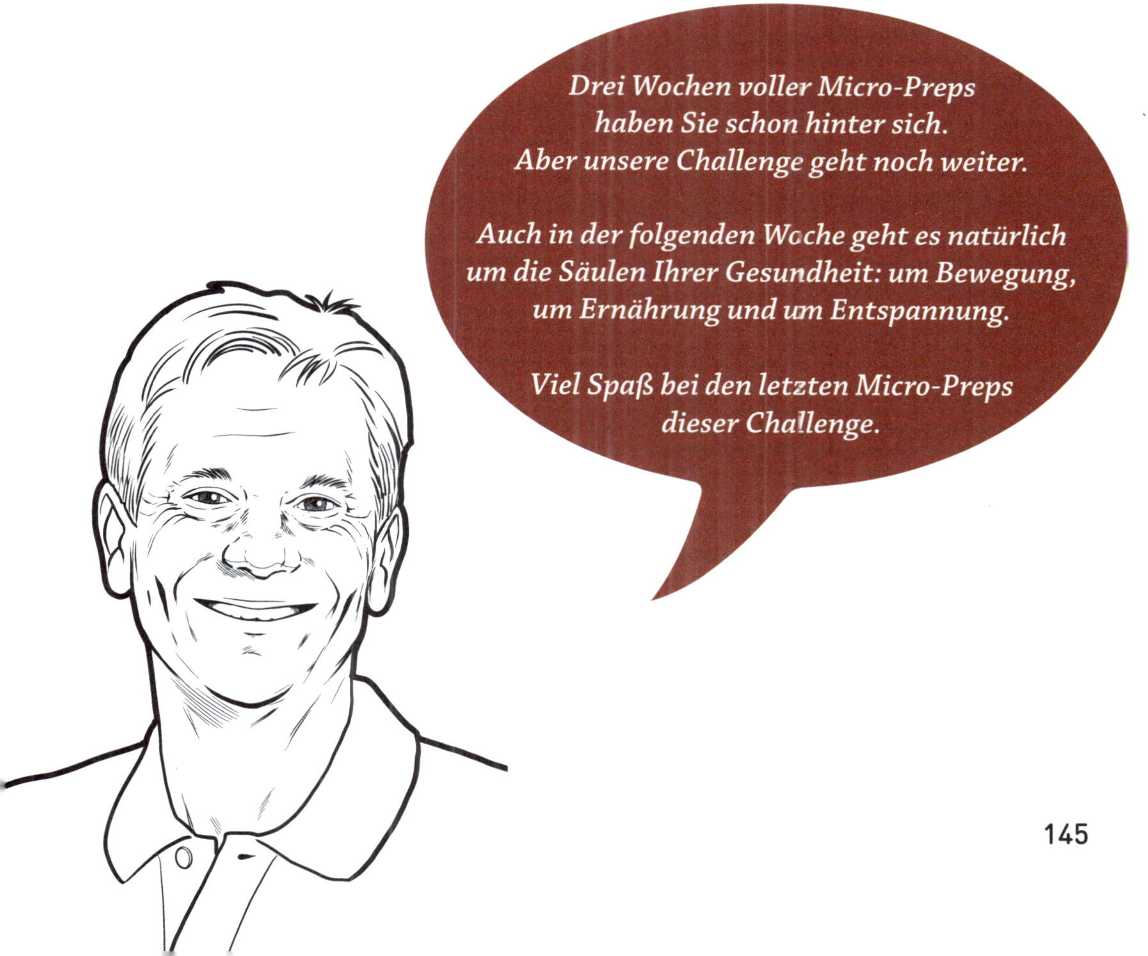
Drei Wochen voller Micro-Preps haben Sie schon hinter sich. Aber unsere Challenge geht noch weiter.
Auch in der folgenden Woche geht es natürlich um die Säulen Ihrer Gesundheit: um Bewegung, um Ernährung und um Entspannung.
Viel Spaß bei den letzten Micro-Preps dieser Challenge.

WOCHE 4

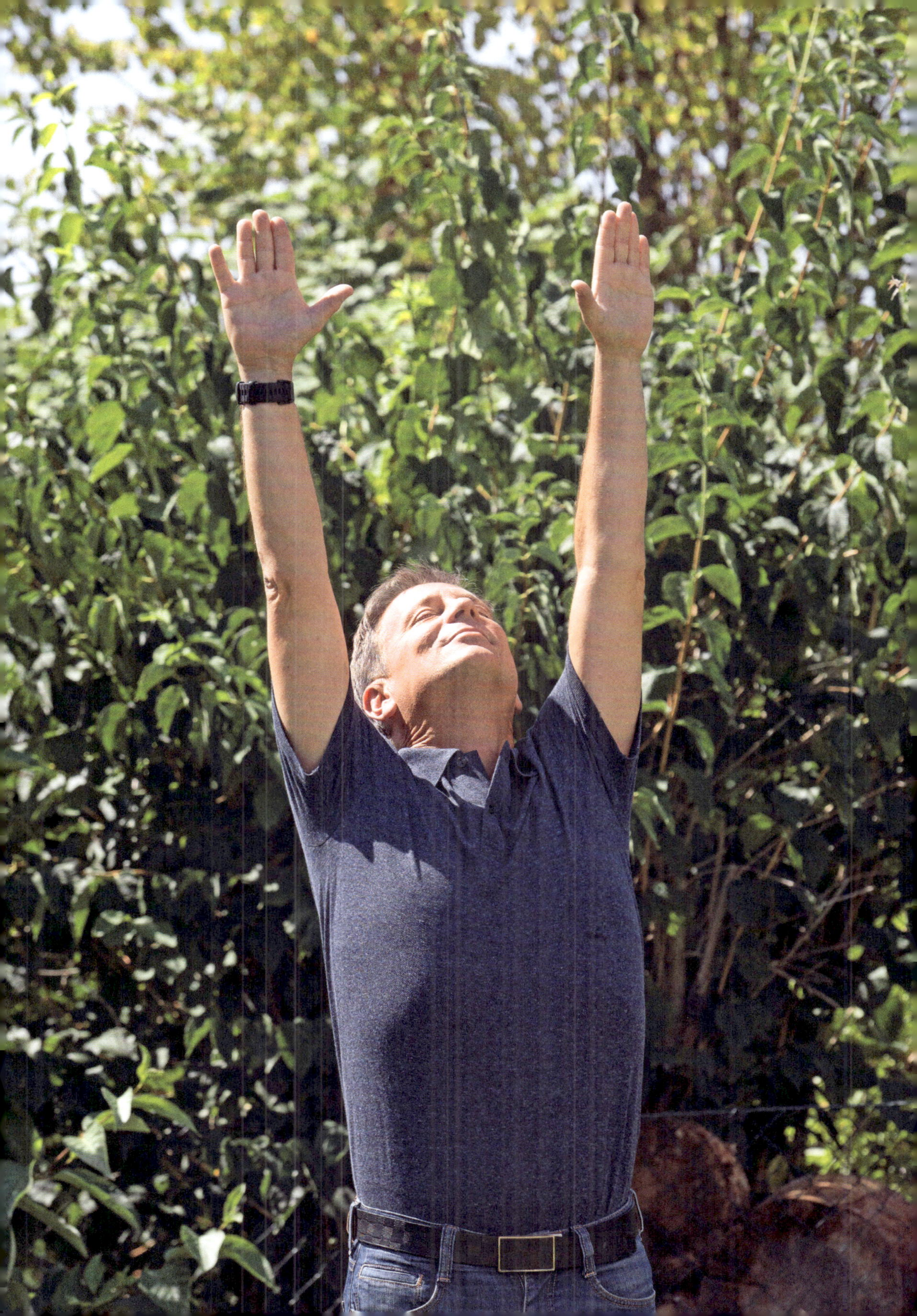

MONTAG: BEWEGUNG

GESUND RÜLPSEN

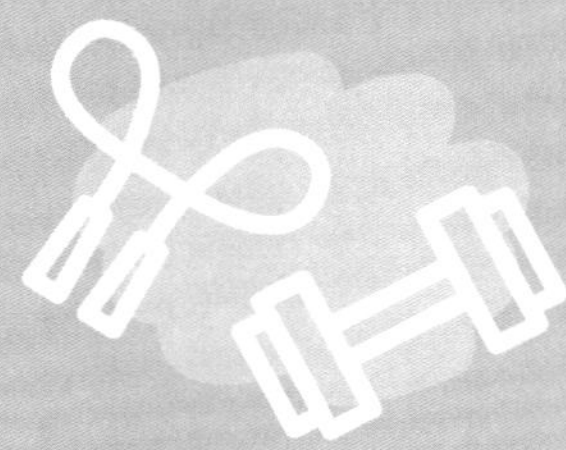

Es hält sich das hartnäckige Gerücht in der Fitnessbranche, dass der Name »Burpee« vom englischen Wort für »Rülpsen« kommt. Und in der Tat kann einem bei der Durchführung dieser Übung regelrecht schlecht werden, sodass ein flaues Gefühl im Magen entsteht – ein Zeichen der immensen Wirkung auf unser Herz-Kreislauf-System. In der Tat wurde die Übung aber nach dem amerikanischen Physiologen Royal Huddleston Burpee benannt, der den Burpee-Test als »Fitnesstest für jedermann« entwickelte. Ob es wirklich eine Übung für jedermann ist? Finden wir es gemeinsam heraus.

- ***Effektives Ganzkörpertraining***
- ***Kräftigung aller großen Muskelgruppen sowie aller unterstützenden Hilfsmuskelgruppen***
- ***Starke Stimulation des Herz-Kreislauf-Systems***
- ***Verbesserung der Körperhaltung***
- ***Fettverbrennung***

Hintergrund und Einführung

Der oben bereits angesprochene »Fitnesstest für jedermann«, in dessen Zusammenhang Burpees das erste Mal beschrieben wurden, sollte Menschen helfen, ihre körperliche Fitness besser einschätzen zu können. In diesem Test sollten für 20 Sekunden die sogenannten Burpees durchgeführt und gezählt werden. Folgende Einstufung konnte vom Trainer vorgenommen werden:

8 Burpees: schlecht
10 Burpees: mittelmäßig
12 Burpees: gut
13 oder mehr Burpees: hervorragend

Eine Burpee-Übung bestand aus folgenden Bewegungen:

1. Stand
2. Hände auf den Boden
3. Sprung in die Ausgangsposition eines Liegestützes
4. Rücksprung in die vorherige Position
5. Wieder aufrichten

Es fehlten damals noch die heute gern zusätzlich durchgeführte Liegestütz-Bewegung sowie der Strecksprung am Ende. Wenn Sie möchten, ist jetzt der richtige Zeitpunkt, die Stoppuhr zu zücken und 20 Sekunden lang diese Übung durchzuführen. Wie wäre Ihr Fitnessstand in der US-amerikanischen Armee?

Wenn Sie sich jetzt zufrieden auf die Schulter klopfen, können Sie sich vor Augen führen, dass 2021 der Weltrekord bei sagenhaften 879 Burpees pro Stunde lag. Und im Jahre 2013 wurde die vollständige Burpee-Bewegung, inklusive Sprung und Liegestütze, über 72 Stunden lang von Lloyd Weema durchgeführt, der in dieser Zeit insgesamt 9480 Burpees schaffte.

Aber keine Sorge: Wir nehmen uns nur 1 Minute Zeit.

Aber auch in dieser 1 Minute werden Sie merken, dass es der heutige Micro-Prep wirklich in sich hat. Wenn wir schon mehrfach erfahren haben, dass es sinnvoll ist, sich das Leben sowohl muskulär als auch koordinativ auch mal schwer zu machen, werden Sie heute spüren, dass auch das Herz-Kreislauf-System einiges an Training benötigt. Schön, dass man dafür keinen Marathon laufen oder in eine teure Rudermaschine investieren muss. Der heutige Micro-Prep reicht aus.

Der heutige Micro-Prep reicht aus, ohne teure Investitionen zu tätigen. Das Einzige, was Sie brauchen, ist ein fester Boden unter den Füßen und etwas Mut. Denn, wie gesagt: Einfach wird es nicht. Und denken Sie daran: Es muss erst abwärts gehen, damit es wieder bergauf gehen kann. Deshalb geht es erstmal los in Richtung Boden.

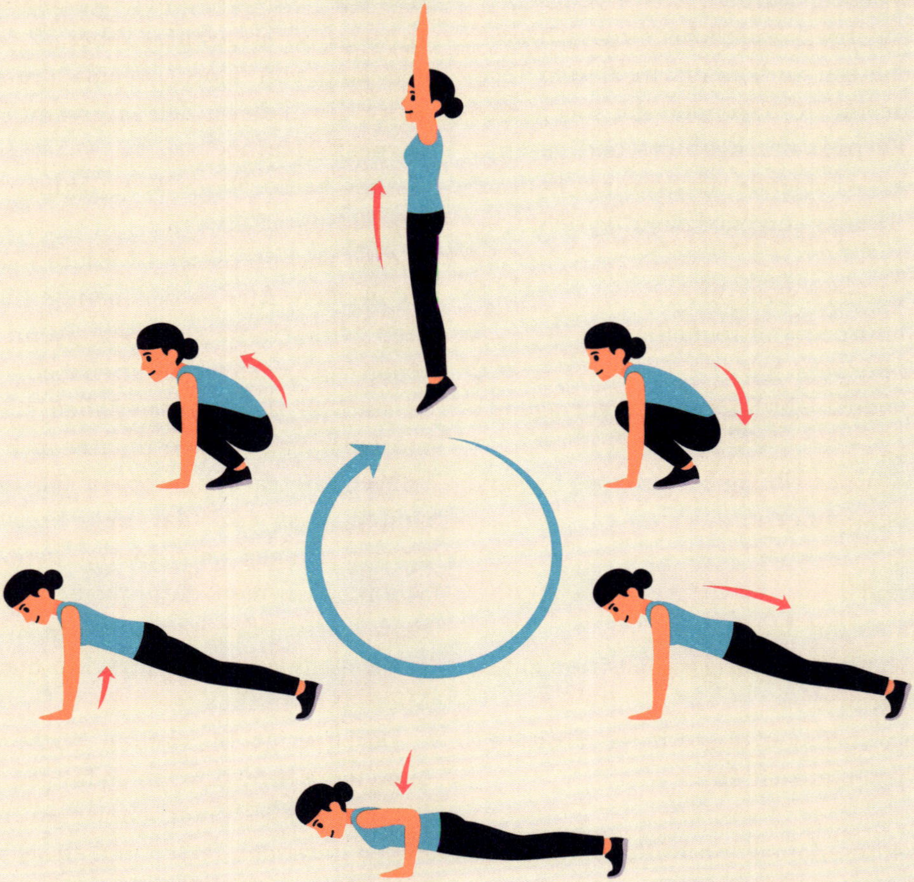

Durchführung und Anleitung

Letztendlich handelt es sich bei dieser Übung um eine Mischung aus Kniebeuge, Liegestütze und Strecksprung.

- *Stellen Sie sich zunächst in den geraden Stand.*
- *Gehen Sie in die Hocke und legen Sie die Hände am Boden ab. Achten Sie darauf, dass die Knie nicht vor Ihren Fußspitzen schweben.*
- *Nun springen Sie mit den Füßen nach hinten, bis die Beine gestreckt sind. Sie landen so in der Ausgangsposition des Liegestützes.*
- *Wenn Sie es schaffen, können Sie nun einen Liegestütz machen. Wenn nicht, springen Sie einfach wieder mit den Füßen nach vorn und richten sich erneut zum Stand auf.*
- *Die ganz Harten unter uns dürfen nun einen Strecksprung machen.*

Und nun geht das Ganze wieder von vorne los und Sie gehen erneut in die Hocke, Liegestütze, Aufrichten, Hocke … 1 Minute lang.

Tipps und Tricks und wie geht es weiter?

- Führen Sie die Übung nicht zu schnell durch. Es geht nicht um Schnelligkeit, sondern um Genauigkeit.
- Halten Sie bei der Übung nicht die Luft an, sondern atmen Sie weiter.
- Versuchen Sie, bei den jeweiligen Positionen nicht zu hart zu landen. Weiche Bewegungen sind der Schlüssel zum Erfolg.
- Halten Sie während der gesamten Übung die Spannung im Körper, vermeiden Sie das Durchhängen bei den Liegestützen.
- Wenn Sie die Spannung nicht mehr halten können oder die Übung ungenau wird, brechen Sie bereits vor Erreichen der einen Minute ab. Wie gesagt: Es geht um Form und um Genauigkeit.

Muten Sie sich nicht zu viel zu, Burpees sind wirklich anstrengend – und eine Minute lang Burpees durchzuführen hat es in sich.

DIENSTAG: ERNÄHRUNG

CHICORÉE IM JOGHURT

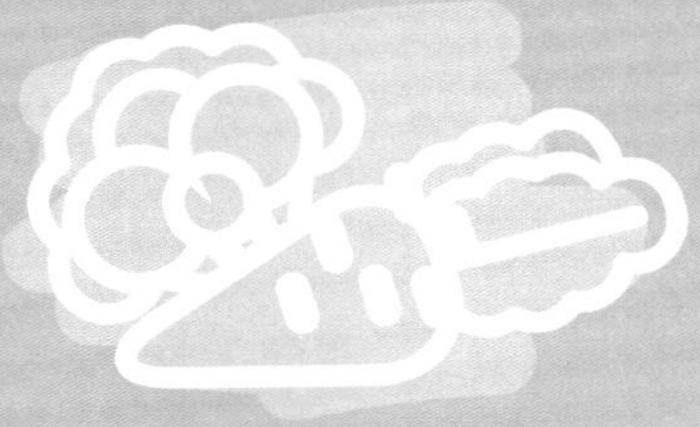

Wissen Sie, was Müsliriegel, Wurst, Joghurt und einige Fruchtsäfte gemeinsam haben? Sie enthalten alle den Stoff »Inulin«. Und Inulin ist »the next big thing«, wie man auf Neudeutsch sagt, zumindest unter Ernährungswissenschaftlern und Präventivmedizinern. Und auch unter Lebensmittelindustriellen. Aber was die Lebensmittelindustrie begeistert, weil dieser Stoff süßlich schmeckt, trotzdem nur wenige Kalorien hat und sich gut und kostengünstig verarbeiten lässt, ist medizinisch gesehen tatsächlich sinnvoll. Inulin ist nämlich ein wasserlöslicher Ballaststoff – und ein wahres Zaubermittel für unser Mikrobiom.

- ***Aufbau einer gesunden Darmflora***
- ***Verbesserung unseres Immunsystems***
- ***Verbesserung der Wirkungen von Impfungen***
- ***Verbesserte Gewichtskontrolle***
- ***Verminderung von Verdauungsbeschwerden***
- ***Verbesserung des Blutzuckerspiegels***

Inulin ist ein molekularer Energiespeicher von Pflanzen. Es gehört zu der großen Gruppe der Kohlenhydrate, kann allerdings, anders als zum Beispiel Stärke, von uns Menschen im Darm nicht aufgespalten werden, weil uns das passende Enzym zum Abbau fehlt. Daher können wir Menschen aus Inulin keine Energie bereitstellen. Somit ist Inulin für uns ein Ballaststoff und durchfließt unseren Körper nahezu unverdaut.

Das klingt jetzt erst mal nicht sonderlich spannend: ein Stoff, der zwar etwas süßlich schmeckt, den wir herunterschlucken, der aber am Ende des Tages nahezu unverändert in der Toilette landet. Viel Wind um nichts? Ganz und gar nicht, denn es ist außerordentlich erstaunlich, was Inulin in unserem Körper bewirkt, obwohl es sich nur an dessen Oberfläche aufhält. Denn letztendlich ist auch das Innere unseres Darms eine Oberfläche unseres Körpers. Für seine Wirkung muss Inulin auch gar nicht in unseren Zellen aufgenommen werden, denn es wirkt als Futter für unsere Darmbakterien.

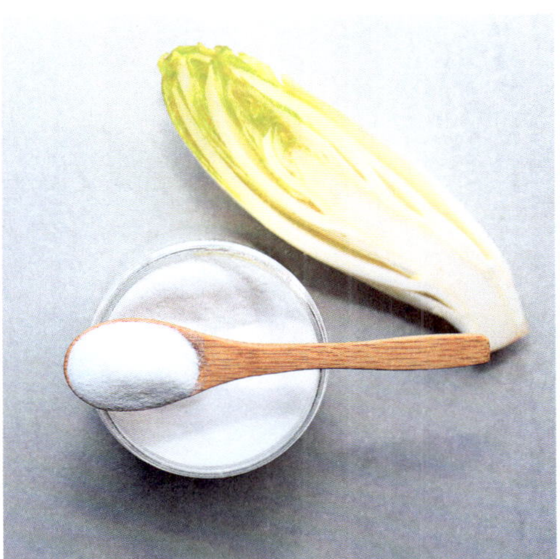

Mehr als 36 000 unterschiedliche Pflanzen auf unserem Planeten nutzen Inulin als Energiespeicher. Und innerhalb der Pflanzen finden wir Inulin vor allem in den Wurzeln. Mit unserer westlichen Ernährung nehmen wir natürlicherweise täglich ungefähr 3–10 g Inulin auf. Und das vor allem über Zwiebeln, Knoblauch, Bananen, Weizen, Roggen und Gerste. Wir finden aber auch bedeutsame Mengen in Chicorée, Topinambur, Schwarzwurzeln und Spargel – nur davon essen wir halt nicht so viel.

Durch die Aufnahme von Inulin über unsere Nahrung verändern wir unsere Darmflora und verschieben das Gleichgewicht der Mikroorganismen in Richtung der guten Bifidobakterien. Wir müssen diese Bakterien also gar nicht über Probiotika, wie Joghurt oder fermentierte Speisen, in großen Mengen mühsam zu uns nehmen, sondern können einfach den Bakterien, die sich schon in unserem Darm befinden, etwas Gutes tun und damit für deren Vermehrung sorgen. Das ist auch eine sehr geschickte Variante der Mikrobiomverbesserung, da die Zufuhr lebender Mikroorganismen immer von der Sorge begleitet wird, dass die im Probiotikum lebenden Keime auch noch lebend im Darm ankommen und nicht zum

Durchführung und Anleitung

Ich persönlich nehme Inulin gerne in Pulverform zu mir, da nicht genügend Chicorée auf meinem täglichen Speiseplan steht. Und auch mein Konsum an Schwarzwurzeln hat noch Verbesserungspotenzial. Solange mir das allerdings nicht gelingt, greife ich zum Pulver, um damit meinem Mikrobiom etwas Gutes zu tun.
Inulin in Pulverform lässt sich gut mit anderen Lebensmitteln vermischen und kann diese sogar geschmacklich verbessern. Ich liebe es zum Beispiel, einen fettarmen Joghurt mit einem Teelöffel Inulin zu versetzen. Der Joghurt wird dadurch in seiner Konsistenz cremiger und sogar etwas süßer, ohne dass ich Honig oder Haushaltszucker verwenden müsste. Und dieser Inulingeboosterte Joghurt ist ein wahres Fest für meinen Darm, denn er enthält auf der einen Seite die eigenen Joghurtbakterien als Probiotikum, auf der anderen Seite das präbiotische Inulin.
Sie können Inulinpulver auch mit anderen Speisen oder Getränken vermengen. Man sollte die Menge allerdings nur langsam steigern, da es durchaus, vor allem zu Beginn der Gabe, zu Verdauungsbeschwerden kommen kann. Als Ballaststoff kann Inulin vor allem zu Blähungen, aber auch zu leichten Bauchkrämpfen führen. Beginnen Sie also nicht mit der vollen Dosis, sondern nähern Sie sich langsam dem Ziel, falls Sie Inulin dauerhaft in Ihr Leben einführen möchten.
Generell empfehle ich eine Inulin-Zufuhr von 10-20 g Pulver pro Tag. Höhere Dosierungen bis zu 40 g pro Tag werden von uns Ärzten auch zur Therapie von Verstopfung eingesetzt und sind als unbedenklich anzusehen.

Beispiel von der Magensäure zerstört werden.

Die Bifidobakterien, die wir mit dem Inulin in unserer Nahrung gefüttert haben, bilden nun kurzkettige Fettsäuren, die wiederum einen wichtigen Beitrag für unsere Gesundheit leisten. Sie helfen zum Beispiel bei der Appetitregulation und können uns dadurch beim Abnehmen helfen.

Neben den kurzkettigen Fettsäuren verändert das Inulin auch den Säuregrad unseres Stuhlgangs. Der pH-Wert wird nämlich abgesenkt und es wird in unserem Darminneren etwas saurer. Was sich zunächst nur chemisch anhört, hat weitreichende Auswirkungen auf unser Leben. Denn ein niedriger pH-Wert im Darm erschwert die Ansiedlung von krank machenden Bakterien. Hierdurch kann Inulin schützend wirken und zum Beispiel Durchfallerkrankungen behandeln.

Erstaunlicherweise hat die regelmäßige Zufuhr von Inulin aber auch Wirkungen auf unseren Körper, die sich nicht direkt im Darm abspielen – und diese Wirkungen gehen weit über unsere Darmgesundheit hinaus. So wird zum Beispiel unser Immunsystem bei der Abwehr von Infektionskrankheiten unterstützt. Besonders beeindruckt hat mich, dass Inulin sogar die Wirkung von Impfungen verbessern kann – das konnten Wissenschaftler an Versuchen mit Tieren zeigen.

Aber auch für eine Gewichtsregulation, vor allem bei Menschen, die gerne abnehmen möchten, kann Inulin eine wichtige Rolle spielen. Als kalorienarmer Zusatzstoff, der eine leichte, angenehm natürliche Süße in das Essen bringt, kann man es gezielt einsetzen, um seinen Appetit und damit sein Gewicht zu senken.

Tipps und Tricks und wie geht es weiter?

- Versuchen Sie doch mal, bei einer Durchfallerkrankung vermehrt Inulin zuzuführen. Hierdurch kann das natürliche Darmmikrobiom wieder gestärkt werden.
- Verwenden Sie Inulin dazu, Speisen »anzudicken«. Sie erhalten dadurch ein angenehmes Mundgefühl und erhöhen den Geschmack von ansonsten fettarmen Lebensmitteln.
- Inulin lässt sich kalt und heiß verarbeiten. Man kann es daher auch bei Lebensmitteln verwenden, die man kocht oder brät. Die Texturen ähneln dann denen, die wir von Eiern oder Milchprodukten kennen. Gerade die Veganer unter uns wird das freuen. Nicht-Veganer freuen sich immerhin über den Ersatz von Fetten und Zucker.

MITTWOCH: ERNÄHRUNG

HEUTE GEHT'S UM NICHTS

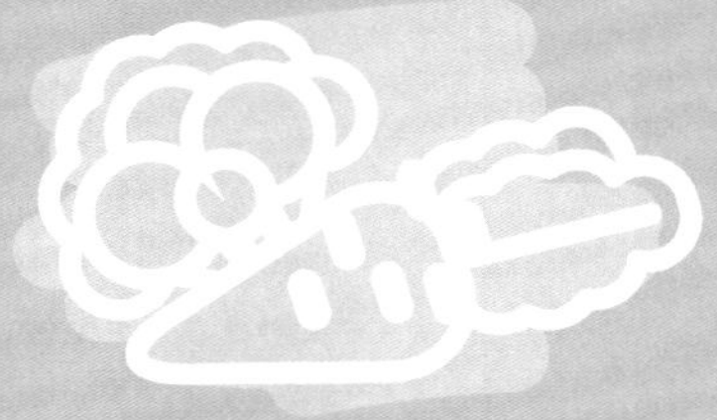

Sie wollen es also wirklich wissen? Die letzten Mittwoche waren einfach nicht genug für Sie? Sie finden, einfach nur das Abendbrot wegzulassen, einen Tag mit Hafer einzuführen oder am Saft zu lutschen, ist was für Weicheier? Dann sind Sie am heutigen Mittwoch gefordert: Komplettes Fasten ist angesagt!

- ***Zellerneuerungsprozesse***
- ***Verbesserung der Insulinsensitivität***
- ***Entfernung von Zellschrott***
- ***Entzündungshemmung***
- ***Stärkung der Resilienz***

Hintergrund und Einführung

Über die positiven Wirkungen einer Fastenkur haben wir schon ausgiebig gesprochen. Sie haben in den letzten drei Wochen bereits in den Nahrungsverzicht als gesundheitliche Maßnahme hineingeschnuppert. Dadurch haben Sie Ihrem Körper schon richtig viel Gutes getan und vielleicht sogar Ihr Leben etwas verlängert. Wenn es Ihnen allerdings nicht ausgereicht hat, mit einfachen Methoden Fastenprozesse zu starten, sind Sie vielleicht bereit für einen kompletten Fastentag.

Normalerweise geht eine Fastenkur über mehrere Tage. Und gerade der erste und der zweite Tag sind relativ anstrengend – im Anschluss daran wird das Durchhalten wieder etwas leichter. Der Körper muss zunächst seinen Stoffwechsel umstellen und der Nahrungsverzicht wird hier für uns besonders spürbar. Das muss aber nicht unbedingt etwas Schlechtes sein, denn auch psychologisch macht es Sinn, dass wir üben, mit Krisen umzugehen. Nach dem Motto »Was uns nicht umbringt, macht uns

Durchführung und Anleitung

Die heutige Minute unseres Micro-Preps verwenden wir für die Herstellung einer kleinen Fastensuppe. Diese können wir zum Beispiel am Mittag oder am Abend genüsslich löffeln. Natürlich macht es Sinn, sich selbst eine Brühe aus Gemüse zu kochen, Sie können hierfür aber auch einfach einen Brühwürfel oder Pulver verwenden. Doch achten Sie darauf, dass in diesem Pulver keinerlei tierische Bestandteile enthalten sind. Diese würden die erkämpften Fastenprozesse sofort unterbrechen und das wäre sehr schade. Eine vegane Alternative der Gemüsebrühe macht also Sinn.
Ansonsten ist der Fastentag recht einfach erklärt: Trinken Sie ausreichend Wasser und ungesüßten Tee, und einmal an diesem Tag dürfen Sie Ihre Brühe löffeln. Sonst essen Sie bitte nichts. Seien Sie ganz umsichtig mit sich selbst und genießen Sie Ihren Tag des Nahrungsverzichts. Natürlich dürfen Sie schlecht gelaunt sein, natürlich dürfen Sie Hunger haben, natürlich dürfen Sie fahrig werden, natürlich dürfen Sie müde sein. Alles normale Prozesse, die während eines Fastentages auftreten. Ich habe mich trotzdem entschlossen, diesen Fastentag an einem Mittwoch durchzuführen und nicht am Wochenende. Auf den ersten Blick würde es Sinn machen, an einem freien Tag zu fasten, da man sich hier besonders auf sich selbst konzentrieren kann, man nicht zur Arbeit gehen muss und es leichter zu vermeiden ist, andere Menschen zu treffen, was der Fastenlaune leicht abträglich sein könnte. Auf der anderen Seite ist heutzutage aber auch das Wochenende häufig mit sozialen Kontakten gefüllt. Und nichts macht so wenig Spaß, wie zu einem Grillabend eingeladen zu sein, während man gerade einen Fastentag hat.
Daher können wir auch diesen Micro-Prep an einem normalen Werktag durchführen, müssen aber ein bisschen Nachsicht walten lassen, wenn wir unsere Leistungsfähigkeit einschätzen. Gehen Sie es einfach etwas langsamer an. Und wenn sich andere Menschen aus Ihrem Umfeld darüber wundern, warum Sie heute so schlecht drauf sind, können Sie diese gerne aufklären, dass Sie heute fasten. Morgen werden es die anderen sowieso verstanden haben und vielleicht sogar ein wenig neidisch sein, denn Sie werden strahlen und voller Energie sein.

stark« können wir die Schwierigkeiten beim Nahrungsverzicht auch als Training für unsere eigene Willenskraft nutzen. Daher finde ich es durchaus sinnvoll, auch nur mal einen einzigen Tag zu fasten, auch wenn es ab dem zweiten oder dritten Tag eigentlich sogar leichter wäre. Aber wir müssen im Leben immer am Anfang starten – Abkürzungen gibt es nicht.

Ich persönlich halte Fasten für eine willkommene Unterbrechung meines normalen Alltags. Ich spüre immer wieder, wie häufig ich im Laufe des Tages einfach so zu Nahrungsmitteln greife. Auf dem Weg vom Wohnzimmer zur Toilette komme ich an meiner Küche vorbei, wo meistens ein Teller voller Obst oder gar Kekse steht. Und nicht selten erwische ich mich dabei, wie ich beherzt zugreife, obwohl ich eigentlich überhaupt keinen Hunger haben. Und eigentlich nicht einmal Appetit. Es steht da einfach nur so rum und verleitet mich dazu, zuzugreifen. An den Tagen, an denen ich komplett faste, lass ich mich natürlich nicht verleiten, bin aber dennoch sehr erstaunt, wie häufig das Snacken zwischendurch sonst stattfindet. Fasten ist halt nicht nur eine körperliche Erfahrung, sondern auch eine Erfahrung für unsere Seele.

Interessant finde ich dabei, dass die Erfahrungen, die ich während meiner Fastenzeit mache, viele Auswirkungen auch auf die Zeit nach dem Fasten haben. Auch wenn ich wieder normal speisen kann, laufe ich doch häufiger an Keksen, Nüssen und Gummibärchen vorbei, ohne zuzugreifen. Und besonders erstaunlich ist dabei, dass mir das nicht einmal schwerfällt. Fasten ist wirklich so etwas wie ein kleiner Stoffwechsel- und Verhaltensresetknopf.

Tipps und Tricks und wie geht es weiter?

- Denken Sie daran, dass Hunger in Wellen kommt und in Wellen auch wieder vorübergeht. Sollten Sie also Hunger bekommen, sitzen Sie diesen einfach aus und trinken eine Tasse Tee.
- Bei der Fastensuppe aus Ihrem Brühwürfel nehmen Sie sich richtig viel Zeit und löffeln diese langsam und genüsslich. Es ist das kulinarische Highlight Ihres Tages.

DONNERSTAG: BEWEGUNG

DREI-SEKUNDEN-KRAFT

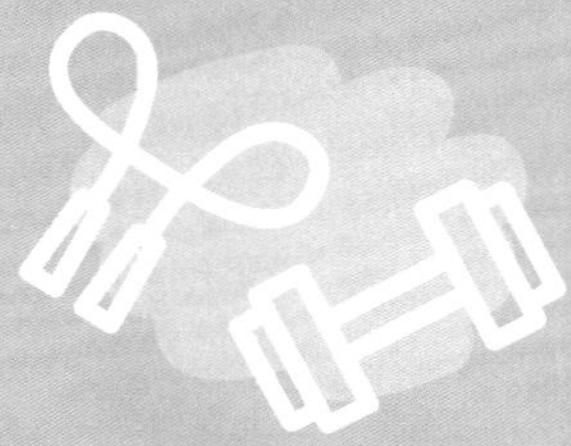

1 Minute Training pro Tag ist etwas für Anfänger – wir schaffen es in nur 3 Sekunden! Genau das dachten sich wahrscheinlich australische und japanische Wissenschaftler, die ein genau 3 Sekunden langes Training bezüglich der Wirkung auf die Skelettmuskulatur untersuchten. Mit unglaublichen Ergebnissen.

- ***In nur 3 Sekunden zu 10 % mehr Muskelkraft.***
- ***Selbst die faulsten Menschen haben nun keine Ausreden mehr.***
- ***Es geht nicht um die Zeit, die man mit einem Training zubringt, sondern um den richtigen Trainingsreiz.***

Hintergrund und Einführung

Wie viele Menschen kennen Sie, die mit ernster Miene glaubhaft und immer wieder beteuern, dass sie keine Zeit für Sport hätten? Und das ist wirklich auch verständlich, denn im Leben kommt häufig vieles dazwischen. Die Kinder müssen betreut werden, die alten Eltern versorgt, der Job verlangt wieder einmal Überstunden und der Haushalt macht sich auch nicht von allein. Aber am heutigen Donnerstag verschwinden alle diese Argumente im Nirwana. 3 Sekunden kann wirklich jeder Mensch pro Tag freischaufeln. Und da wir uns sowieso 1 Minute Zeit nehmen wollten, bleiben sogar noch 57 Sekunden für andere Hobbys übrig.

Wissenschaftler aus Australien haben über einen Monat lang Probanden untersucht, die unterschiedliche Arten von Training absolvieren sollten. Insgesamt wurden die »Sportler« in vier Gruppen eingeteilt: Ein Viertel der Probanden durfte kein Gewichtstraining machen, die anderen drei Viertel machten verschiedene Arten von Krafttraining.

Miteinander verglichen wurden:

- isometrisches Training,
- konzentrisches Training,
- exzentrisches Training.

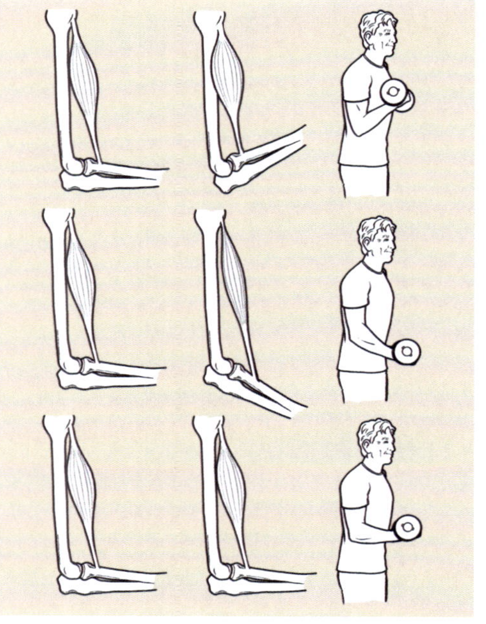

(Quelle: https://www.pilatustoday.ch/unterhaltung/lifestyle/du-willst-muskeln-aufbauen-3-sekunden-am-tag-koennten-reichen-145399373 [abgerufen am 22. August 2022])

Beim »isometrischen Training« handelt es sich um eine Haltearbeit des Muskels. Wenn wir uns zum Beispiel ein Training des Bizepsmuskels mit einer Hantel anschauen, so würde bei einem isometrischen Training die Hantel lediglich in der Luft gehalten werden. Eine Bewegung im Ellenbogengelenk fände dabei nicht statt.

Das »konzentrische Training« ist das typische Training, was die meisten von uns im Kopf haben, wenn wir an die Bodybuilder im Fitnessstudio denken. Da werden Eisen gestemmt und schwere Hanteln mittels Bizeps-Curl immer wie-

Durchführung und Anleitung

Den besten Einstieg in das 3-Sekunden-Training bietet tatsächlich der Bizepsmuskel. Er ist leicht zu trainieren und hier sehen wir Erfolge am schnellsten. Wenn Sie gerade keine Hantel zur Hand haben, können Sie mit jeder Art von Gewicht Ihren Bizepsmuskel trainieren. Eine gefüllte Wasserflasche, eine Einkaufstüte, eine dicke Hauskatze. Sie müssen all diese Dinge einfach nur mit der Hand anheben und dabei Ihren vorderen Oberarmmuskel anspannen.
Bei der exzentrischen Kontraktion geht es aber nicht um das Anheben, sondern um das langsame Absenken. Nehmen Sie also das Gewicht in die Hand und halten Sie bereits am Anfang der Übung Ihren Ellenbogen gebeugt und den Bizepsmuskel angespannt. Nun senken Sie das Gewicht über 3 Sekunden langsam ab.
Haben Sie mehr Zauber erwartet? Es tut mir leid. Das war es schon. Achten Sie aber darauf, dass das Gewicht wirklich, wirklich schwer ist. Es soll ein hochintensives Training sein, nicht, was die Zeit der Durchführung angeht, aber durchaus, was die Belastungsstärke angeht. Nach den 3 Sekunden Training können Sie sich jetzt entspannt zurücklehnen und 57 Sekunden das machen, was Sie schon immer machen wollten, für das Sie aber bislang keine Zeit hatten.

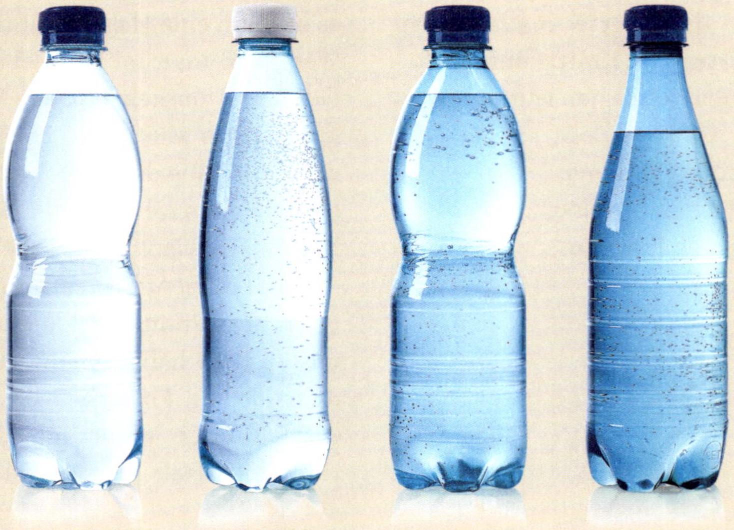

der angehoben. Auch Kinder, die ihre Stärke demonstrieren wollen, spannen den Bizeps an, so als würden sie eine Hantel heben.

Interessanterweise findet aber gerade bei der »exzentrischen Muskelkontraktion« die stärkste Stimulation der Muskulatur statt. Hierbei wird der Muskel unter Anspannung nicht verkürzt (konzentrisch), sondern verlängert (exzentrisch). Bei dieser Bewegung gibt es den stärksten Reiz für ein Muskelwachstum – und übrigens auch den stärksten Muskelkater nach dem Training.

Genau diese drei Arten von Muskeltraining – isometrisch, konzentrisch, exzentrisch – wurden nun von den Wissenschaftlern gegenübergestellt. Es zeigte sich, dass nach einem 3-sekündigen exzentrischen Training des Muskels die Kraft im Laufe eines Monats um mehr als 10 % zugenommen hatte.

Zum Vergleich: Die isometrische Halterarbeit brachte gerade einmal 7 % Muskelzuwachs, der klassische Bizeps-Curl mit seiner konzentrischen Kontraktion ungefähr 6 %. Wenig überraschend war, dass die Teilnehmer, die überhaupt nicht trainierten, auch keinen Zuwachs der Muskelkraft vorzuweisen hatten. Okay, sie hatten 3 Sekunden mehr Freizeit und ich hoffe, dass sie diese wenigstens gut genutzt haben.

Auch wenn uns Sportärzten die herausragende Wirkung der exzentrischen Kontraktion schon länger bekannt ist, war ich trotzdem von der notwendigen Dauer des Trainings überrascht. 3 Sekunden! Aber hier zeigt sich nun im Krafttrainingsbereich, was wir beim Herz-Kreislauf-Training schon ahnten: Kurze, aber hochintensive Übungen führen zu überproportional großen Erfolgen.

Tipps und Tricks und wie geht es weiter?

- Auch andere Muskelgruppen können so trainiert werden. Allerdings fehlen noch wissenschaftliche Daten, ob zum Beispiel bei der Oberschenkelmuskulatur auch 3 Sekunden ausreichend sind. Vielleicht finden Sie es ja in einem praktischen Versuch heraus?
- Dadurch, dass Sie nur 3 Sekunden trainieren, werden Sie sicherlich auch keinen Muskelkater bekommen.
- Wenn Sie die übrig gebliebenen 57 Sekunden sinnvoll nutzen wollen, dann trainieren Sie doch einfach die andere Körperseite. Irgendwie sieht es auch nicht schön aus, wenn nur ein Bizeps gut trainiert ist und der andere weiterhin mager am Oberarm herumhängt. Außerdem ist eine muskuläre Symmetrie gesundheitlich sinnvoll, um langfristig Schmerzen des Bewegungsapparates zu vermeiden.

FREITAG: ERNÄHRUNG

GESUNDHEIT IM GLAS

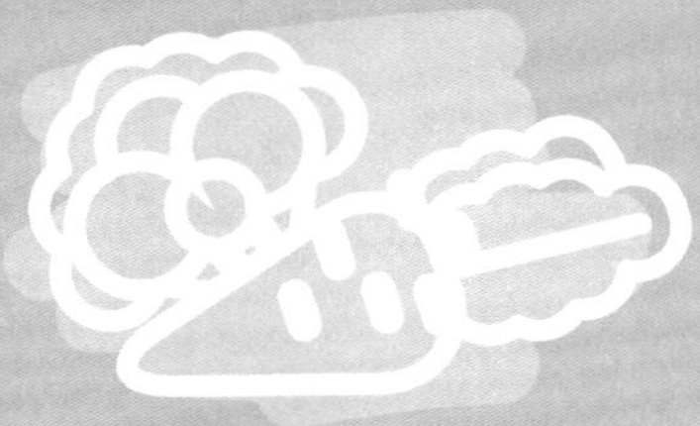

Ich starte meinen Tag gerne mit einer guten Mahlzeit. Aber häufig bleibt am Morgen kaum Zeit, etwas Gesundes zuzubereiten. Da hilft der heutige Micro-Prep. Denn es dauert nur eine Minute, ein wunderbares Overnight Oat herzustellen. Und das Ganze muss nicht einmal im Stress der Morgenroutine stattfinden, sondern kann bereits am Abend davor erledigt werden. Ganz viel Gesundheit im Glas – so lässt sich der perfekte Tag starten.

- ***Hoher Anteil an Eiweiß und Mineralstoffen, gut für unsere Muskulatur***
- ***Befriedigend sättigend, ohne uns müde zu machen***
- ***Vermeidung von Heißhungerattacken***
- ***Förderung einer regelmäßigen Verdauung***

Hintergrund und Einführung

Vielleicht ist es der Name »Overnight Oat«, der aus dem kalten Haferbrei etwas Modernes und Trendiges gezaubert hat. Zumindest meine jugendlichen Töchter hätte ich niemals für einen Haferbrei begeistern können, aber sie greifen beide sehr gerne zu einem Overnight Oat. Und mich als Arzt begeistert das natürlich, denn die Haferflocken sind wahre Gesundheitswunder. Sie enthalten eine Vielzahl an Mineralstoffen und Spurenelementen wie Eisen und Zink und regulieren auf natürliche Weise unseren Kohlenhydratstoffwechsel.

Die Frage ist nur, wie können wir all die gesunden Eigenschaften von Haferflocken besonders gut nutzen? Die Antwort findet sich – wie sollte es in diesem Kapitel auch anders sein – im Overnight Oat. Denn Hafer enthält, wie andere Getreidesorten auch, die sogenannte Phytinsäure, einen Inhaltsstoff, der Nährstoffe wie das oben genannte Eisen und Zink an sich bindet und so für den Körper unverwertbar macht. Wenn wir die Haferflocken allerdings in Flüssigkeit einweichen und über einige Stunden stehen lassen, wird diese Phytinsäure vermindert und der Nährstoffgehalt des Haferbreis kann besser vom Körper aufgenommen werden. Und wie gesagt, der Haferbrei hat es gesundheitlich wirklich

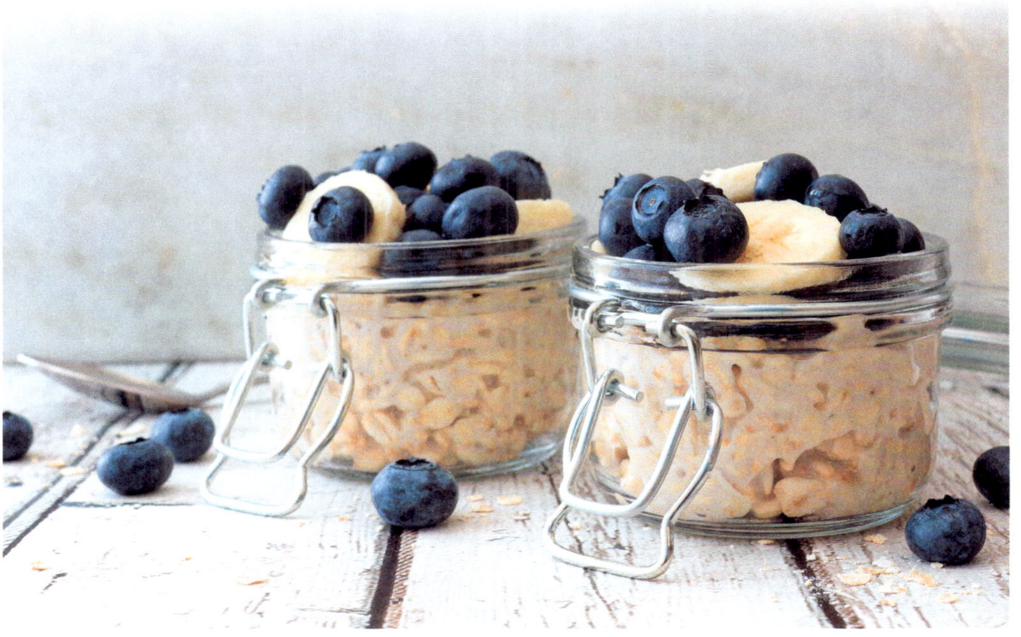

Durchführung und Anleitung

Für ein einfaches Overnight Oat brauchen Sie zunächst ein verschließbares Glas. Am einfachsten können Sie ein altes leeres und gespültes Marmeladenglas verwenden. Falls Sie natürlich das Overnight Oat am nächsten Tag mit auf die Arbeit nehmen und das ein oder andere Instagram-Picture aufnehmen wollen, können Sie auch in ein spezielles schickes Overnight-Oat-Glas investieren. Wenn Sie wie ich aber eher auf Kriegsfuß mit den sozialen Medien stehen und kein Influenzer sind, empfehle ich die Marmeladenglasvariante.

Das Grundrezept ist einfach: Schütten Sie 5 Esslöffel Haferflocken in das Glas und füllen Sie mit 150 ml Wasser auf. Leckerer ist natürlich Milch oder eine vegane Alternative wie (passend) Hafermilch. Dann schmeißen Sie Ihre Toppings in das Glas (z. B. Nüsse, Samen und Blaubeeren), schließen den Deckel, schütteln das Ganze kräftig durch und ab in den Kühlschrank (das Glas, nicht Sie). Dort bleibt das Overnight Oat over night – also über Nacht. Am nächsten Morgen können Sie sich freuen, denn das Overnight Oat ist verzehrbereit.

in sich. Er ist sehr eiweißhaltig und enthält neben Mineralien auch einige Vitamine, zum Beispiel Vitamin B und Folsäure. Einen besonderen Zauber bereiten allerdings die Beta-Glucane im Hafer. Diese sind für die cremige Konsistenz des Haferbreis mitverantwortlich und können unseren Cholesterinspiegel senken – vor allem das ungesunde LDL-Cholesterin.

Aber als seien das nicht schon genügend Gründe, sofort in den nächsten Supermarkt zu laufen und einen ganzen Sack voller Haferflocken zu kaufen, kann Hafer noch mehr: Er wirkt sich nämlich äußerst günstig auf unseren Blutzuckerspiegel aus und legt sich ganz nebenbei wie eine Schutzschicht über unsere Magenschleimhaut und beugt daher Magenschleimhautentzündungen vor.

Ein Overnight Oat besteht aber nicht nur aus Haferschleim, sondern kann mit Toppings versehen werden. Nüsse, Kürbiskerne, Chiasamen, Blaubeeren, Leinsamen, Zimt ... der Fantasie sind eigentlich keine Grenzen gesetzt.

Wenn wir lediglich einen Blick auf die Blaubeeren werfen (übrigens mein persönlicher Favorit), verstehen wir die Kraft der Overnight Oats etwas besser: Sie sind kalorienarm, führen zu einer natürlichen Süße und helfen mit ihren Polyphenolen, Zellen zu erneuern und Entzündungen zu vermindern. Gerade die blauen Farbstoffe, die sogenannten Anthocyane, haben es mir angetan, denn sie wirken wie ein wahrer Booster auf unser Immunsystem und schützen unsere Zellen vor einigen Alterungsprozessen.

Tipps und Tricks und wie geht es weiter?

- Wenn Sie ein großer Süßschnabel sind, können Sie auch etwas Honig hinzufügen. Verwenden Sie aber am besten Honig aus der Region, denn dieser enthält natürliche Substanzen aus Ihrer Umwelt – und ist daher besonders wertvoll für Ihr persönliches Darm-Mikrobiom.
- Falls Sie diesen Micro-Prep in Ihren Alltag aufnehmen wollen, variieren Sie die Toppings etwas. So haben Sie jeden Morgen etwas Neues im Glas und diese Vielfalt ist ebenfalls wichtig für unsere Gesundheit.
- Falls Sie Chiasamen verwenden, nehmen Sie nur wenige davon. Die Samen quellen in der Flüssigkeit auf und binden diese an sich. Das Overnight Oat könnte zu hart werden, wenn zu viele Chiasamen verwendet werden.

SAMSTAG: BEWEGUNG

DER SONNENGRUSS

Wenn Sie Ihren Morgen damit beginnen, die Sonne zu begrüßen, tun Sie Ihrem Körper und Ihrer Seele etwas Gutes. Unzählige wissenschaftliche Studien haben gezeigt, dass Yoga vielfältige Auswirkungen auf unsere körperliche und psychische Gesundheit hat. Auch wenn Sie kein Yogi sind: Beim Sonnengruß handelt es sich zwar um eine anspruchsvolle, aber um eine gut erlernbare und auch für sich allein durchführbare Yoga-Übung.

- ***Verbesserung der Beweglichkeit***
- ***Stärkung der Muskelkraft***
- ***Stärkung der Koordination***
- ***Leichtes Training des Herz-Kreislauf-Systems***
- ***Wirkung gegen Depressionen***
- ***Wirkung gegen Müdigkeit***
- ***Verbesserung von Rückenschmerzen***
- ***Verbesserung der Verdauung***

Hintergrund und Einführung

Wenn Sie noch kein begeisterter Yoga-Anhänger sind, kann es sein, dass Sie an diesem Samstag einer werden. Sie müssen nicht mit einem Turban bekleidet akrobatische Verrenkungen durchführen, Yoga beginnt bei Ihnen zu Hause, in Ihrem Alltag. Und Yoga hat unglaubliche gesundheitliche Wirkungen auf unseren Körper und unseren Geist. Es steigert unsere Beweglichkeit, kräftigt unsere Muskulatur, steigert unser Wohlbefinden, führt zu vermehrter Entspannung, kann Stress abbauen und Schmerzen lindern.

Yoga ist für alle Altersgruppen gleichermaßen geeignet und es ist eigentlich nie zu spät, damit zu beginnen. Ein wichtiger Grundsatz beim Yoga lautet »Jeder bleibt auf seiner Matte« – das bedeutet, dass man sich nicht mit anderen Menschen vergleichen soll. Und das ist gut so, denn jeder Mensch steht an einem anderen Punkt im Leben. Der eine ist kräftiger, der andere dehnbarer, der nächste wiederum hat eine größere Ausdauer. Wir starten an einem Punkt und beginnen von diesem Punkt unseren Weg. Wenn wir überhaupt etwas vergleichen wollen, dann uns selbst im Laufe der Zeit. In einem Yoga-Studio zusammen mit anderen Menschen Yoga zu machen ist daher letztendlich auch eine »einsame Übung«, da man ganz bei sich auf seiner eigenen Yoga-Matte bleibt. Dennoch ist es nicht zu verleugnen, dass es natürlich Spaß macht, Yoga mit anderen Menschen gemeinsam zu machen und zu teilen.

Eine typische Yoga-Sitzung dauert zwischen 30 und 90 Minuten und man benötigt für die Durchführung nicht viel. Zunächst einmal macht eine Yoga-Matte Sinn. Diese erleichtert Übungen auf dem Boden, da sie uns eine weiche Unterlage bietet und vor allem rutschfest ist. Yoga sollte auch nicht mit Schuhen oder Socken durchgeführt werden, sondern vorzugsweise barfuß. Hierüber steigern wir zum einen unsere Propriozeption, d. h. die Wahrnehmung über unsere Fußsohlen, zum anderen verhindern wir bei bestimmten Übungen das Abrutschen.

Bei klassischen Yoga-Übungen wechseln Spannung und Entspannung. Hierbei wird der ganze Körper einbezogen, inklusive der Atmung und der geistigen Aufmerksamkeit. So bringen wir ein Stück Achtsamkeit in unser Leben und verweilen, wie es so schön heißt, im Hier und Jetzt. Das wiederum hat Auswirkungen auf Krankheitsbilder, wie zum Beispiel Asthma, Bluthochdruck, aber auch Rückenschmerzen.

Die beste Art, Yoga zu lernen, ist natürlich ein Yoga-Kurs mit einem professionellen Lehrer. Gerade in der Pandemie hat sich allerdings gezeigt, dass neuere Lernformen wie Videotraining beim Yoga durchaus gut funktionieren können. Daher ist es auch möglich, Yoga-Übungen zu Hause allein durchzuführen.

Meine persönliche Lieblingsübung im Yoga ist der Sonnengruß. Er vereint verschiedene Yoga-Übungen zu einem Fluss.

Durchführung und Anleitung

Ursprünglich wird der Sonnengruß morgens ausgeführt, um den Tag zu begrüßen. Vielleicht wählen auch Sie für diesen Micro-Prep den Morgen. Aber natürlich können Sie ihn auch zu jeder anderen Tageszeit machen, und auch wenn die Sonne nicht sichtbar scheint. Falls Sie den Morgen wählen, sollten Sie davor nicht oder nur sehr leicht gefrühstückt haben. Die Magenfüllung könnte einige Übungen erschweren. Suchen Sie sich einen Ort, an dem Sie sich wohlfühlen, und beginnen Sie mit der Abfolge der Yoga-Übungen:

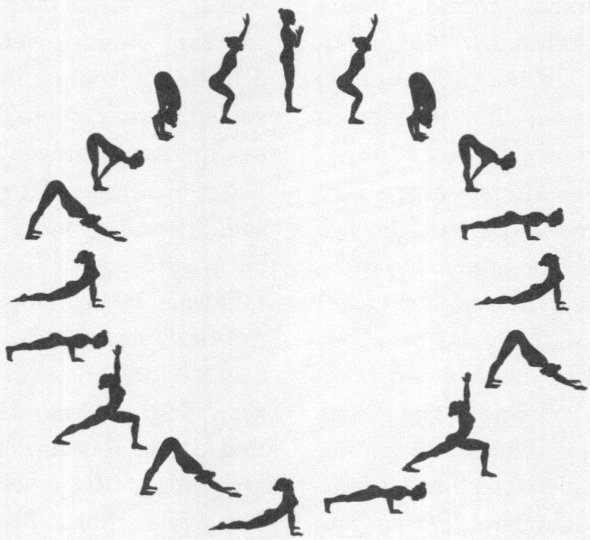

- *Stellen Sie sich aufrecht hin, die Füße hüftbreit. Achten Sie auf eine aufrechte Wirbelsäule. Lassen Sie Ihre Schultern entspannt nach hinten fallen und atmen Sie langsam ein und aus.*
- *Nun strecken Sie sich in die Höhe, heben die Arme hoch, bleiben aber im Rücken fest. Vermeiden Sie ein Hohlkreuz. Bringen Sie die Hände und Unterarme zueinander, halten Sie die Schultern dabei bewusst unten. Blicken Sie geradeaus und atmen Sie tief ein.*
- *Beugen Sie sich nun mit dem Oberkörper nach vorne, so tief es geht, bleiben dabei aber entspannt. Vielleicht schaffen Sie es ja, die Hände neben die Füße abzulegen und vielleicht dabei die Beine sogar gestreckt zu halten. Atmen Sie aus.*

- *Setzen Sie nun einen Fuß nach hinten, um sich der Liegestütz-Position zu nähern. Stellen Sie dann den anderen Fuß hüftbreit neben sich und atmen Sie ein und aus. Halten Sie diese Position für einen Moment.*
- *Nun atmen Sie aus, machen sich richtig lang und legen den Körper auf dem Boden ab. Hier dürfen Sie wieder einatmen.*
- *Setzen Sie nun die Hände in etwa auf Kopfhöhe auf den Boden und drücken Sie die Ellenbogen durch, sodass sich der Brustkorb und der Kopf heben, die Füße allerdings am Boden bleiben. Atmen Sie ein.*
- *Von hier aus geht es nun in die Position des »Herabschauenden Hundes«. Bewegen Sie hierzu die Arme und Beine aufeinander zu, heben Sie Ihr Gesäß und bilden Sie mit Ihrem Körper die obere Form eines Dreiecks. Es ist wie ein Liegestütz, der nicht gerade durchgeführt wird, sondern bei dem der Po Richtung Himmel gestreckt ist. Atmen Sie aus.*
- *Treten Sie nun mit Ihren Beinen nach vorn in Richtung Hände und kommen Sie zum Stehen. Stellen Sie sich aufrecht hin, strecken Sie die Arme in Richtung Himmel und atmen Sie ein.*
- *Senken Sie nun Arme und Hände wieder, bringen Sie sie vor dem Brustkorb aneinander und atmen Sie aus.*

Das war ein Sonnengruß und er dauert ungefähr 1 Minute. Natürlich kann er auch mehrfach wiederholt werden. Im Laufe der Zeit werden Sie die Bewegungen immer fließender durchführen können.

Tipps und Tricks und wie geht es weiter?

- Idealerweise lassen Sie sich den Sonnengruß von einem Yoga-Profi zeigen. Alternativ dazu können Sie sich Videos im Internet anschauen, in denen der Sonnengruß erklärt wird.
- Es gibt verschiedene Varianten, den Sonnengruß durchzuführen. Suchen Sie sich einfach die aus, die Ihnen persönlich am meisten zusagt.

SONNTAG: STRESSABBAU

BLITZ-ENTSPANNUNG

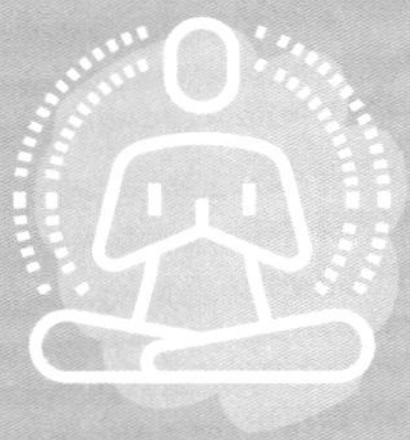

Sie sind leicht auf hundertachtzig und wollen genau so leicht wieder herunterkommen? Sie haben einen anstrengenden Alltag und brauchen eine schnelle Erholung? Dann werden Sie am heutigen Sonntag Ihrem Ziel etwas näher kommen – in nur 1 Minute.

- ***Normalisierung des Blutdrucks***
- ***Verminderung von Herz-Kreislauf-Erkrankungen***
- ***Verbesserung der Lebensqualität***
- ***Verminderung von Ängsten***
- ***Steigerung des Wohlbefindens***

Hintergrund und Einführung

Für ein gesundes Leben ist ein ausgewogenes Verhältnis zwischen Anspannung und Entspannung wichtig. Weder macht es Sinn, den ganzen Tag gechillt in der Ecke zu sitzen, noch ist es ratsam, wie ein aufgezogenes Erdmännchen von A nach B zu rennen, ohne jemals zur Ruhe zu kommen. Aber gerade die Balance zwischen Anspannung und Entspannung – die Eu-Spannung – fällt uns in der heutigen Zeit zunehmend schwer. Gerne packen wir all unsere Energie in den Alltag, um dann verwundert festzustellen, dass wir auch im Urlaub gar nicht mehr richtig auftanken können. Es ist daher wichtig, dass wir bereits im Alltag für ausreichende Momente der Entspannung sorgen.

Und das ist gar nicht einmal so leicht, vor allem, wenn einem wieder einmal alles über den Kopf zu wachsen scheint. Gerade in Momenten der Hochspannung nützen uns alle guten Vorsätze wenig, und auch der Kurs im autogenen Training, an dem wir vor einigen Jahren einmal teilgenommen haben, bringt uns nicht weiter. Denn in »autogenem Training« steckt ja bereits das Wort »Training«, was einen sanften Hinweis darauf gibt, dass wir es in den letzten Jahren auch hätten trainieren sollen. Nur so kann man auch die Wirkungen des autogenen Trainings in angespannten Situationen abrufen. Jedem fällt es leicht, sich einen schweren Arm vorzustellen, wenn er ruhig im Bett liegt. Es ist allerdings eine ganz andere Sache, in einer stressigen Situation die Schwere zu empfinden.

Und hier hilft uns der heute Micro-Prep. Er ist sozusagen ein 1-minütiger Micro-Prep für sofortige Entspannung. Er kann auch in stressigen Situationen angewandt werden und wirkt hier sogar besonders gut.

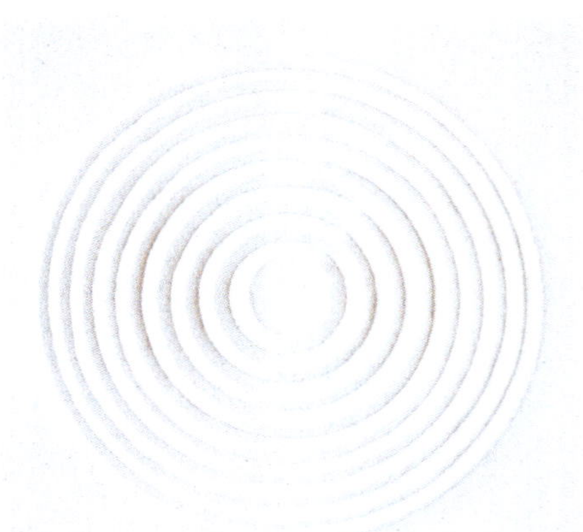

Durchführung und Anleitung

Ich finde es wichtig, dass wir beim akuten Stressabbau den Körper und die Seele gleichzeitig mit einbeziehen. Denn Körper und Geist sind so miteinander verbunden, dass eine Beruhigungsübung auf nur eines von beiden niemals die volle Wirkung haben kann. Wir nutzen für die heutige Bitzentspannung eine Übung aus dem Yoga.

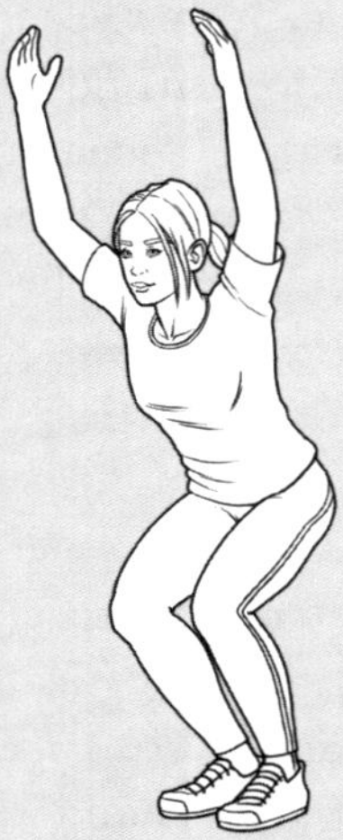

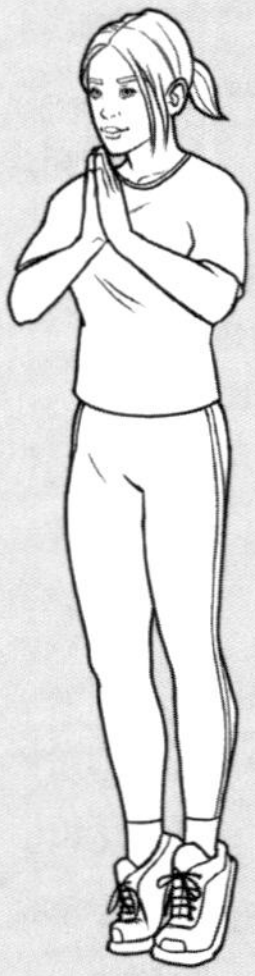

- *Stellen Sie sich aufrecht hin. Die Füße sollten einander berühren.*
- *Strecken Sie die Arme nach oben.*
- *Beugen Sie nun die Knie leicht, während Sie ausatmen, und neigen Sie Ihr Gesäß etwas nach hinten, so als wollten Sie sich auf einen Stuhl setzen.*
- *Spannen Sie dabei Ihre Bauchmuskeln an. Tun Sie so, als wollten Sie den Bauchnabel nach innen und oben ziehen.*
- *Halten Sie diese Position und nehmen Sie drei tiefe Atemzüge.*
- *Beim nächsten Einatmen strecken Sie die Beine und führen die Hände wie zum Gebet vor Ihr Herz und stellen sich auf Ihre Zehenspitzen.*
- *Halten Sie diese Position und nehmen Sie drei tiefe Atemzüge.*
- *Senken Sie die Füße auf den Boden.*

Die sofort eintretende Entspannung basiert auf verschiedenen Effekten: Zum einen geben Ihnen die geschlossen Füße, die fest auf dem Boden stehen, ein Gefühl des In-sich-geschlossen-Seins und des festen Bodens unter den Füßen, der Sie hält. Das Heben der Arme und das Absenken des Oberkörpers gibt Ihnen das Gefühl der Kontrolle über sich selbst, ohne aus dem Gleichgewicht zu geraten. Die Kraft Ihrer eigenen Beine kann Sie tragen.

In dieser selbstbestimmten und selbst gehaltenen Position führen die drei Atemzüge zu einer Entspannungsreaktion. Unser Atem ist dicht mit unserer Psyche verbunden. Es ist wie eine positive Rückkopplung: Wer langsam und kontrolliert atmet, kann keine Angst haben. Das Aufrichten und die dann folgende Streckung verschafft einem das Gefühl von Selbstbewusstsein: Auch die kleine Dysbalance durch den Zehenstand können wir mühelos aus eigener Kraft abfangen. Und auch hier hilft uns wieder die Atmung, mit unserer Seele Kontakt aufzunehmen.

Tipps und Tricks und wie geht es weiter?

- Sie können diesen Micro-Prep gerne mehrfach wiederholen.
- Am besten wirkt dieser Yoga-Flow, wenn er barfuß durchgeführt wird, da hier der Kontakt mit dem Boden besonders intensiv ist. Allerdings eignet sich der heutige Micro-Prep auch für den »Notfall zwischendurch« – und dann können Sie natürlich die Schuhe anlassen.
- Nehmen Sie den heutigen Micro-Prep gerne mit auf Ihre Lebensreise. Ich bin mir sicher, er wird Ihnen häufig helfen können.

Schlusswort

Was für eine Reise!

Toll, dass Sie mich bis hierhin begleitet haben.

Wir haben gemeinsam vier Wochen lang verschiedene Micro-Preps ausprobiert und ganz viel Gesundheit in unser Leben gebracht. Und ich hoffe natürlich, dass Ihnen der eine oder andere Micro-Prep so viel Spaß gemacht hat, dass Sie ihn dauerhaft in Ihr Leben übernehmen wollen. Denn wie bei einem Buffet mit vielen Leckereien macht natürlich das Essen Spaß – aber in mir erweckt so ein Buffet häufig auch den Wunsch, einige Köstlichkeiten zu Hause nachzukochen.

Ich würde mich auf jeden Fall sehr freuen, wenn es auch nur ein einziger Micro-Prep in Ihren Alltag schafft. Oder vielleicht haben Sie ja selbst Ideen für neue Micro-Preps?

Jede Beschäftigung mit der Gesundheit lohnt sich. Oder wie eine meiner ältesten Patientinnen sagte, als sie mit immerhin 92 Jahren in ein Fitnessstudio ging: »Investitionen in die Gesundheit verzinsen sich immer!«

Investieren Sie daher in Ihre Gesundheit. Investieren Sie Freude, Ideen, Gespräche. Und investieren Sie Zeit – auch wenn es nur 1 Minute am Tag ist. Es lohnt sich!

Passen Sie auf sich auf und auf Ihre Mitmenschen,

Ihr Dr. Carsten Lekutat

Quellen

Alle Webseiten abgerufen am 15. August 2022

WOCHE 1, MONTAG, BEWEGUNG

Bewegt geht es los

Ageing and exercise: building bod ... preview & related info | Mendeley. https://www.mendeley.com/catalogue/632ced7f-cf08-323f-b3af-c89ba280f2d0/

Bergland, A. et al. (2018): Ageing and exercise: building body capital in old age. In: *European Review of Aging and Physical Activity*, *15*(1). https://doi.org/10.1186/S11556-018-0195-9

Beselt, L. Jayne et al. (2021): A Meta-Study of Qualitative Research on Social Support Related to Physical Activity among Older Adults. In: *Kinesiology Review*, *10*(1), 51–65. https://doi.org/10.1123/KR.2020-0005

Cooper, S. L. (2020): Promoting Physical Activity for Mental Well-Being. In: *ACSM's Health and Fitness Journal*, *24*(3). https://doi.org/10.1249/FIT.0000000000000569

Penedo, F. J. & Dahn, J. R. (2005): Exercise and well-being: A review of mental and physical health benefits associated with physical activity. In: *Current Opinion in Psychiatry*, *18*(2), 189–193. https://doi.org/10.1097/00001504-200503000-00013

7 Gründe, warum Bewegung wichtig ist | DAK fit! https://magazin.dak.de/sieben-gruende-warum-bewegung-wichtig-ist/

Smith, P. J. & Merwin, R. M. (2021): The Role of Exercise in Management of Mental Health Disorders: An Integrative Review. In: *Annual Review of Medicine* (Vol. 72). https://doi.org/10.1146/annurev-med-060619-022943

Warum ist Bewegung wichtig? | Stiftung Gesundheitswissen. https://www.stiftung-gesundheitswissen.de/wissen/gesuender-leben-mit-bewegung/warum-ist-bewegung-wichtig

WOCHE 1, MONTAG, BEWEGUNG

Grüße aus der Eiszeit

Abnehmen mit kalter Dusche und scharfem Essen. https://www.deutschlandfunk.de/braunes-fettgewebe-aktivieren-abnehmen-mit-kalter-dusche-100.html#:~:text=Braunes Fettgewebe aktivieren. Abnehmen mit kalter Dusche und scharfem Essen, kalt duschen oder scharf würzen

Ajjimaporn, A. et al. (2019): Effect of cold Shower on Recovery from Highintensity Cycling In The Heat. In: *Journal of Strength and Conditioning Research*, *33*(8). https://doi.org/10.1519/JSC.0000000000003017

Barni, D. et al. (1973): Effects of cold showers on the heart rate and oxygen uptake of trained runners. In: *Research Quarterly of the American Association for Health, Physical Education and Recreation*, *44*(1). https://doi.org/10.1080/10671188.1973.10615171

Beard, A. (2018): Cold showers lead to fewer sick days. In: *Harvard Business Review: Vol. March-April 2018*

Buijze, G. A. et al. (2016): The effect of cold showering on health and work: A randomized controlled trial. In: *PLoS ONE*, *11*(9). https://doi.org/10.1371/journal.pone.0161749

Die richtige Reihenfolge beim Wechselduschen. https://www.praxisvita.de/wechselduschen-anleitung-vorteile-und-risiken-17497.html

Hinkka, H. et al. (2017): Effects of cold mist shower on patients with inflammatory arthritis: a crossover controlled clinical trial. In: *Scandinavian Journal of Rheumatology*, *46*(3). https://doi.org/10.1080/03009742.2016.1199733

Keatinge, W. R. et al. (1964): Cardiovascular responses to ice-cold showers. In: *Journal of Applied Physiology*, *19*. https://doi.org/10.1152/jappl.1964.19.6.1145

Shevchuk, N. A. (2008): Adapted cold shower as a potential treatment for depression. In: *Medical Hypotheses*, *70*(5). https://doi.org/10.1016/j.mehy.2007.04.052

Wechselduschen: So kannst du dein Immunsystem damit fördern. https://utopia.de/ratgeber/wechselduschen-so-kannst-du-dein-immunsystem-damit-foerdern/

WOCHE 1, DIENSTAG, ERNÄHRUNG

Was unser Mikrobiom mit unserer Gesundheit zu tun hat

Bedeutung des Mikrobioms – Mikroben ergänzen den Menschen • mikrooek.de. https://www.mikrooek.de/labordiagnostik/fuer-aerzte-und-therapeuten/neues-aus-dem-labor/kyberbiom/das-mikrobiom/

Blum, W. E. H. et al. (2019): Does soil contribute to the human gut microbiome? Microorganisms, 7(9). https://doi.org/10.3390/microorganisms7090287

Grönroos, M. et al. (2019): Short-term direct contact with soil and plant materials leads to an immediate increase in diversity of skin microbiota. MicrobiologyOpen, 8(3), 1–13. https://doi.org/10.1002/mbo3.645

Korpela, K. (2018): Diet, Microbiota, and Metabolic Health: Trade-Off Between Saccharolytic and Proteolytic Fermentation. In: *Annual Review of Food Science and Technology*, *9*, 65–84. https://doi.org/10.1146/ANNUREV-FOOD-030117-012830

Li, D. et al. (2016): The gut microbiota: A treasure for human health. In: *Biotechnology Advances*, *34*(7), 1210–1224. https://doi.org/10.1016/J.BIOTECHADV.2016.08.003

Lunjani, N. et al. (2021): Mechanisms of microbe-immune system dialogue within the skin. Genes and Immunity, 22(5–6), 276–288. https://doi.org/10.1038/s41435-021-00133-9

Nargi, L. (2021): The Connection Between Soil Microbiomes and Gut Microbiomes. 1–12. 10, https://foodprint.org/blog/soil-microbiomes/

WOCHE 1, DIENSTAG, ERNÄHRUNG
Die Kraft alter Kartoffeln

Benelam, B. (2009): Satiation, satiety and their effects on eating behaviour. In: *Nutrition Bulletin*, *34*(2), 126–173. https://doi.org/10.1111/J.1467-3010.2009.01753.X

Covasa, M. et al. (2019): Intestinal sensing by gut microbiota: Targeting gut peptides. In: *Frontiers in Endocrinology*, *10*(FEB)

Dobranowski, P.A. & Stintzi, A. (2021): Resistant starch, microbiome, and precision modulation. In: *Gut Microbes* (Vol. 13, Issue 1). https://doi.org/10.1080/19490976.2021.1926842

He, J. et al. (2019): Effect of 2 types of resistant starches on the quality of yogurt. In: *Journal of Dairy Science*, *102*(5). https://doi.org/10.3168/jds.2018-15562

Keenan, M.J. et al. (2015): Role of resistant starch in improving gut health, adiposity, and insulin resistance. In: *Advances in Nutrition* (Vol. 6, Issue 2). https://doi.org/10.3945/an.114.007419

Livingstone, M.B.E. et al. (2000): Methodological issues in the assessment of satiety. In: *Scandinavian Journal of Nutrition/Naringsforskning*, *44*(3), 98–103. https://doi.org/10.3402/FNR.V44I0.1776

Raigond, P. et al. (2015): Resistant starch in food: A review. In: *Journal of the Science of Food and Agriculture* (Vol. 95, Issue 10, pp. 1968–1978). John Wiley and Sons Ltd. https://doi.org/10.1002/jsfa.6966

resistente-staerke @ eatsmarter.de. https://eatsmarter.de/ernaehrung/gesund-ernaehren/resistente-staerke

Xiong, K. et al. (2021): Effects of resistant starch on glycaemic control: A systematic review and meta-analysis. In: *British Journal of Nutrition* (Vol. 125, Issue 11). https://doi.org/10.1017/S0007114520003700

Yang, X. et al. (2017): Resistant starch regulates gut microbiota: Structure, biochemistry and cell signalling. In: *Cellular Physiology and Biochemistry* (Vol. 42, Issue 1, pp. 306–318). S. Karger AG. https://doi.org/10.1159/000477386

Yi, D. et al. (2021): Physiochemical Properties of Resistant Starch and Its Enhancement Approaches in Rice. In: *Rice Science* (Vol. 28, Issue 1). https://doi.org/10.1016/j.rsci.2020.11.005

Zaman, S.A. & Sarbini, S.R. (2016): The potential of resistant starch as a prebiotic. In: *Critical Reviews in Biotechnology* (Vol. 36, Issue 3, pp. 578–584). Taylor and Francis Ltd. https://doi.org/10.3109/07388551.2014.993590

WOCHE 1, MITTWOCH, ERNÄHRUNG
Fasten ist mehr, als nichts zu essen

Das Prinzip »Hormesis« – Wie uns Stress und Gift stärker machen | deutschlandfunk.de. https://www.deutschlandfunk.de/das-prinzip-hormesis-wie-uns-stress-und-gift-staerker-machen-100.html

De Toledo, F.W. et al. (2019): Safety, health improvement and well-being during a 4 to 21-day fasting period in an observational study including 1422 subjects. In: *PLoS ONE*, *14*(1). https://doi.org/10.1371/JOURNAL.PONE.0209353

Fasten: Was im Körper nach 1, 14 und 40 Tagen passiert – wenn Sie fasten – FOCUS Online. https://www.focus.de/gesundheit/ernaehrung/fasten-das-passiert-im-koerper-wenn-sie-fasten_id_10435570.html

Fasten heilt: Warum Verzichten so gesund ist – [GEO]. https://www.geo.de/magazine/geo-magazin/273-rtkl-ernaehrung-verzichten-heilt-warum-fasten-so-gesund-ist

Friebe, Richard: *Hormesis. Das Prinzip der Widerstandskraft. Wie Stress und Gift uns stärker machen*. München 2016

WOCHE 1, MITTWOCH, ERNÄHRUNG
Mit Pferdestärke zu mehr Fitness

Anderson, J.W. et al. (2009): Health benefits of dietary fiber. In: *Nutrition Reviews*, *67*(4), 188–205. https://doi.org/10.1111/J.1753-4887.2009.00189.X

Biörklund, M. et al. (2005): Changes in serum lipids and postprandial glucose and insulin concentrations after consumption of beverages with β-glucans from oats or barley: A randomised dose-controlled trial. In: *European Journal of Clinical Nutrition*, *59*(11), 1272–1281. https://doi.org/10.1038/SJ.EJCN.1602240

Butt, M.S. et al. (2008): Oat: Unique among the cereals. In: *European Journal of Nutrition*, *47*(2), 68–79. https://doi.org/10.1007/S00394-008-0698-7

Granfeldt, Y. et al. (2008): Muesli with 4 g oat β-glucans lowers glucose and insulin responses after a bread meal in healthy subjects. In: *European Journal of Clinical Nutrition*, *62*(5), 600–607. https://doi.org/10.1038/SJ.EJCN.1602747

Hafertage – Schwerpunktpraxis Diabetes und Ernährungsmedizin. https://diabetes-praxis-muenster.de/hafertage/

Hallfrisch, J. et al. (2003): Physiological responses of men and women to barley and oat extracts (Nu-trimX). II. Comparison of glucose and insulin responses. In: *Cereal Chemistry*, *80*(1), 80–83. https://doi.org/10.1094/CCHEM.2003.80.1.80

Mattisson, I. et al. (2004): Intakes of plant foods, fibre and fat and risk of breast cancer – A prospective study in the Malmö Diet and Cancer cohort. In: *British Journal of*

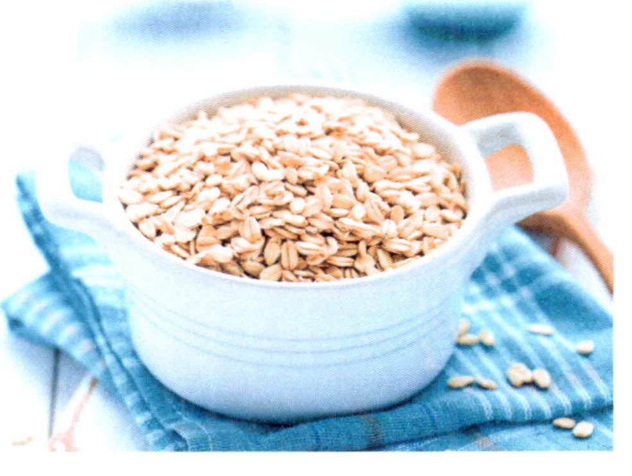

Cancer, *90*(1), 122–127. https://doi.org/10.1038/SJ.BJC.6601516

Ulmius, M. et al. (2009): The influence of dietary fibre source and gender on the postprandial glucose and lipid response in healthy subjects. In: *European Journal of Nutrition*, *48*(7), 395–402. https://doi.org/10.1007/S00394-009-0026-X

Ulmius, M. et al. (2011): An oat bran meal influences blood insulin levels and related gene sets in peripheral blood mononuclear cells of healthy subjects. In: *Genes & Nutrition*, *6*(4), 429. https://doi.org/10.1007/S12263-011-0236-8

WOCHE 1, DONNERSTAG, BEWEGUNG
Bewegung ist Leben

Batsis, J.A. et al. (2016): Physical activity predicts higher physical function in older adults: The osteoarthritis initiative. In: *Journal of Physical Activity and Health*, *13*(1). https://doi.org/10.1123/jpah.2014-0531

Chung, H.C. et al. (2021): Do exercise-associated genes explain phenotypic variance in the three components of fitness? A systematic review & meta-analysis. In: *PLoS ONE* (Vol. 16, Issue 10 October). https://doi.org/10.1371/journal.pone.0249501

Dao, T. et al. (2020): Sarcopenia and muscle aging: A brief overview. In: *Endocrinology and Metabolism* (Vol. 35, Issue 4). https://doi.org/10.3803/ENM.2020.405

Howie, E.K. et al. (2016): Multiple components of fitness improved among overweight and obese adolescents following a community-based lifestyle intervention. In: *Journal of Sports Sciences*, *34*(16). https://doi.org/10.1080/02640414.2015.1123285

Kamel, H.K. (2003): Sarcopenia and aging. In: *Nutrition Reviews* (Vol. 61, Issue 5 I). https://doi.org/10.1301/nr.2003.may.157-167

Landi, F. et al. (2019): Emerging research on importance of muscle mass and function. In: *Journal of Gerontology and Geriatrics* (Vol. 67, Issue 1)

Larsson, L. et al. (2019): Sarcopenia: Aging-related loss of muscle mass and function. In: *Physiological Reviews*, *99*(1). https://doi.org/10.1152/physrev.00061.2017

Ligibel, J.A. et al. (2020): Sarcopenia in aging, obesity, and cancer. In: *Translational Cancer Research* (Vol. 9, Issue 9). https://doi.org/10.21037/tcr-2019-eaoc-05

Romanello, V. (2021): The interplay between mitochondrial morphology and myomitokines in aging sarcopenia. In: *International Journal of Molecular Sciences*, *22*(1). https://doi.org/10.3390/ijms22010091

Ultimo, S. et al. (2018): Influence of physical exercise on microRNAs in skeletal muscle regeneration, aging and diseases. In *Oncotarget* (Vol. 9, Issue 24). https://doi.org/10.18632/oncotarget.24991

WOCHE 1, DONNERSTAG, BEWEGUNG
Alltags-Power-Ranger

Fit im Alltag: Die 5 besten Fitnessübungen für zuhause! Enjoy Life. https://initiative-enjoy-life.de/fit-im-alltag-die-5-besten-fitnessuebungen-fuer-zuhause/

Kanemaru, A. et al. (2010): The efficacy of home-based muscle training for the elderly osteoporotic women: The effects of daily muscle training on quality of life (QoL). In: *Archives of Gerontology and Geriatrics*, *51*(2). https://doi.org/10.1016/j.archger.2009.10.003

Probst, V.S. et al. (2011): Effects of 2 exercise training programs on physical activity in daily life in patients with COPD. In: *Respiratory Care*, *56*(11). https://doi.org/10.4187/respcare.01110

Schreier, M.M. et al. (2016): Fitness training for the old and frail: Effectiveness and impact on daily life coping and self-care abilities. In: *Zeitschrift für Gerontologie und Geriatrie*, *49*(2). https://doi.org/10.1007/s00391-015-0966-0

WOCHE 1, FREITAG, ERNÄHRUNG
Essen, aber richtig

Bellisle, F. & Le Magnen, J. (1981): The structure of meals in humans: Eating and drinking patterns in lean and obese subjects. In: *Physiology and Behavior*, *27*(4)

Benelam, B. (2009): Satiation, satiety and their effects on eating behaviour. In: *Nutrition Bulletin*, *34*(2), 126–173. https://doi.org/10.1111/J.1467-3010.2009.01753.X

Covasa, M. et al. (2019): Intestinal sensing by gut microbiota: Targeting gut peptides. In: *Frontiers in Endocrinology*, *10*(FEB)

Das muss passieren, damit wir satt sind – quarks.de. https://www.quarks.de/gesundheit/ernaehrung/das-muss-passieren-damit-wir-satt-sind/

Hetherington, M.M. et al. (2006): Understanding variety: Tasting different foods delays satiation. In: *Physiology and Behavior*, *87*(2). https://doi.org/10.1016/j.physbeh.2005.10.012

Livingstone, M.B.E. et al. (2000): Methodological issues in the assessment of satiety. *Scandinavian Journal of Nutrition/Naringsforskning*, *44*(3), 98–103. https://doi.org/10.3402/FNR.V44I0.1776

Rogers, P.J. et al. (2021): An analysis of sensory-specific satiation: Food liking, food wanting, and the effects of distraction. In: *Learning and Motivation*, *73*. https://doi.org/10.1016/j.lmot.2020.101688

Seeley, R.J. et al. (1993): Effects of interrupting an intraoral meal on meal size and meal duration in rats. In: *Appetite*, *20*(1). https://doi.org/10.1006/appe.1993.1002

Verdejo-Román, J. et al. (2016): Gastrointestinal regulation of food intake Find the latest version: Review series Gastrointestinal regulation of food intake. In: *Appetite*, *23*(1).

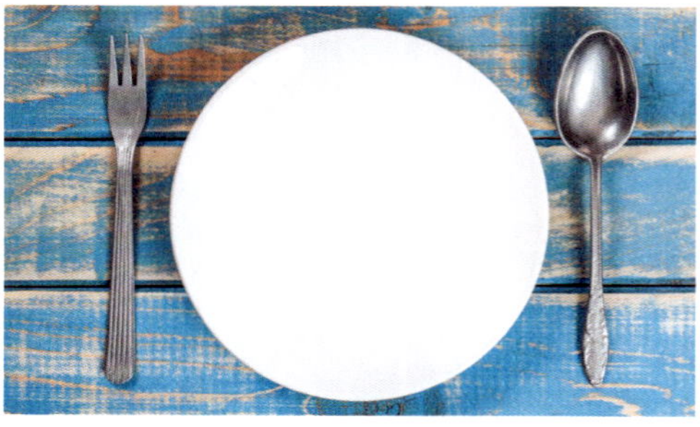

WOCHE 1, SAMSTAG, BEWEGUNG
Seitenwechsel

Alain, C. et al. (2019): Music and visual art training modulate brain activity in older adults. In: *Frontiers in Neuroscience, 13*. https://doi.org/10.3389/fnins.2019.00182

Fuchs, E. & Flügge, G. (2014): Adult neuroplasticity: More than 40 years of research. In: *Neural Plasticity* (Vol. 2014). https://doi.org/10.1155/2014/541870

Gehirntraining: Zwölf Übungen für den Alltag – Hamburger Abendblatt. https://www.abendblatt.de/ratgeber/wissen/article107575385/Gehirntraining-Zwoelf-Uebungen-fuer-den-Alltag.html

Goh, J. & Park, D.C. (2009): Neuroplasticity and cognitive aging. *Restor Neurol Neurosci, 27*(5)

Goh, J.O. & Park, D.C. (2009): Neuroplasticity and cognitive aging: The scaffolding theory of aging and cognition. In: *Restorative Neurology and Neuroscience* (Vol. 27, Issue 5). https://doi.org/10.3233/RNN-2009-0493

Heuninckx, S. et al. (2008): Systems neuroplasticity in the aging brain: Recruiting additional neural resources for successful motor performance in elderly persons. In: *Journal of Neuroscience, 28*(1). https://doi.org/10.1523/JNEUROSCI.3300-07.2008

Maharjan, R. et al. (2020): Role of Lifestyle in Neuroplasticity and Neurogenesis in an Aging Brain. In: *Cureus*. https://doi.org/10.7759/cureus.10639

Malik, N.A. et al. (2020): The effectiveness of non-dominant hand in performing oral hygiene care. In: *Malaysian Journal of Medicine and Health Sciences, 16*(2)

Mit Links. https://www.spektrum.de/news/mit-links/1139031

Nascimento, M. de M. (2021): Dance, aging, and neuroplasticity: an integrative review. In: *Neurocase* (Vol. 27, Issue 4). https://doi.org/10.1080/13554794.2021.1966047

Nimm doch mal die andere Hand…! https://www.neurolifebalance.de/training-lokal/blog/posts/hand-dominanz.php

Park, D.C. & Bischof, G.N. (2013): The aging mind: Neuroplasticity in response to cognitive training. In: *Dialogues in Clinical Neuroscience, 15*(1). https://doi.org/10.31887/dcns.2013.15.1/dpark

Smith, G.S. (2013): Aging and neuroplasticity. In: *Dialogues in Clinical Neuroscience* (Vol. 15, Issue 1). https://doi.org/10.31887/dcns.2013.15.1/gsmith

WOCHE 1, SONNTAG, STRESSABBAU
Mit mehr Entspannung zur Gesundheit

Dwi, Y. & Werdani, W. (2017): Effect of Mindfullness Meditation on Stress Level. In: *Folia Medica Indonesiana, 53*(1)

Gao, J. et al. (2016): Entrainment of chaotic activities in brain and heart during MBSR mindfulness training. In: *Neuroscience Letters, 616*. https://doi.org/10.1016/j.neulet.2016.01.001

Hilton, L. et al. (2017): Mindfulness Meditation for Chronic Pain: Systematic Review and Meta-analysis. In: *Annals of Behavioral Medicine, 51*(2). https://doi.org/10.1007/s12160-016-9844-2

Kriakous, S.A. et al. (2021): The Effectiveness of Mindfulness-Based Stress Reduction on the Psychological Functioning of Healthcare Professionals: a Systematic Review. In: *Mindfulness* (Vol. 12, Issue 1). https://doi.org/10.1007/s12671-020-01500-9

Lamothe, M. et al. (2016): Outcomes of MBSR or MBSR-based interventions in health care providers: A systematic review with a focus on empathy and emotional competencies. In: *Complementary Therapies in Medicine* (Vol. 24). https://doi.org/10.1016/j.ctim.2015.11.001

Laukkonen, R.E. & Slagter, H.A. (2021): From many to (n)one: Meditation and the plasticity of the predictive mind. In: *Neuroscience and Biobehavioral Reviews* (Vol. 128). https://doi.org/10.1016/j.neubiorev.2021.06.021

Matko, K. & Sedlmeier, P. (2019): What Is Meditation? Proposing an Empirically Derived Classification System. In: *Frontiers in Psychology, 10*. https://doi.org/10.3389/fpsyg.2019.02276

Wahyu Werdani, Y.D. (2017): Effect of Mindfullness Meditation on Stress Level and Coping Mechanism in Cancer Patients. In: *Folia Medica Indonesiana, 53*(1). https://doi.org/10.20473/fmi.v53i1.5488

Wielgosz, J. et al. (2019): Mindfulness Meditation and Psychopathology. In *Annual Review of Clinical Psychology* (Vol. 15). https://doi.org/10.1146/annurev-clinpsy-021815-093423

Youngs, M.A. et al. (2021): Mindfulness Meditation Improves Visual Short-Term Memory. In: *Psychological Reports, 124*(4). https://doi.org/10.1177/0033294120926670

Zahra, S.T. & Riaz, S. (2018): Mindfullness and stress. In: *Journal of Postgraduate Medical Institute* (Vol. 32, Issue 4).

WOCHE 1, SONNTAG, STRESSABBAU
Stille im Gehirn

Anālayo, B. (2019): Meditation on the Breath: Mindfulness and Focused Attention. In: *Mindfulness, 10*(8). https://doi.org/10.1007/s12671-019-01169-9

Atchley, R. et al. (2017): Set shifting reaction-time improves following meditation or simple breathcounting in meditators and meditation-naïve participants: Data from naturalistic, ecological momentary-assessment devices. In: *Mindfulness & Compassion, 2*(2). https://doi.org/10.1016/j.mincom.2017.06.001

Clapper, J. et al. (2021): Breath counting as a measure of sustained attention in mindfulness meditation and its effect on mood. In: *Psychology of Consciousness: Theory, Research, and Practice*. https://doi.org/10.1037/cns0000311

Kim, J.-H. et al. (2016): The Effects of Breath-Counting Meditation and Deep Breathing on Heart Rate Variability. In: *Journal of Korean Medicine, 37*(2). https://doi.org/10.13048/jkm.16019

Kluetz, L.R. (2018): Improving mindfulness using a brief focused breathing intervention to predict changes in perceived stress, alcohol consumption, drinking motives, and maladaptive coping in a National Guard population. In: *Dissertation Abstracts International: Section B: The Sciences and Engineering, 79*(2-B(E))

Lai, C. et al. (2015): A Comparison of the Attentional Effects of Single-Session Mindfulness Meditation and Fp-HEG Neurofeedback in Novices. In: *Mindfulness, 6*(5). https://doi.org/10.1007/s12671-014-0347-6

Lee, J.-H. (2014): A Pilot Study on the Psychological and

Physical Responses of Breath – Counting Meditations. In: *Journal of Oriental Neuropsychiatry*, *25*(1). https://doi.org/10.7231/jon.2014.25.1.047

Malinowski, P. et al. (2017): Mindful Aging: The Effects of Regular Brief Mindfulness Practice on Electrophysiological Markers of Cognitive and Affective Processing in Older Adults. In: *Mindfulness*, *8*(1). https://doi.org/10.1007/s12671-015-0482-8

Milz, P. et al. (2014): sLORETA intracortical lagged coherence during breath counting in meditation-naïve participants. In: *Frontiers in Human Neuroscience*, *8*(MAY). https://doi.org/10.3389/fnhum.2014.00303

Miyoshi, T. et al. (2020): Revealing Changes in Brain Functional Networks Caused by Focused-Attention Meditation Using Tucker3 Clustering. In: *Frontiers in Human Neuroscience*, *13*. https://doi.org/10.3389/fnhum.2019.00473

Yoo, S.-W. et al. (2015): Report on Two Cases of Treatment of Anxiety Disorder with Panic Attacks-on the Basis of Breath-Counting Meditation (Anapanasati). In: *Journal of Oriental Neuropsychiatry*, *26*(1). https://doi.org/10.7231/jon.2015.26.1.001

WOCHE 2, MONTAG, BEWEGUNG
Der richtige Dreh für die Gesundheit

Chen, W. H. et al. (2019): Effects of hula hooping and mini hooping on core muscle activation and hip movement. In: *Proceedings of the Institution of Mechanical Engineers, Part P: Journal of Sports Engineering and Technology*, *233*(1). https://doi.org/10.1177/1754337118807821

Hula-Hoop: Gesunder Trendsport? | Apotheken Umschau. from https://www.apotheken-umschau.de/gesund-bleiben/sport-und-bewegung/hula-hoop-gesunder-trendsport-769351.html

Kiatkulanusorn, S. et al. (2020): Effects of Hula Hooping Exercise on Lumbar Stability Level and Transversus Abdominis Function in Asymptomatic Individuals with Poor Lumbar Stability. In: *Journal of Exercise Physiology Online*, *23*(1)

Ko, Y.-J. & Lee, H.-S. (2017): The Effect of Weight-shift Training with Hula Hoop on Weight Shift Change and Gait in Stroke Patients: A Cross – Sectional Pilot Study. In: *Journal of The Korean Society of Physical Medicine*, *12*(1). https://doi.org/10.13066/kspm.2017.12.1.9

Krishnanunni, S. et al. (2018): Effect of hula hoop training on the cardiovascular Parameters in grade I obese subjects. *International Journal of Pharma and Bio Sciences*, *9*(3)

Lahelma, M. et al. (2019): Effects of Weighted Hula-Hooping Compared to Walking on Abdominal Fat, Trunk Muscularity, and Metabolic Parameters in Overweight Subjects: A Randomized Controlled Study. In: *Obesity Facts*, *12*(4). https://doi.org/10.1159/000500572

McGill, S. M. et al. (2015): A six-week trial of hula hooping using a weighted hoop: Effects on skinfold, girths, weight, and torso muscle endurance. In: *Journal of Strength and Conditioning Research*, *29*(5). https://doi.org/10.1519/JSC.0000000000000653

Seyranian, A. P. & Belyakov, A. O. (2011): How to twirl a hula hoop. *American Journal of Physics*, *79*(7). https://doi.org/10.1119/1.3576177

Trendsport: Was ist dran am Hula Hoop-Trend? | Gesundheit! | BR Fernsehen | Fernsehen | BR.de. https://www.br.de/br-fernsehen/sendungen/gesundheit/was-ist-dran-am-hula-hoop-trend-100.html

Trendsport: Wie effektiv ist Hula-Hoop-Fitness? https://www.aok.de/pk/magazin/sport/workout/trendsport-hula-hoop-wie-effektiv-ist-hula-hoop-fitness/

WOCHE 2, DIENSTAG, ERNÄHRUNG
Kimchi und andere Superfoods

An, J. M. et al. (2021): Dietary intake of probiotic kimchi ameliorated IL-6-driven cancer cachexia. In: *Journal of Clinical Biochemistry and Nutrition*, *65*(2). https://doi.org/10.3164/JCBN.19-10

Ernährung: 5 fermentierte Lebensmittel für eine gesunde Darmflora | FOCUS.de. https://praxistipps.focus.de/ernaehrung-5-fermentierte-lebensmittel-fuer-eine-gesunde-darmflora_116173

Hongu, N. et al. (2017): Korean kimchi: promoting healthy meals through cultural tradition. In: *Journal of Ethnic Foods*, *4*(3). https://doi.org/10.1016/j.jef.2017.08.005

Jang, D. J. et al. (2015): Discussion on the origin of kimchi, representative of Korean unique fermented vegetables. In: *Journal of Ethnic Foods*, *2*(3). https://doi.org/10.1016/j.jef.2015.08.005

Lee, J. H. et al. (2019): Formation of biogenic amines in pa (green onion) kimchi and gat (mustard leaf) kimchi. In: *Foods*, *8*(3). https://doi.org/10.3390/foods8030109

Lee, S. J. et al. (2021): Some important metabolites produced by lactic acid bacteria originated from kimchi. In: *Foods* (Vol. 10, Issue 9). https://doi.org/10.3390/foods10092148

Milchsaures wirkt wie ein »Besen im Darm« | Schrot&Korn. https://schrotundkorn.de/essen/milchsaures-wirkt-wie-ein-besen-im-darm

Milchsäuregärung: Wie Sie Lebensmittel milchsauer einlegen. https://www.t-online.de/leben/essen-und-trinken/id_69224440/milchsaeuregaerung-wie-sie-lebensmittel-milchsauer-einlegen.html

Pathak, D. R. et al. (2021): Cabbage and sauerkraut consumption in adolescence and adulthood and breast cancer risk among us-resident polish migrant women. In: *International Journal of Environmental Research and Public Health*, *18*(20). https://doi.org/10.3390/ijerph182010795

Patra, J. K. et al. (2016): Kimchi and other widely consumed traditional fermented foods of Korea: A review. In: *Frontiers in Microbiology* (Vol. 7, Issue SEP). https://doi.org/10.3389/fmicb.2016.01493

Probiotika-und-Praebiotika-Darmflora-aufbauen,darmgesundheit100 @ www.ndr.de. https://www.ndr.de/ratgeber/gesundheit/Probiotika-und-Praebiotika-Darmflora-aufbauen,darmgesundheit100.html

Raak, C. et al. (2014): Regular consumption of sauerkraut and its effect on human health: A bibliometric analysis. In: *Global Advances In Health and Medicine*, *3*(6). https://doi.org/10.7453/gahmj.2014.038

Satora, P. et al. (2020): Yeast microbiota during sauerkraut fermentation and its characteristics. In: *International*

Journal of Molecular Sciences, 21(24). https://doi.org/10.3390/ijms21249699

www.hohenzollern-apotheke.de. https://www.hohenzollern-apotheke.de/service/wissenswertes/darm-immunsystem-darmflora-verbessern/#:~:text=Optimieren Sie mit probiotischen Lebensmitteln,Schwarzwurzeln%2C Topinambur oder reines Inulin

WOCHE 2, MITTWOCH, ERNÄHRUNG

Abendstund hat leeren Mund

Daas, M.C. & De Roos, N.M. (2021): Intermittent fasting contributes to aligned circadian rhythms through interactions with the gut microbiome. In: *Beneficial Microbes*, *12*(2). https://doi.org/10.3920/BM2020.0149

Dinner-Cancelling – Wikipedia. https://de.wikipedia.org/wiki/Dinner-Cancelling

Dinner Cancelling: Wirkung und Risiken des Abendfastens – Utopia.de. https://utopia.de/ratgeber/dinner-cancelling-wirkung-und-risiken-des-abendfastens/

Frigo, P. et al. (2008): Dinner Cancelling and its effect on nocturnal Growth-Hormone Kinetics. In: *Geburtshilfe und Frauenheilkunde*, *68*(S 01). https://doi.org/10.1055/s-0028-1089029

Gudden, J. et al. (2021): The effects of intermittent fasting on brain and cognitive function. In: *Nutrients* (Vol. 13, Issue 9). https://doi.org/10.3390/nu13093166

Kim, B.H. et al. (2021): Effects of intermittent fasting on the circulating levels and circadian rhythms of hormones. In: *Endocrinology and Metabolism* (Vol. 36, Issue 4). https://doi.org/10.3803/ENM.2021.405

Malinowski, B. et al. (2019): Intermittent fasting in cardiovascular disorders—an overview. In: *Nutrients* (Vol. 11, Issue 3). https://doi.org/10.3390/nu11030673

Morales-Suarez-varela, M. et al. (2021): Intermittent fasting and the possible benefits in obesity, diabetes, and multiple sclerosis: A systematic review of randomized clinical trials. In: *Nutrients* (Vol. 13, Issue 9). https://doi.org/10.3390/nu13093179

Stange, R. (2020): Chronobiologische Ernährung – wann ist es Zeit zu essen? – Dinner Cancelling oder Breakfast Skipping? In: *Zeitschrift Für Komplementärmedizin*, *12*(06). https://doi.org/10.1055/a-1295-6881

Stockman, M.C. et al. (2018): Intermittent Fasting: Is the Wait Worth the Weight? In: *Current obesity reports* (Vol. 7, Issue 2). https://doi.org/10.1007/s13679-018-0308-9

Su, J. et al. (2021): Remodeling of the gut microbiome during Ramadan-associated intermittent fasting. In: *American Journal of Clinical Nutrition*, *113*(5). https://doi.org/10.1093/ajcn/nqaa388

Vasim, I. et al. (2022): Intermittent Fasting and Metabolic Health. In: *Nutrients* (Vol. 14, Issue 3). https://doi.org/10.3390/nu14030631

Wirth, S. et al. (2009): Der Einfluss von Dinner Cancelling auf die nächtliche Hypothermie. In: *Geburtshilfe Und Frauenheilkunde*, *69*(05). https://doi.org/10.1055/s-0029-1225250

Zeyfang, A. et al. (2002): Anti-aging durch gesunde Ernährung: Das können sie empfehlen! In: *MMW-Fortschritte der Medizin* (Vol. 144, S. 39)

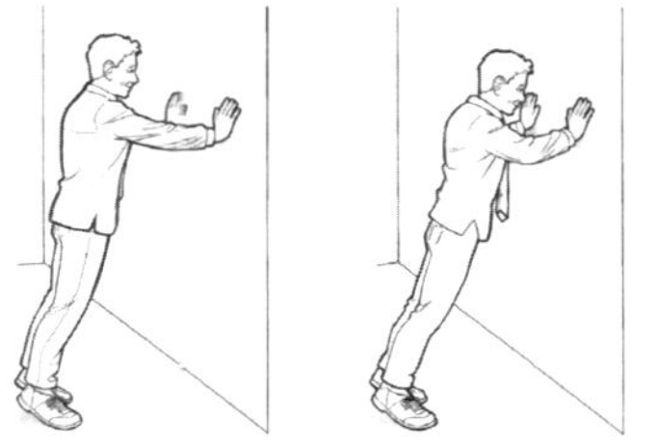

WOCHE 2, DONNERSTAG, BEWEGUNG

Wenn's schiefläuft

Calatayud, J. et al. (2016): Importance of mind-muscle connection during progressive resistance training. In: *European Journal of Applied Physiology*, *116*(3). https://doi.org/10.1007/s00421-015-3305-7

Dankel, S.J. et al. (2017): Frequency: The Overlooked Resistance Training Variable for Inducing Muscle Hypertrophy? In: *Sports Medicine*, *47*(5). https://doi.org/10.1007/s40279-016-0640-8

Kay, S.A. & Grimm, L.R. (2017): Regulatory fit improves fitness for people with low exercise experience. In: *Journal of Sport and Exercise Psychology*, *39*(2). https://doi.org/10.1123/jsep.2016-0274

Lasevicius, T. et al. (2022): Muscle Failure Promotes Greater Muscle Hypertrophy in Low-Load but Not in High-Load Resistance Training. In: *Journal of Strength and Conditioning Research*, *36*(2). https://doi.org/10.1519/JSC.0000000000003454

Mangine, G.T. et al. (2015): Improving muscle strength and size: The importance of training volume, intensity, and status. In: *Kinesiology*, *47*(2)

WOCHE 2, FREITAG, ERNÄHRUNG

Geröstete Gesundheit

Braem, M.G.M. et al. (2012): Coffee and tea consumption and the risk of ovarian cancer: A prospective cohort study and updated meta-analysis. In: *American Journal of Clinical Nutrition*, *95*(5), 1172–1181. https://doi.org/10.3945/AJCN.111.026393

Crippa, A. et al. (2014): Coffee consumption and mortality from all causes, cardiovascular disease, and cancer: A dose-response meta-analysis. In: *American Journal of Epidemiology*, *180*(8), 763–775. https://doi.org/10.1093/AJE/KWU194

Ding, M. et al. (2015): Association of coffee consumption with total and cause-specific mortality in 3 large prospective cohorts. In: *Circulation*, *132*(24), 2305–2315. https://doi.org/10.1161/CIRCULATIONAHA.115.017341

Freedman, N.D. et al. (2009): Coffee intake is associated with lower rates of liver disease progression in chronic hepatitis C. In: *Hepatology*, *50*(5), 1360–1369. https://doi.org/10.1002/HEP.23162

Freedman, N.D. et al. (2012): Association of Coffee Drinking with Total and Cause-Specific Mortality. In: *New England Journal of Medicine*, *366*(20), 1891–1904. https://doi.org/10.1056/NEJMOA1112010

Guallar, E. et al. (2017): Moderate coffee intake can be part of a healthy diet. In: *Annals of Internal Medicine, 167*(4), 283–284. https://doi.org/10.7326/M17-1503

Gunter, M.J. (2017): Coffee drinking and mortality in 10 European countries: A multinational cohort study. In: *Annals of Internal Medicine, 167*(4), 236–247. https://doi.org/10.7326/M16-2945

Is Coffee Consumption Associated With Lower Risk for Death? (2017). Annals of Internal Medicine, 167(4). https://doi.org/10.7326/P17-9041

Islami, F. et al. (2020): A prospective study of tea drinking temperature and risk of esophageal squamous cell carcinoma. In: *International Journal of Cancer, 146*(1), 18–25. https://doi.org/10.1002/IJC.32220

Kaffee: Gesund oder gesund? | NDR.de – Ratgeber – Gesundheit. https://www.ndr.de/ratgeber/gesundheit/Kaffee-Gesund-oder-gesund,kaffee462.html

Kaffee: Gesund, oder ungesund? | Apotheken Umschau. https://www.apotheken-umschau.de/gesund-bleiben/ernaehrung/kaffee-gesund-oder-ungesund-716661.html#gesundheitsfoerderlicher-effekt-in-studien

Larsson, S.C. et al. (2011): Coffee consumption and risk of stroke in women. In: *Stroke, 42*(4), 908–912. https://doi.org/10.1161/STROKEAHA.110.603787

Loopstra-Masters, R.C. et al. (2011): Associations between the intake of caffeinated and decaffeinated coffee and measures of insulin sensitivity and beta cell function. In: *Diabetologia, 54*(2), 320–328. https://doi.org/10.1007/S00125-010-1957-8

Lopez-Garcia, E. et al. (2008): The relationship of coffee consumption with mortality. In: *Annals of Internal Medicine, 148*(12), 904–914. https://doi.org/10.7326/0003-4819-148-12-200806170-00003

Lopez-Garcia, E. et al. (2009): Coffee consumption and risk of stroke in women. In: *Circulation, 119*(8), 1116–1123. https://doi.org/10.1161/CIRCULATIONAHA.108.826164

Loftfield, E. et al. (2015): Association of Coffee Consumption With Overall and Cause-Specific Mortality in a Large US Prospective Cohort Study. In: *American Journal of Epidemiology, 182*(12), 1010–1022. https://doi.org/10.1093/AJE/KWV146

Lueth, N.A. et al. (2008): Coffee and caffeine intake and the risk of ovarian cancer: The Iowa Women's Health Study. In: *Cancer Causes and Control, 19*(10), 1365–1372. https://doi.org/10.1007/S10552-008-9208-8

Miranda, A.M. et al. (2021): Moderate coffee consumption is associated with lower risk of mortality in prior Acute Coronary Syndrome patients: a prospective analysis in the ERICO cohort. In: *International Journal of Food Sciences and Nutrition, 72*(6), 794–804. https://doi.org/10.1080/09637486.2020.1862069

Park, S.Y. et al. (2017): Association of coffee consumption with total and cause-specific mortality among nonwhite populations. In: *Annals of Internal Medicine, 167*(4), 228–235. https://doi.org/10.7326/M16-2472

Saab, S. et al. (2014): Impact of coffee on liver diseases: A systematic review. In: *Liver International, 34*(4), 495–504. https://doi.org/10.1111/LIV.12304

Sugiyama, K. et al. (2010): Coffee consumption and mortality due to all causes, cardiovascular disease, and cancer in Japanese women. In: *Journal of Nutrition, 140*(5), 1007–1013. https://doi.org/10.3945/JN.109.109314

Tamakoshi, A. et al. (2011): Effect of coffee consumption on all-cause and total cancer mortality: Findings from the JACC study. In: *European Journal of Epidemiology, 26*(4), 285–293. https://doi.org/10.1007/S10654-011-9548-7

Vitaglione, P. et al. (2010): Coffee reduces liver damage in a rat model of steatohepatitis: The underlying mechanisms and the role of polyphenols and melanoidins. In: *Hepatology, 52*(5), 1652–1661. https://doi.org/10.1002/HEP.23902

Wedick, N.M. et al. (2011): Effects of caffeinated and decaffeinated coffee on biological risk factors for type 2 diabetes: A randomized controlled trial. In: *Nutrition Journal, 10*(1). https://doi.org/10.1186/1475-2891-10-93

Wie gesund ist Kaffee? – quarks.de. https://www.quarks.de/gesundheit/ernaehrung/wie-gesund-ist-kaffee/

WOCHE 2, SAMSTAG, BEWEGUNG
Wackeln Sie sich fit

Arslan, F. et al. (2013): The effect of an eight week proprioception training programme on knee joint proprioception in taekwondo athletes. In: *International SportMed Journal, 14*(3)

Balance Board Übungen: Die 9 besten fürs Wohnzimmer! https://www.we-go-wild.com/fit-mit-wackelbrett-die-besten-balance-board-uebungen/

El-Gohary, T.M. et al. (2016): Effect of proprioception cross training on repositioning accuracy and balance among healthy individuals. In: *Journal of Physical Therapy Science, 28*(11). https://doi.org/10.1589/jpts.28.3178

Iram, H. et al. (2021): Effects of proprioception training programme on balance among patients with diabetic neuropathy: A quasi-experimental trial. In: *Journal of the Pakistan Medical Association, 71*(7). https://doi.org/10.47391/JPMA.286

Kamatchi, K. et al. (2018): Effect of proprioception training and backward walking training among diabetic neuropathy patients. In: *Drug Invention Today, 10*(Special, Issue 1)

Kaminski, T.W. et al. (2003): Effect of strength and proprioception training on eversion to inversion strength ratios in subjects with unilateral functional ankle instability. In: *British Journal of Sports Medicine, 37*(5). https://doi.org/10.1136/bjsm.37.5.410

Martinez-Amat, A. et al. (2013): Effects of 12-week proprioception training program on postural stability, gait, and balance in older adults: A controlled clinical trial. In: *Journal of Strength and Conditioning Research, 27*(8). https://doi.org/10.1519/JSC.0b013e31827da35f

Mukhtar, T. et al. (2021): Effects of Gaze Stability Exercises with Proprioception Training to Improve Gait and Functional Independence in Cerebellar Ataxic Patients. In: *Pakistan Journal of Medical and Health Sciences, 15*(12). https://doi.org/10.53350/pjmhs2115123467

Propriozeptives Training: Definition, Wirkung und Übungen. https://www.foodspring.de/magazine/propriozeptives-training

Propriozeptives Training: Sensoren trainieren » mobilesport.ch. https://www.mobilesport.ch/aktuell/propriozeptives-training-sensoren-trainieren/#

Propriozeptives Training zur Sturzvorbeugung. https://www.ratgeber-muskeln-gelenke-knochen.de/sportverletzungen/vorbeugen/propriozeptives-training/

Qaiser, T. et al. (2019): The sensorimotor effects of a lower limb proprioception training intervention in individuals with a spinal cord injury. In: *Journal of Neurophysiology*, *122*(6). https://doi.org/10.1152/jn.00842.2018

Wackelbrett – Geräte & Übungen für propriozeptives Training. https://uebungenzuhause.de/wackelbrett-tests-uebungen-fuer-propriozeptives-training/

Wang, Y. et al. (2020): The Effect of Ankle Joint Proprioception Training on Preventing Ankle Joint Injury of Athletes. In: *Investigacion Clinica*, *61*(2)

Yoshida, M. et al. (2015): One-leg standing time with eyes open: Comparison between the mouth-opened and mouth-closed conditions. In: *Cranio – Journal of Craniomandibular Practice*, *33*(1). https://doi.org/10.1179/2151090314Y.0000000007

Zarei, H. & Norasteh, A.A. (2020): The effect of 8 weeks proprioception training without visual input on single-limb standing balance time in deaf students: A randomized controlled trial. In: *Journal of Bodywork and Movement Therapies*, *24*(2). https://doi.org/10.1016/j.jbmt.2019.09.002

WOCHE 2, SONNTAG, STRESSABBAU
Lass Blumen unter den Füßen wachsen

Cochrane, K. et al. (2021): Understanding the First Person Experience of Walking Mindfulness Meditation Facilitated by EEG Modulated Interactive Soundscape. In: *TEI 2021 – Proceedings of the 15th International Conference on Tangible, Embedded, and Embodied Interaction*. https://doi.org/10.1145/3430524.3440637

Edwards, M.K. & Loprinzi, P.D. (2018): Experimental effects of brief, single bouts of walking and meditation on mood profile in young adults. In: *Health Promotion Perspectives*, *8*(3)

Edwards, M.K. et al. (2018): Differential Experimental Effects of a Short Bout of Walking, Meditation, or Combination of Walking and Meditation on State Anxiety Among Young Adults. In: *American Journal of Health Promotion*, *32*(4). https://doi.org/10.1177/0890117117744913

Edwards, M.K. & Loprinzi, P.D. (2019): Affective Responses to Acute Bouts of Aerobic Exercise, Mindfulness Meditation, and Combinations of Exercise and Meditation: A Randomized Controlled Intervention. In: *Psychological Reports*, *122*(2). https://doi.org/10.1177/0033294118755099

Gainey, A. et al. (2016): Effects of Buddhist walking meditation on glycemic control and vascular function in patients with type 2 diabetes. In: *Complementary Therapies in Medicine*, *26*. https://doi.org/10.1016/j.ctim.2016.03.009

Lapanantasin, S. et al. (2022). Comparative effect of walking meditation and rubber-band exercise on ankle proprioception and balance performance among persons with chronic ankle instability: A randomized controlled trial. In: *Complementary Therapies in Medicine*, *65*. https://doi.org/10.1016/j.ctim.2022.102807

Phoobangkerdphol, C. et al. (2022): Walking meditation versus balance training for improving balance abilities among older adults with history of fall: A randomized controlled trial. In: *Clinical Rehabilitation*, *36*(4). https://doi.org/10.1177/02692155211068232

Prakhinkit, S. et al. (2014): Effects of buddhism walking meditation on depression, functional fitness, and endothelium-dependent vasodilation in depressed elderly. In: *Journal of Alternative and Complementary Medicine*, *20*(5). https://doi.org/10.1089/acm.2013.0205

Smith, A.T., (2018): Walking meditation: Being present and being pilgrim on the Camino de Santiago. In: *Religions*, *9*(3). https://doi.org/10.3390/rel9030082

WOCHE 3, MONTAG, BEWEGUNG
Rocky für alle

Gesundheit – Rope Skipping: Fit und schlank durch Seilspringen – Gesundheit – SZ.de. https://www.sueddeutsche.de/gesundheit/gesundheit-rope-skipping-fit-und-schlank-durch-seilspringen-dpa.urn-newsml-dpa-com-20090101-150616-99-09677

Gong, W. & Jiang, J. (2018): Effect of rope skipping combining calcium pyruvate on fat metabolism of female college students. In: *Biomedical Research (India), 2018* (Special Issue ArtificialIntelligentTechniquesforBioMedicalSignalProcessingEdition-II). https://doi.org/10.4066/biomedicalresearch.29-16-2144

Ha, A.S. & Ng, J.Y.Y. (2017): Rope skipping increases bone mineral density at calcanei of pubertal girls in Hong Kong: A quasi-experimental investigation. In: *PLoS ONE*, *12*(12). https://doi.org/10.1371/journal.pone.0189085

Hao, M. et al. (2019): Short-Term and Long-Term Effects of a Combined Intervention of Rope Skipping and Nutrition Education for Overweight Children in Northeast China. In: *Asia-Pacific Journal of Public Health*, *31*(4). https://doi.org/10.1177/1010539519848275

Kawano, H. et al. (2012): Appetite after rope skipping may differ between males and females. In: *Obesity Research and Clinical Practice*, *6*(2). https://doi.org/10.1016/j.orcp.2011.07.003

Nicht nur für Boxer: Seilspringen als Workout. https://www.aok.de/pk/magazin/sport/workout/nicht-nur-fuer-boxer-seilspringen-als-workout/

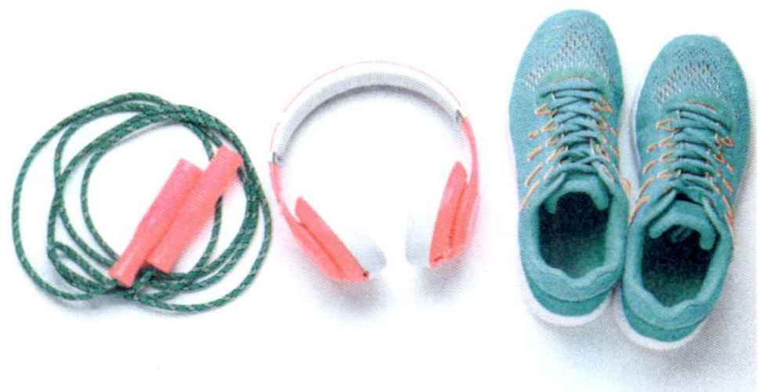

Seilspringen: So gesund ist der Fitness-Booster | FOCUS.de. https://praxistipps.focus.de/seilspringen-so-gesund-ist-der-fitness-booster_108238

Tang, Z. et al. (2021): Effects of caloric restriction and rope-skipping exercise on cardiometabolic health: A pilot randomized controlled trial in young adults. In: *Nutrients, 13*(9). https://doi.org/10.3390/nu13093222

Veena Kirthika, S. et al. (2019): The effect of skipping rope exercise on physical and cardiovascular fitness among collegiate males. In: *Research Journal of Pharmacy and Technology, 12*(10). https://doi.org/10.5958/0974-360X.2019.00836.9

WOCHE 3, DIENSTAG, ERNÄHRUNG
Bier als Zaubertrank zur Gesundheit

Bier fördert die Darmgesundheit – aber nur ein bestimmtes | STERN.de. https://www.stern.de/genuss/bier-foerdert-die-darmgesundheit---aber-nur-ein-bestimmtes--31966514.html

Cheers! Drinking a glass of beer with dinner every night can improve gut health – Gut Health News. https://www.gutnews.com/beer-improves-gut-health/

González-Zancada, N. et al. (2020): Association of moderate beer consumption with the gut microbiota and SCFA of healthy adults. In: *Molecules, 25*(20). https://doi.org/10.3390/molecules25204772

Hernández-Quiroz, F. et al. (2020): Influence of moderate beer consumption on human gut microbiota and its impact on fasting glucose and β-cell function. In: *Alcohol, 85*. https://doi.org/10.1016/j.alcohol.2019.05.006

Marques, C. et al. (2022): Impact of Beer and Nonalcoholic Beer Consumption on the Gut Microbiota: A Randomized, Double-Blind, Controlled Trial. In: *Journal of Agricultural and Food Chemistry*. https://doi.org/10.1021/ACS.JAFC.2C00587

Mateo-Gallego, R. et al. (2020): Effect of an alcohol-free beer enriched with isomaltulose and a resistant dextrin on gut microbiome in diabetic subjects with overweight or obesity. In: *Atherosclerosis, 315*. https://doi.org/10.1016/j.atherosclerosis.2020.10.576

Moreno-Indias, I. (2017): Benefits of the beer polyphenols on the gut microbiota. In: *Nutricion Hospitalaria, 34*. https://doi.org/10.20960/NH.1570

Quesada-Molina, M. et al. (2019): A new perspective on the health benefits of moderate beer consumption: Involvement of the gut microbiota. In: *Metabolites* (Vol. 9, Issue 11). https://doi.org/10.3390/metabo9110272

So gesund ist Bier. https://www.aerztezeitung.de/Medizin/So-gesund-ist-Bier-228813.html

Yamazaki, T. et al. (2020): Bitter taste receptor activation by hop-derived bitter components induces gastrointestinal hormone production in enteroendocrine cells. In: *Biochemical and Biophysical Research Communications, 533*(4). https://doi.org/10.1016/j.bbrc.2020.10.099

Wie gesund ist Bier? | NDR.de – Ratgeber – Gesundheit. https://www.ndr.de/ratgeber/gesundheit/Wie-gesund-ist-Bier,bier382.html

WOCHE 3, MITTWOCH, ERNÄHRUNG
Powersäfte für ein langes Leben

Aoun, A. et al. (2020): The Safety and Efficacy of Intermittent Fasting for Weight Loss. In: *Nutrition Today* (Vol. 55, Issue 6). https://doi.org/10.1097/NT.0000000000000443

Bürkmann, I. et al. (1968): Säure-Basen-Haushalt bei Adipösen unter Saftfasten. In: *Zeitschrift für die gesamte Innere Medizin und ihre Grenzgebiete, 23*(12)

Hahn, W. (1943): Elektrokardiographische Beobachtungen bei Saftfasten. In: *Klinische Wochenschrift, 22*(8). https://doi.org/10.1007/BF01770850

He, Y. et al. (2019): Fasting challenges human gut microbiome resilience and reduces Fusobacterium. In: *Medicine in Microecology, 1–2*. https://doi.org/10.1016/j.medmic.2019.100003

Huber, R. et al. (2003): Effects of one week juice fasting on lipid metabolism: A cohort study in healthy subjects. In: *Forschende Komplementärmedizin und klassische Naturheilkunde, 10*(1). https://doi.org/10.1159/000069901

Izzati, A. I. et al. (2021): Effect of tomato and red guava juice on blood glucose level in overweight woman. In: *Jurnal Gizi Indonesia (The Indonesian Journal of Nutrition), 9*(2). https://doi.org/10.14710/jgi.9.2.80-85

Murphy, M. M. et al. (2017): 100 % Fruit juice and measures of glucose control and insulin sensitivity: A systematic review and meta-analysis of randomised controlled trials. In: *Journal of Nutritional Science* (Vol. 6). https://doi.org/10.1017/jns.2017.63

Saftfasten: Ein Beginner's Guide | EAT SMARTER. https://eatsmarter.de/ernaehrung/fasten/saftfasten

Saftfasten: Mit Saft zu neuer Kraft – FIT FOR FUN. https://www.fitforfun.de/abnehmen/gesund-essen/saftfasten-fasten-leicht-gemacht-240719.html

Shetty, P. et al. (2015): Effect of juice fasting on urine pH: A controlled study. In: *Indian Journal of Health and Wellbeing, 6*(1)

Shetty, P. et al. (2016): Does short-term lemon honey juice fasting have effect on lipid profile and body composition in healthy individuals? In: *Journal of Ayurveda and Integrative Medicine*, 7(1). https://doi.org/10.1016/j.jaim.2016.03.001

Wang, B. et al. (2014): Effect of fruit juice on glucose control and insulin sensitivity in adults: A meta-analysis of 12 randomized controlled trials. In: *PLoS ONE, 9*(4). https://doi.org/10.1371/journal.pone.0095323

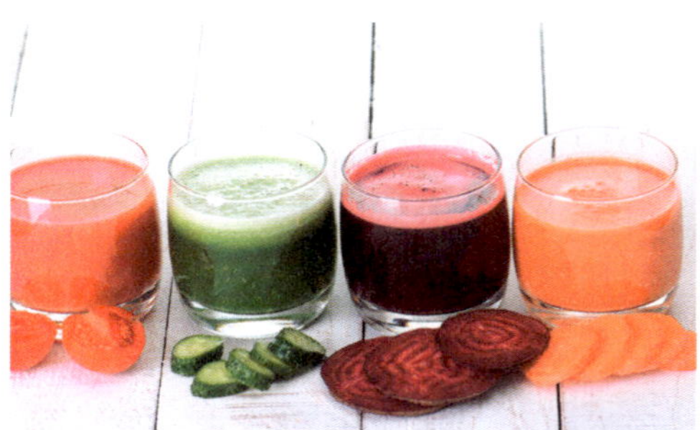

WOCHE 3, DONNERSTAG, BEWEGUNG
Die Flamingo-Strategie

Hahn, T. et al. (1999): One-leg standing balance and sports activity. In: *Scandinavian Journal of Medicine and Science in Sports*, *9*(1). https://doi.org/10.1111/j.1600-0838.1999.tb00201.x

Khanal, P. et al. (2021): Static one-leg standing balance test as a screening tool for low muscle mass in healthy elderly women. https://pubmed.ncbi.nlm.nih.gov/33715139/

Larsson, B. A. M. et al. (2022): One leg standing time predicts fracture risk in older women independent of clinical risk factors and BMD. In: *Osteoporosis International*, *33*(1). https://doi.org/10.1007/s00198-021-06039-6

Lee, J. E. et al. (2013): A comparison of muscle activities in the lower extremity between flat and normal feet during one-leg standing. In: *Journal of Physical Therapy Science*, *25*(9), 1059–1061. https://doi.org/10.1589/jpts.25.1059

Yoshida, M. et al. (2015): One-leg standing time with eyes open: Comparison between the mouth-opened and mouth-closed conditions. In: *Cranio – Journal of Craniomandibular Practice*, *33*(1). https://doi.org/10.1179/2151090314Y.0000000007

WOCHE 3, FREITAG, ERNÄHRUNG
It's so easy being green

Castillejo, N. et al. (2018): Natural vitamin B12 and fucose supplementation of green smoothies with edible algae and related quality changes during their shelf life. In: *Journal of the Science of Food and Agriculture*, *98*(6). https://doi.org/10.1002/jsfa.8733

Five a day for better health – Harvard Health. https://www.health.harvard.edu/staying-healthy/five-a-day-for-better-health

5 am Tag – Wikipedia. https://de.wikipedia.org/wiki/5_am_Tag

Rollins, B. Y. et al. (2021): Preschoolers will drink their GREENS! Children accept, like, and drink novel smoothies containing dark green vegetables (DGVs). In: *Appetite*, *162*. https://doi.org/10.1016/j.appet.2021.105148

Sahin, O. I. & Ozturk, B. (2021): Microalgal Biomass – A Bio-based Additive: Evaluation of Green Smoothies During Storage. In: *International Food Research Journal*, *28*(2)

Smoothie mit Chia-Samen | Grüne Superfood-Power. https://www.springlane.de/magazin/rezeptideen/smoothie-mit-chia-samen/

Willershausen, I. et al. (2019): Impact of green vegetables and green smoothies on enamel mineral composition in vitro. In: *Iranian Journal of Pediatrics*, *29*(3). https://doi.org/10.5812/ijp.85978

WOCHE 3, SAMSTAG, BEWEGUNG
Warum Sport, wenn Aufwärmen ausreicht?

Judge, L. W. (2016): Core Training for Superior Sports Preparation. In: *Journal of Coaching Education*, *1*(2). https://doi.org/10.1123/jce.1.2.38

Lademann, A. & Lademann, R. (2022): Movement Prep: Dynamic Warm-Up. In: *Pilates and Conditioning for Athletes*. https://doi.org/10.5040/9781718214163.ch-004

Leddy, J. J. et al. (2021): Early targeted heart rate aerobic exercise versus placebo stretching for sport-related concussion in adolescents: a randomised controlled trial. In: *The Lancet Child and Adolescent Health*, *5*(11). https://www.thelancet.com/journals/lanchi/article/PIIS2352-4642(21)00267-4/fulltext

Movement preparation. https://www.dflv.de/movement-preparation.html

Movement Prep: Das neue Warm-up für Sportler! – FIT FOR FUN. https://www.fitforfun.de/sport/movement-prep-das-neue-warm-up-fuer-sportler-236681.html

Movement-Preps – die Kampfansage gegen Bewegungsmangel | Original Bootcamp. https://www.original-bootcamp.com/blog/kampfansage-movement-preps

Nuzzo, J. L. (2020): The Case for Retiring Flexibility as a Major Component of Physical Fitness. *Sports Medicine*, *50*(5). https://doi.org/10.1007/s40279-019-01248-w

Peck, E. et al. (2014): The effects of stretching on performance. In: *Current Sports Medicine Reports*, *13*(3). https://doi.org/10.1249/JSR.0000000000000052

Samson, M. et al. (2012): Effects of dynamic and static stretching within general and activity specific warm-up protocols. In: *Journal of Sports Science and Medicine*, *11*(2)

Taylor, K. L. et al. (2009): Negative effect of static stretching restored when combined with a sport specific warm-up component. In: *Journal of Science and Medicine in Sport*, *12*(6). https://doi.org/10.1016/j.jsams.2008.04.004

Workout »Movement Prep«: Reverse Lunge & Twist – FIT FOR FUN. https://www.fitforfun.de/workout/movement-prep-reverse-lunge-twist-236704.html#idx0

WOCHE 3, SONNTAG, STRESSABBAU
Schlafen wie ein Manager

Farmilo, K. (2014): Power napping for nurses. In: *American Journal of Nursing* (Vol. 114, Issue 5). https://doi.org/10.1097/01.NAJ.0000446754.24180.03

Kirchner, S. et al. (2016): Power Napping as health promoting intervention at Austrian nursing schools. In: *European Journal of Public Health*, *26*(suppl_1). https://doi.org/10.1093/eurpub/ckw174.025

McDevitt, E. A. et al. (2018): The impact of frequent napping and nap practice on sleep-dependent memory in humans. In: *Scientific Reports*, *8*(1). https://doi.org/10.1038/s41598-018-33209-0

Mittagsschlaf: Ab wann Powernapping seine Wirkung verliert – WELT. https://www.welt.de/kmpkt/article202482300/Mittagsschlaf-Ab-wann-Powernapping-seine-Wirkung-verliert.html

Mittagsschlaf am Arbeitsplatz: Ich mach bubu, und du? – Karriere – SZ.de. https://www.sueddeutsche.de/karriere/mittagsschlaf-am-arbeitsplatz-ich-mach-bubu-was-machst-du-1.1865876

Mittagsschlaf macht Arbeitstiere produktiv. https://www.wiwo.de/erfolg/trends/produktivitaet-echte-arbeitstiere-machen-mittagsschlaf/22957762.html

Pilcher, J. J. et al. (2001): The prevalence of daytime napping and its relationship to nighttime sleep. In: *Behavioral Medicine*, 27(2). https://doi.org/10.1080/08964280109595773

Rolston, E. et al. (2007): Power Napping: Effects on Cognitive Ability and Stress Levels among College Students. In: *Research Quarterly for Exercise and Sport*, *78*(1)

Romdhani, M. et al. (2020): Improved physical performance and decreased muscular and oxidative damage with postlunch napping after partial sleep deprivation in Athletes. In: *International Journal of Sports Physiology and Performance*, *15*(6). https://doi.org/10.1123/ijspp.2019-0308

Van Daele, J. et al. (2019): Combatting Sleep Deprivation in Surgical Residents and the Effects of Power Nap on Health Care. In: *Journal of the American College of Surgeons*, *229*(4). https://doi.org/10.1016/j.jamcollsurg.2019.08.1101

WOCHE 4, MONTAG, BEWEGUNG
Gesund rülpsen

Bingley, S. et al. (2019): Sprint running & burpees: comparison of acute physiological and neuromuscular effects of two high intensity interval training protocols. In: *Journal of Science and Medicine in Sport*, *22*. https://doi.org/10.1016/j.jsams.2019.08.194

Burpees | DAK-Gesundheit. https://www.dak.de/dak/fitwoch/burpees-2252636.html#/

Burpees: Diese Fehler sind ungesund – Alle Infos | FOCUS.de. https://praxistipps.focus.de/burpees-diese-fehler-sind-ungesund-alle-infos_146636

Burpees? Warum die Fitnessübung laut Experte Risiken birgt. https://www.tres-click.com/burpees-risiken-experte/

Burpees: Warum man sie lieben sollte. https://www.freeletics.com/de/blog/posts/burpees-warum-man-sie-lieben-sollte/

Gist, N.H. et al. (2014): Comparison of responses to two high-intensity intermittent exercise protocols. In: *Journal of Strength and Conditioning Research*, *28*(11). https://doi.org/10.1519/JSC.0000000000000522

Menz, V. et al. (2019): Functional vs. Running low-volume high-intensity interval training: Effects on vo2max and muscular endurance. In: *Journal of Sports Science and Medicine*, *18*(3)

Müller, C.B. et al. (2022): Home-based high-intensity interval training can improve physical performance in young female athletes during a quarantine. In: *Motriz. Revista de Educacao Fisica*, *28*. https://doi.org/10.1590/S1980-657420210012421

Podstawski, R. et al. (2019): International standards for the 3 Minute burpee test: High-intensity motor performance. In: *Journal of Human Kinetics*, *69*(1). https://doi.org/10.2478/hukin-2019-0021

Siska, L. & Brodani, J. (2017): Use of Burpees in Combat Sports Conditioning Training – A Pilot Study. In: *International Journal of Sports and Physical Education*, *3*(4). https://doi.org/10.20431/2454-6380.0304001

Sperlich, B. et al. (2017): Functional high-intensity circuit training improves body composition, peak oxygen uptake, strength, and alters certain dimensions of quality of life in overweight women. In: *Frontiers in Physiology*, *8* (APR). https://doi.org/10.3389/fphys.2017.00172

WOCHE 4, DIENSTAG, ERNÄHRUNG
Chicorée im Joghurt

Benyacoub, J. et al. (2008): Feeding a diet containing a fructooligosaccharide mix can enhance Salmonella vaccine efficacy in mice. In: *Journal of Nutrition*, *138*(1). https://doi.org/10.1093/jn/138.1.123

Boeckner, L.S. et al. (2001): Inulin: A review of nutritional and health implications. In: *Advances in Food and Nutrition Research* (Vol. 43, Issue C). https://doi.org/10.1016/S1043-4526(01)43002-6

Buddington, R.K. & Weiher, E. (1999): Nutritional and Health Benefits of Inulin and Oligofructose The Application of Ecological Principles and Fermentable Fibers to Manage the Gastrointestinal Tract Ecosystem 1. In: *The Journal of Nutrition*, *129*.

Byrne, C.S. et al. (2015): The role of short chain fatty acids in appetite regulation and energy homeostasis. In: *International Journal of Obesity*, *39*(9). https://doi.org/10.1038/ijo.2015.84

Inulin – Ballaststoff für die Darmflora | Fairment – Lass Mikroben toben. https://www.fairment.de/wissen/joghurt/inulin/#Wie_wirkt_Inulin_im_Darm

Inulin, kulinarisch bemerkenswert vielseitig. https://www.spektrum.de/news/eine-portion-forschung-was-bewirkt-inulin-in-lebensmitteln/1916398

Kiewiet, M.B.G. et al. (2021): Flexibility of Gut Microbiota in Ageing Individuals during Dietary Fiber Long-Chain Inulin Intake. In: *Molecular Nutrition and Food Research*, *65*(4). https://doi.org/10.1002/mnfr.202000390

Meyer, D. & Stasse-Wolthuis, M. (2009): The bifidogenic effect of inulin and oligofructose and its consequences for gut health. In: *European Journal of Clinical Nutrition* (Vol. 63, Issue 11). https://doi.org/10.1038/ejcn.2009.64

Mitchell, C.M. et al. (2021): Prebiotic inulin supplementation and peripheral insulin sensitivity in adults at elevated risk for type 2 diabetes: A pilot randomized controlled trial. In: *Nutrients*, *13*(9). https://doi.org/10.3390/nu13093235

Roller, M. et al. (2004): Prebiotic Inulin Enriched with Oligofructose in Combination with the Probiotics Lactobacillus rhamnosus and Bifidobacterium lactis Modulates Intestinal Immune Functions in Rats. In: *Journal of Nutrition*, *134*(1). https://doi.org/10.1093/jn/134.1.153

Sai Kishan, C. et al. (2021): A comprehensive review on pharmaceutical and nutritional applications of inulin. In: *International Journal of Applied Pharmaceutics* (Vol. 13, Issue 3). https://doi.org/10.22159/ijap.2021v13i3.40863

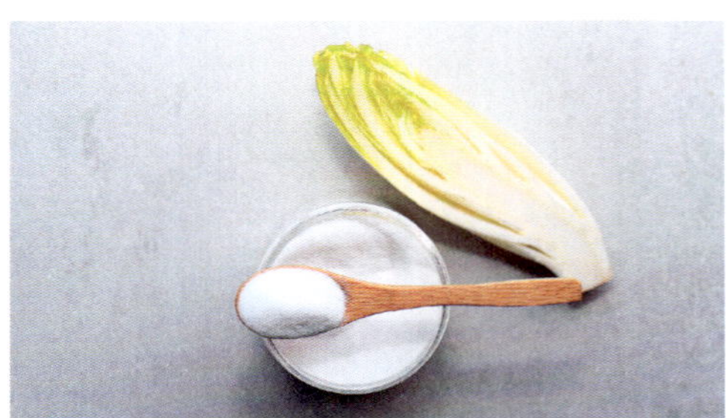

Shoaib, M. et al. (2016): Inulin: Properties, health benefits and food applications. In: *Carbohydrate Polymers* (Vol. 147). https://doi.org/10.1016/j.carbpol.2016.04.020

Zhang, Q. et al. (2018): Inulin-type fructan improves diabetic phenotype and gut microbiota profiles in rats. *PeerJ, 2018*(3). https://doi.org/10.7717/peerj.4446

WOCHE 4, MITTWOCH, ERNÄHRUNG

Heute geht's um nichts

Horne, B. D. et al. (2013): Randomized cross-over trial of short-term water-only fasting: Metabolic and cardiovascular consequences. In: *Nutrition, Metabolism and Cardiovascular Diseases, 23*(11). https://doi.org/10.1016/j.numecd.2012.09.007

Mindikoglu, A. L. et al. (2020): Intermittent fasting from dawn to sunset for 30 consecutive days is associated with anticancer proteomic signature and upregulates key regulatory proteins of glucose and lipid metabolism, circadian clock, DNA repair, cytoskeleton remodeling, immune system and cognitive function in healthy subjects. In: *Journal of Proteomics, 217.* https //doi.org/10.1016/j.jprot.2020.103645

Nowosad, K. & Sujka, M. (2021): Effect of Various Types of Intermittent Fasting (IF) on Weight Loss and Improvement of Diabetic Parameters in Human. In: *Current Nutrition Reports* (Vol. 10, Issue 2). https://doi.org/10.1007/s13668-021-00353-5

Nurmasitoh, T. et al. (2018): Intermittent fasting decreases oxidative stress parameters in Wistar rats (Rattus norvegicus). In: *Universa Medicina, 37*(1). https://doi.org/10.18051/univmed.2018.v37.31-38

WOCHE 4, DONNERSTAG, BEWEGUNG

Drei-Sekunden-Kraft

Angleri, V. et al. (2022): Resistance training variable manipulations are less relevant than intrinsic biology in affecting muscle fiber hypertrophy. In: *Scandinavian Journal of Medicine and Science in Sports, 32*(5), 821–832. https://doi.org/10.1111/SMS.14134

Barrué-Belou, S. et al. (2018): Recurrent inhibition is higher in eccentric compared to isometric and concentric maximal voluntary contractions. In: *Acta Physiologica, 223*(4). https://doi.org/10.1111/APHA.13064

Boullosa, D. et al. (2022): Effects of short sprint interval training on aerobic and anaerobic indices: A systematic review and meta-analysis. In: *Scandinavian Journal of Medicine and Science in Sports, 32*(5), 810–820. https://doi.org/10.1111/SMS.14133

Drei Sekunden Training am Tag reichen aus. https://www.pressetext.com/news/drei-sekunden-training-am-tag-reichen-aus.html

Du willst Muskeln aufbauen? 3 Sekunden am Tag könnten reichen – PilatusToday. https://www.pilatustoday.ch/unterhaltung/lifestyle/du-willst-muskeln-aufbauen-3-sekunden-am-tag-koennten-reichen-145399373

Effect of daily 3's maximum voluntary isometric, concentric, or eccentric contraction on elbow flexor strength – Sato – 2022 – Scandinavian Journal of Medicine & Science in Sports – Wiley Online Library. https://onlinelibrary.wiley.com/doi/abs/10.1111/sms.14138

Gillen, J. B. et al. (2014): Three minutes of all-out intermittent exercise per week increases skeletal muscle oxidative capacity and improves cardiometabolic health. In: *PLoS ONE, 9*(11), 1–9. https://doi.org/10.1371/journal.pone.0111489

No time to exercise? What about three seconds a day? – ECU Newsroom. https://www.ecu.edu.au/newsroom/articles/research/no-time-to-exercise-what-about-three-seconds-a-day

Sato, S. et al. (2022): Effect of daily 3-s maximum voluntary isometric, concentric or eccentric contraction on elbow flexor strength. In: *Scandinavian Journal of Medicine & Science in Sports, 32*(5), 833–843. https://doi.org/10.1111/SMS.14138

Wirkung von 3 Sekunden Bizeps-Curls pro Tag auf die Muskeln – FITBOOK. https://www.fitbook.de/fitness/wirkung-von-3-sekunden-bizeps-curls-pro-tag

WOCHE 4, FREITAG, THEMA: ERNÄHRUNG

Gesundheit im Glas

Anthocyane schützen vor Krebs. https://www.zentrum-der-gesundheit.de/ernaehrung/lebensmittel/inhaltsstoffe/anthocyane

Dikeman, C. L. et al. (2006): Dietary fibers affect viscosity of solutions and simulated human gastric and small intestinal digesta. In: *Journal of Nutrition, 136*(4). https://doi.org/10.1093/jn/136.4.913

Gesundes Frühstück über Nacht: Overnight Oats. https://www.lavita-magazin.de/overnight-oats

Heidelbeeren: Lecker, kalorienarm und gesund | NDR.de – Ratgeber – Kochen – Warenkunde. https://www.ndr.de/ratgeber/kochen/warenkunde/Heidelbeeren-sind-lecker-kalorienarm-und-gesund,heidelbeeren132.html

Liu, W. et al. (2013): Cytosolic protection against ultraviolet induced DNA damage by blueberry anthocyanins and anthocyanidins in hepatocarcinoma HepG2 cells. In: *Biotechnology Letters, 35*(4), 491–498. https://doi.org/10.1007/S10529-012-1105-2

Overnight Oats: Grundrezept fürs Fit-Frühstück | FOODBOOM. https://www.foodboom.de/kuechenwissen/overnight-oats-grundrezept

Pojer, E. et al. (2013): The case for anthocyanin consumption to promote human health: A review. In: *Comprehensive Reviews in Food Science and Food Safety, 12*(5), 483–508. https://doi.org/10.1111/1541-4337.12024

Rokka, S. et al. (2013): The glycaemic and C-peptide responses of foods rich in dietary fibre from oat, buckwheat and lingonberry. In: *International Journal of Food Sciences and Nutrition, 64*(5). https://doi.org/10.3109/09637486.2013.763914

Steyn, W. J. et al. (2009): Evidence for a photoprotective function of low-temperature-induced anthocyanin accumulation in apple and pear peel. In: *Physiologia Plantarum, 136*(4), 461–472. https://doi.org/10.1111/J.1399-3054.2009.01246.X

Svobodová, A. et al. (2008): Bilberry extract reduces UVA-induced oxidative stress in HaCaT keratinocytes: A

pilot study. In: *BioFactors*, *33*(4), 249–266. https://doi.org/10.1002/BIOF.5520330402
Ulmius, M. et al. (2011): An oat bran meal influences blood insulin levels and related gene sets in peripheral blood mononuclear cells of healthy subjects. In: *Genes and Nutrition*, *6*(4). https://doi.org/10.1007/s12263-011-0236-8
Wolever, T. M. S. et al. (2019): Glycaemic and insulinaemic impact of oats soaked overnight in milk vs. cream of rice with and without sugar, nuts, and seeds: a randomized, controlled trial. In: *European Journal of Clinical Nutrition*, *73*(1). https://doi.org/10.1038/s41430-018-0329-1
Ye, M. et al. (2020): Oatmeal induced gut microbiota alteration and its relationship with improved lipid profiles: A secondary analysis of a randomized clinical trial. In: *Nutrition and Metabolism*, *17*(1). https://doi.org/10.1186/s12986-020-00505-4
10 gute Gründe für Overnight Oats – Verival Blog. https://www.verival.de/blog/ernaehrung/zehn-gruende-overnight-oats/

WOCHE 4, SAMSTAG, BEWEGUNG
Der Sonnengruß

Cartwright, T. et al. (2020): Yoga practice in the UK: A cross-sectional survey of motivation, health benefits and behaviours. In: *BMJ Open*, *10*(1). https://doi.org/10.1136/bmjopen-2019-031848
Galliford, M. et al. (2017): Salute to the sun: a new dawn in yoga therapy for breast cancer. In: *Journal of Medical Radiation Sciences* (Vol. 64, Issue 3). https://doi.org/10.1002/jmrs.218
Gormley, J. J. (2006): Yoga for Fibromyalgia. *Yoga Therapy in Practice*, *2*(1)
Hauser, B. (Ed.). (2013). *Yoga Traveling*. https://doi.org/10.1007/978-3-319-00315-3
Nagarathna, R. et al. (2021): Yoga Practice Is Beneficial for Maintaining Healthy Lifestyle and Endurance Under Restrictions and Stress Imposed by Lockdown During COVID-19 Pandemic. In: *Frontiers in Psychiatry*, *12*. https://doi.org/10.3389/fpsyt.2021.613762
Telles, S. et al. (2021): Benefits and adverse effects associated with yoga practice: A cross-sectional survey from India. In: *Complementary Therapies in Medicine*, *57*. https://doi.org/10.1016/j.ctim.2020.102644
Yekefallah, L. Namdar et al. (2021): The effect of yoga on the delivery and neonatal outcomes in nulliparous pregnant women in Iran: a clinical trial study. In: *BMC Pregnancy and Childbirth*, *21*(1). https://doi.org/10.1186/s12884-021-03794-6
Yoga: Die positive Kraft des Yoga. https://www.aerzteblatt.de/archiv/152826/Yoga-Die-positive-Kraft-des-Yoga
Yoga: Sonnengruß – Durchführung und Wirkung | FOCUS.de. https://praxistipps.focus.de/yoga-sonnengruss-durchfuehrung-und-wirkung_120297
Yoga: So wirkt der Sonnengruß auf Ihren Körper. https://www.vital.de/fitness/yoga/yoga-so-wirkt-der-sonnengruss-auf-ihren-koerper-3826.html#3826_97678d_So_wirkt_der_Sonnengruss_auf_Ihren_Koerper

WOCHE 4, SONNTAG, STRESSABBAU
Blitzentspannung

Chhetri, P. et al. (2020): Immediate Effects of Yoga Based Relaxation Technique Yoga Nidra on Heart Rate Variability in Young and Healthy Volunteers. In: *Journal of Karnali Academy of Health Sciences*, *3*(2). https://doi.org/10.3126/jkahs.v3i2.30807
Emerson, D. & Hopper, E. (2011): *Overcoming trauma through yoga: reclaiming your body*. Berkeley, Kalifornien, USA, 2011
Justice, L. et al. (2018): Bridging Body and Mind: Considerations for Trauma-Informed Yoga. In: *International Journal of Yoga Therapy*, *28*(1). https://doi.org/10.17761/2018-00017R2
Macy, R. J. et al. (2018): Yoga for Trauma and Related Mental Health Problems: A Meta-Review With Clinical and Service Recommendations. In: *Trauma, Violence, and Abuse* (Vol. 19, Issue 1). https://doi.org/10.1177/1524838015620834
McEwen, B. (2020): Building resilience during times of crisis: The naturopathic perspective. In: *Journal of the Australian Traditional-Medicine Society*, *26*(2)
Novelia, S. et al. (2019): The Effect of Yoga Relaxation on Anxiety Levels among Pregnant Women. In: *Nurse Media Journal of Nursing*, *8*(2). https://doi.org/10.14710/nmjn.v8i2.19111
Sarang, P. & Telles, S. (2006): Effects of two yoga based relaxation techniques on Heart Rate Variability (HRV). In: *International Journal of Stress Management*, *13*(4). https://doi.org/10.1037/1072-5245.13.4.460
Smith, C. et al. (2007): A randomised comparative trial of yoga and relaxation to reduce stress and anxiety. In: *Complementary Therapies in Medicine*, *15*(2). https://doi.org/10.1016/j.ctim.2006.05.001
Subramanya, P. & Telles, S. (2009): Effect of two yoga-based relaxation techniques on memory scores and state anxiety. In: *BioPsychoSocial Medicine*, *3*. https://doi.org/10.1186/1751-0759-3-8
Taylor, J. et al. (2020): Mindfulness and yoga for psychological trauma: systematic review and meta-analysis. In: *Journal of Trauma and Dissociation* (Vol. 21, Issue 5). https://doi.org/10.1080/15299732.2020.1760167

Weitere Bücher von Dr. med. Carsten Lekutat

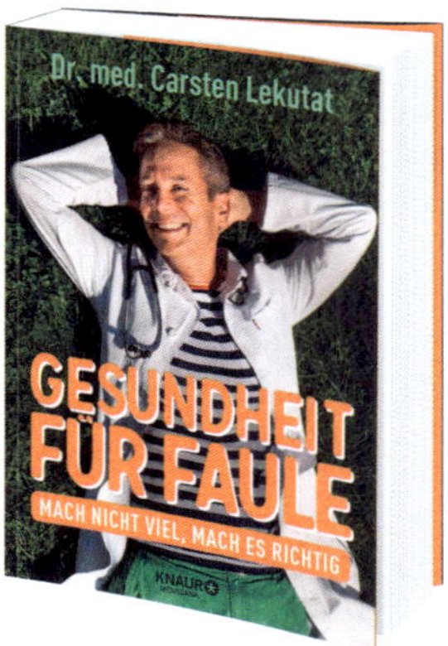

GESUNDHEIT FÜR FAULE

Mach nicht viel, mach es richtig

Dr. med. Carsten Lekutat ist überzeugt: Gesundes und langes Leben ist mit weniger Aufwand möglich, als wir denken. Der bekannte TV-Arzt präsentiert seine besten Tipps aus Medical Fitness für alle – ob faul oder unsportlich, ob im Homeoffice oder im stressigen Alltag. Jeder kann durch das richtige Maß an Aktivität viele Erkrankungen – Bluthochdruck, Übergewicht, Osteoporose, aber auch Depressionen oder Schlafstörungen – verhindern oder positiv beeinflussen.

SCHLANK FÜR FAULE

Das Leben ist zu kurz,
um sich mit nutzlosen Diäten zu quälen

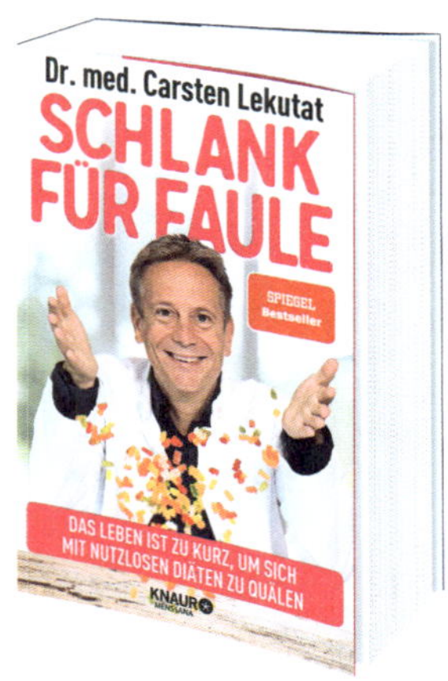

Iss nicht weniger, iss das Richtige! »Schlank für Faule« ist das Motto der Sprechstunde für Adipositas-Medizin des bekannten TV-Arztes Dr. med. Carsten Lekutat. Aus seiner Sicht macht es keinen Sinn, die Lebensqualität mit einer Aneinanderreihung von sinnlosen und anstrengenden Diäten zu zerstören. Es braucht vielmehr ein Konzept von Gewichtskontrolle, das uns ein Leben lang begleitet, ohne dass wir darunter leiden müssen. Denn Abnehmen ist eigentlich einfach, wenn man weiß wie. Das Gewicht zu halten ist die Herausforderung. Dr. med. Lekutat erläutert die medizinischen Ursachen von Übergewicht, die individuell und sehr unterschiedlich sein können, und zeigt einen entspannten Weg zum eigenen Wunschgewicht.

KNAUR
MENSSANA